健康素养监测技术指南

江苏省疾病预防控制中心　组织编写
徐　燕　甄世祺　主　　编
曲　晨　毛　涛　副主编

东南大学出版社
SOUTHEAST UNIVERSITY PRESS
·南京·

图书在版编目(CIP)数据

健康素养监测技术指南 / 徐燕，甄世祺主编. — 南京：东南大学出版社，2024.3

ISBN 978-7-5766-1086-4

Ⅰ.①健… Ⅱ.①徐… ②甄… Ⅲ.①健康教育—卫生监测—江苏—指南 Ⅳ.①R193-62

中国国家版本馆 CIP 数据核字(2023)第 252494 号

责任编辑:郭 吉 **责任校对**:子雪莲 **封面设计**:逸美设计 **责任印制**:周荣虎

健康素养监测技术指南 Jiankang Suyang Jiance Jishu Zhinan

主　　编	徐 燕 甄世祺
出版发行	东南大学出版社
出 版 人	白云飞
社　　址	南京市四牌楼 2 号(邮编:210096 电话:025－83793330)
经　　销	全国各地新华书店
印　　刷	南京艺中印务有限公司
开　　本	787 mm×1092 mm 1/16
印　　张	15.5
字　　数	375 千字
版　　次	2024 年 3 月第 1 版
印　　次	2024 年 3 月第 1 次印刷
书　　号	ISBN 978-7-5766-1086-4
定　　价	98.00 元

本社图书若有印装质量问题，请直接与营销部联系，电话:025－83791830。

本书编委会

主　编:徐　燕　甄世祺

副主编:曲　晨　毛　涛

编　委:(按姓氏笔画排序)

马文娟　王丽萍　石　呈　朱　琳

李英华　杨泽光　张　婷　季莉莉

林　玲　高涵昌　徐学鹏　徐　慧

程璐瑶

江苏省疾病预防控制中心　组织编写

前言

PREFACE

健康素养是指个人获取和理解基本健康信息和服务，并运用这些信息和服务做出正确决策，以维护和促进自身健康的能力。健康素养不仅关系到个体的生活质量，同时直接影响到社会的健康发展和百姓的福祉。我国高度重视健康素养相关工作，2007 年《国家人口发展战略研究报告》指出，提高人口健康素质，必须从提高出生人口素质、提高全民健康素养、建立以预防为主的公共卫生体系三方面着手。2007 年 1 月，原卫生部组织医药卫生相关领域专家，研究制定了《中国公民健康素养——基本知识与技能(试行)》，于 2008 年 1 月首次以政府公告形式发布。在此基础上，原卫生部组织专家编写了《健康素养 66 条——中国公民健康素养读本》，全面阐述了健康素养 66 条的主要内容。2012 年《国家基本公共服务卫生服务体系建设“十二五”规划》和《卫生事业发展“十二五”规划》、2014 年《全民健康素养促进行动规划(2014—2020 年)》、2016 年《“健康中国 2030”规划纲要》、2019 年《健康中国行动(2019—2030 年)》等规划纲要和行动均高度重视健康素养，提出“把提升健康素养作为增进全民健康的前提，让健康知识、行为和技能成为全民普遍具备的素质和能力，实现健康素养人人有”等。

研究表明，健康素养是不同年龄、收入水平、就业状况、文化水平、种族或民族群体健康状况的一项较强的预测指标；与健康素养不足人群相比，健康素养高的人群，有更强的健康风险意识，健康行为持有率、疾病自我管理能力、卫生服务利用能力更高，慢性病患病率更低，患病后医疗费用更低，疾病转归更好。

开展居民健康素养的评估和监测，是我国健康素养促进工作的重要组成部分，更是制定健康政策和效果评价的重要依据。2008 年，在参考国内外健康素养研究成果和工作经验的基础上，原卫生部组织专家编写《中国居民健康素养调查问卷》，首次开展全国范围的居民健康素养水平调查，并于 2009 年公布了监测结果：2008 年全国居民健康素养水平为 6.48%。2012 年起，在中央财政支持下，我国连续、规范开展居民健康素养监测。随着居民健康素养水平指标先后纳入《“健康中国 2030”规划纲要》《健康中国行动(2019—2030 年)》等重要文件，居民健康素养监测成为各级健康教育机构的重要工作任务之一。

居民健康素养监测是一个系统工程，包括监测方案制定、监测点的抽取、调查对象的抽取、调查问卷的研制、调查人员培训、组织实施、质量控制、数据管理、数据分析、报告撰写和结果发布等多个环节。江苏省是全国唯一自 2008 年起连续每年开展居民健康素养监测的省份，并率先制定省级代表性监测方案，建立了稳定覆盖全省的监测体系。同时江苏省率先于 2015 年在居民健康素养监测中引入信息化手段，极大地提升了健康素养监测现场工作效率及数据质量。在连续 15 年的监测工作中，积累了大量的数据和丰富的监测经验，探索出一套具有科学性和可行性的居民健康素养监测技术。本书突出了实用性和操作性，对健康素养监测进行了全面、详细介绍，希望本书能最大限度地为各级健康教育机构开展健康素养监测提供科学、实用的技术指导，为政府决策、工作开展及科学研究提供真实、可靠的数据参考。

在此向江苏省各级健康教育机构长期从事健康素养监测的工作人员表示诚挚的谢意，虽然他们并未直接参与本书的编写，但正是历代健康教育专业人员打下的坚实基础和辛勤付出，才有了本书的产出。感谢中国健康教育中心对江苏省健康素养监测工作和本书编写的关心和指导！

感谢所有参与本书策划、执笔、审读的健康教育工作者，同时，由于时间和专业性所限，本书难免存在不足之处，希望广大读者在使用过程中对本书提出宝贵意见和建议，共同努力，为做好居民健康素养监测工作作出新贡献。

编者

2024 年 3 月

目录

CONTENTS

HEALTH LITERACY

01

健康素养概念

健康素养是指个人获取和理解基本健康信息和服务，并运用这些信息和服务做出正确决策，以维护和促进自身健康的能力。本章将对健康素养的来源、发展和内涵进行详细介绍。

1.1 国际上健康素养概念的提出

健康素养是由英文词组“health literacy”翻译而来，原意是指“对健康信息的认知、理解能力”。在最初的研究中，“health literacy”一词是分开的，旨在研究“literacy”（识字能力、读写能力）和“health”（健康）之间是否存在关联，以及存在怎样的关联。直到20世纪70年代，才出现“health literacy”一词。

国际上，关于健康素养的定义有多种描述。1998年，世界卫生组织提出，健康素养是一种认知和社会技能，它决定了个人通过理解和使用信息以维护和促进自身健康的动机和能力。2007年，欧洲委员会提出，健康素养是阅读、筛选和理解健康信息以形成正确判断的能力。目前，引用最为广泛的是2004年美国医学研究所提出的定义：“健康素养是指个人获取、理解、处理基本的健康信息和服务，并利用这些信息和服务，做出有利于维护和提高自身健康决策的能力。”

2012年，欧洲健康素养联盟提出了一个更为宽泛且包容性更强的健康素养定义：健康素养和人的识字能力相关，指在生命过程中，人们为了提高生活质量而获取、理解、评价和应用日常生活中与卫生保健服务、疾病预防和健康促进有关的各种健康信息，进而做出有利于健康的判断和决策所具有的知识、动机和能力。通俗来讲，这个定义的主要含义是：健康素养和个人的受教育水平相关，是个人为了维护和促进自身和家人健康所具备的知识、动机和能力的综合体现，表现为日常生活中无论是自己还是家人遇到健康问题时，能够主动应对，通过自身所具备的知识来获取、理解、评估和应用健康相关信息，并在此基础上能够做出正确的判断和决策，积极有效地促进健康问题的解决，从而维护和促进自身和家人健康，提升自身和家人的生活质量。

欧洲健康素养联盟在自身提出的健康素养定义基础上，进一步提出了健康素养的概念框架(见图1-1)，用于指导欧洲健康素养调查。该概念框架将健康素养界定为在卫生保健、疾病预防和健康促进三个领域中获取、理解、评价和应用健康相关信息的能力，共包括12个子维度(见表1-1)。

从健康素养概念框架可以看出，提升公众健康素养，仅靠个体的努力是不够的，需要全社会的共同努力，所有的利益相关者都应参与其中，包括公众、政府部门、教育部门、社区组织、卫生专业机构、工作场所、大众传媒等。

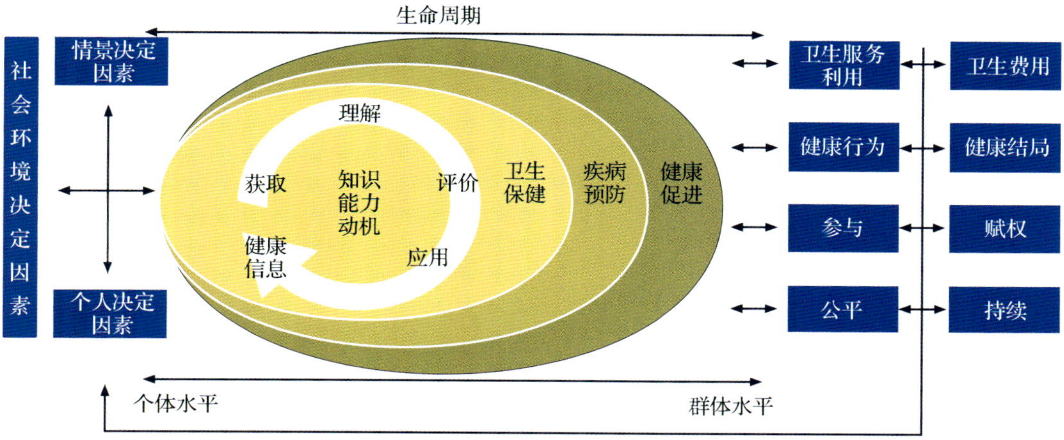

图 1-1　欧洲健康素养联盟提出的健康素养概念框架

表 1-1　健康素养概念框架定义的 12 个子维度

健康素养	获取健康相关信息	理解健康相关信息	评判健康相关信息	应用健康相关信息
卫生保健	(1) 获取医疗诊治信息的能力	(2) 理解医疗诊治信息及含义的能力	(3) 解释和评估医疗诊治信息的能力	(4) 对医疗问题做出明智决定的能力
疾病预防	(5) 获取健康危险因素信息的能力	(6) 理解健康危险因素信息及含义的能力	(7) 解释和评估健康危险因素信息的能力	(8) 判断健康危险因素与健康相关性的能力
健康促进	(9) 更新自身健康问题的能力	(10) 理解健康相关信息及含义的能力	(11) 解释和评估健康相关信息的能力	(12) 对健康问题进行反思的能力

1.2　健康素养研究起源和发展阶段

美国在 20 世纪 70 年代提出“健康素养”(health literacy)这一概念，但关于“健康”(health)和“素养”(literacy)的研究可追溯到 20 世纪 40—50 年代。第二次世界大战结束后，美国不仅获得了巨大的经济利益，还汇集了大量的国外科学家和各类专业人才，但劳动力短缺。美国国内劳动力的严重短缺和经济快速发展对劳动力的巨大需求矛盾突出，为了缓和国内劳动力紧张的局势，美国实行了鼓励欧洲国家向美国移民的政策，并与墨西哥等国签署了劳工输入协议。1942—1964 年，仅墨西哥一个国家就有 500 万劳工输入美国。与二战结束时相比，20 世纪 80 年代，美国黑人人口增长了 13%，美洲土著人口增长了 39%，拉美裔人口增长了 53%，亚裔人口增长了 108%，而同一时期白人人口只增长了 6%。2006 年，美国人口普查结果表明，美国人口从 1950 年到 2006 年增长了 1 倍，增加了 1.5 亿人，40%的人口增长来源于外来移民。

大量移民的到来，一方面对美国的经济发展起到了极大的推动作用，另一方面，也引发了一系列社会问题。外来移民尤其是第一代移民，他们当中很多人对官方语言（英语）的听说读写能力较差，文字和语言交流的障碍直接影响了移民的正常生活和社会活动，影响了移民的参政议政权利，这一现象在 20 世纪六七十年代尤为突出，也波及了医疗领域。在医疗领域中，突出的表现就是就医障碍。很多人在就医时，不能准确地描述自己的症状和病情，听不懂医生的问询，不能和医生进行正常的沟通和交流，严重影响了正常的就诊和治疗，给患者和医生都带来很大困扰。针对这种现状，有些学者开始就听说读写和语言交流能力对健康的影响开展研究，逐步提出了“健康素养”这个概念，这也是健康素养研究的起源。因此，美国最初的研究主要集中于移民人群、少数族裔，研究重点是评估医疗环境下患者与医生的沟通能力以及患者的读写、计算、理解能力，关注因语言和文化交流障碍产生的健康不公平。

20 世纪 90 年代以前，学者们对健康素养的研究呈零散状态。一直到 1992 年，美国开展了第一次《全国成人素养调查》，并向社会公布了调查报告之后，才有更多学者、研究人员开始关注健康素养研究，学术研究成果也逐渐增多。

根据研究内容划分，可以将国外健康素养研究大致划分为五个发展阶段。这五个发展阶段也是国外健康素养研究的一个发展史，可以看到健康素养的研究是根据时代的变化、健康问题的变化而不断变化的。社会在不断发展，新的健康问题在不断出现，健康素养的研究内容和研究领域也在不断扩大。对健康素养的研究已经从最初的医疗环境中的沟通交流为主，发展到健康素养与健康状况、疾病管理能力、健康结局之间的关系研究，甚至是健康素养和一个国家或地区的健康、文明和福祉水平的关系研究。

第一阶段：识字能力（literacy）与医患沟通能力研究

该阶段重点研究的内容是在医疗环境下，个体识字能力、听说能力对正确陈述病情、与医生顺畅交流、理解医疗指令、完成医疗检查、遵医嘱用药、遵医嘱复诊和自我保健等方面的影响。评价内容包括 3 个方面：简单读写能力、口头交流能力和基础数学运用能力。如能否正确描述疼痛的位置，能否正确计算服药剂量，能否正确计算服药时间等。

第二阶段：识字能力（literacy）与文字印刷材料的阅读能力研究

该阶段研究内容主要集中在公众对药品说明书、知情同意书和患者教育手册等文字材料的阅读能力。目前，对阅读技能的测试研究已经不仅仅局限于文字印刷材料，而是扩展到通过电视、网络等基于计算机技术传播的健康相关信息，即电子健康素养（e-health literacy）研究。

大量研究表明，由于人们的阅读能力不同，其健康结果也存在很大差异。健康结果的衡量指标包括对疾病和药品的认知、健康活动的参与情况（如疾病筛查或母乳喂养）、规律生活的能力（针对各种慢性疾病）、住院情况，以及成功开展疾病管理的各种指标（如糖尿病防治中的血糖测量）。

第三阶段：识字能力（literacy）与完成生活任务能力研究

该阶段研究内容主要集中在识字能力与完成日常生活任务能力的研究。研究者将日常生活情境分为六大类：家庭、健康与安全、社区与公众、消费经济、工作和休闲娱乐。重点研究在当前社会中生存所需要的读写能力水平，如根据文字材料选择婴儿所需的奶粉、计算打折后的食品价格、填写银行存单等。该阶段标志性的工作就是美国在 1992 年首次开展了《全国成人素养调查》。

第四阶段：识字能力（literacy）与完成健康相关任务能力研究

该阶段研究内容主要集中在成人识字能力与健康材料阅读能力、根据材料完成指定健康相关任务之间关系的研究，是对健康传播材料、日常任务和技能的整合。研究者将健康阅读材料分为五大类：健康促进、健康保护、疾病预防、卫生保健与养生和健康指导。如根据药品标签、健康福利计划、产品广告和报纸上关于健康政策问题的讨论，完成相应的测试问题。

第五阶段：健康素养（health literacy）与健康结局（health outcomes）的研究

这是现阶段健康素养研究的主要内容，主要集中在健康素养与健康状况、疾病认知、疾病管理、患者教育、自我保健技能、卫生服务利用、住院率、医疗费用、疾病转归等关系的研究。如健康素养与自评健康状况研究，健康素养与心脑血管疾病、糖尿病、高血压、癌症等患病情况及疾病自我管理能力研究，健康素养与治疗依从性研究，健康素养与心理健康状况研究，健康素养与自我保健技能研究，健康素养与健康知识、技能的学习和应用能力研究，健康素养与住院率、疾病严重性、医疗费用研究等。

1.3　国内健康素养概念的引入

美国是最早开展健康素养研究的国家，我国的健康素养研究也是在借鉴国外研究成果的基础上开展的。因此，我国的健康素养研究和国外健康素养研究存在着很大的联系，但又有很大不同。需要强调的一点是，每个国家都是基于自身面临的健康问题开展研究，目的是要解决这些健康问题。每个国家面临的健康问题不同，引起这些健康问题的原因及影响因素不同，研究的策略、视角、方法、技术、发力点和落脚点等都会有很大不同，但很多研究问题的理念，分析和解决问题的视角、方法等往往具有很好的相互借鉴性或启迪性。

我国健康素养的研究起始于 2005 年。在学习和借鉴国际研究成果的基础上，结合我国国情，对健康素养的概念内涵进行了丰富和拓展。在原卫生部编写的《健康 66 条——中国公民健康素养读本》中，明确指出“健康素养是指人的这样一种能力：它使一个人能够获取和理解基本的健康信息和服务，并运用这些信息和服务做出正确的判断和决定，以维持和促进自己的健康。”

简单来说，健康素养是指个人运用自己所掌握的健康知识和技能，积极应对和解决自身健康问题，维护和促进自身健康的能力。健康素养是一个人健康理念、态度、知识、技能和行为的综合体现。图 1－2 是健康素养概念内涵及形成过程示意图。

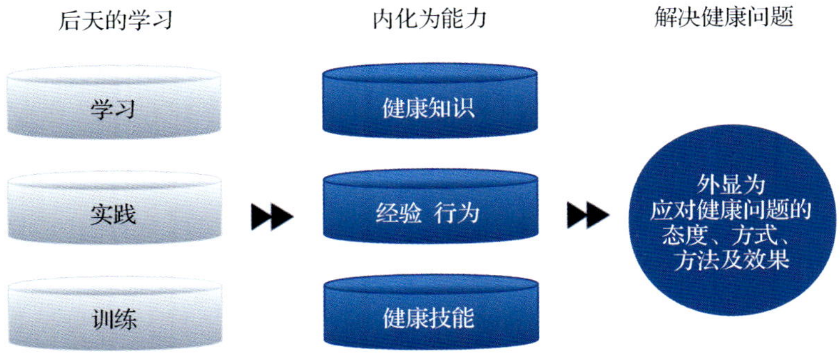

图 1－2 健康素养概念内涵及形成过程示意图

从上面的示意图可以看出，一个人出生后，通过后天的学习、实践和训练，可以获得相应的健康理念、知识、经验、行为与技能。在漫长的生活过程中，个人会把这些理念、知识、经验、行为与技能内化为个人维护和促进自身及家人健康的一种能力。这种能力就是我们所说的健康素养，它外显为当遇到健康问题时，我们应对和处理健康问题的态度、方式、方法以及效果。比如，当遇到健康问题时，一个人的态度是积极的，采取的行为和处理的方式、方法是恰当的，取得的结果是符合预期的，我们就认为这个人具有良好的健康素养。

由此可见，健康素养是后天培养的一种能力，是一种知识依赖型能力，获取知识是形成这种能力的前提。世界卫生组织明确指出，健康素养以优质的教育和终身学习为基础，贯穿于人的全生命周期。

上述定义为描述性定义，如何将一个描述性定义转变成一个可操作性的定义呢？我国的研究人员也进行了不断的探索。目前，我国主要从以下三个方面来评价一个人是否具备健康素养：（1）是否具备基本的健康知识和理念；（2）是否具备健康的行为与生活方式；（3）是否具备维护和促进健康的基本技能。如果一个人这三个方面都做得比较好，我们就认为这个人具有良好的健康素养；反之，一个方面或几个方面做得不好，说明这个人的健康素养还有待于进一步提升。

提升公众健康素养，目的是引导公众树立科学健康观念，提升公众健康知识与技能水平，让公众自觉自愿采纳健康生活方式与行为，提高公众应对和解决健康问题的能力，使公众不得病、少得病、晚得病，从而提升全社会的健康水平。

HEALTH LITERACY

02

国内健康素养评价与监测

由于国内外健康素养研究内容和研究目的不同，因此关于健康素养评价，国内外的评价方法、评价内容也有很大不同。国外侧重于对健康相关资料的获取、理解、评价和应用能力，测试题大多来源于现实生活中正在使用的文字材料。我国健康素养测评是以《中国公民健康素养——基本知识与技能(试行)》为依据，从基本的健康知识和理念、健康生活方式与行为、基本技能 3 个方面 20 个三级指标维度综合评价一个人的健康素养，把健康相关资料的获取、理解、评价和应用能力归为健康素养的一个子素养——健康信息素养。尽管国内外在健康素养研究中，研究重点和评价内容各有侧重，但并不存在孰优孰劣的问题，都是以解决本国人民的健康问题为目的，以提高国民健康水平为最终目标，都是有意义的研究和实践。国外健康素养评价相关内容可参见本书第 14 章，其主要介绍国内健康素养评价与监测的启动和发展。

2.1 健康素养研究的启动

2005 年，在科技部支持下，中国疾病预防控制中心健康教育所(现更名为中国健康教育中心)申请了公益基金项目《中国公众健康素养调查与评价体系建立》，着手健康素养的研究工作，这是我国政府第一次资助开展健康素养的研究，拉开了健康素养理论研究与实践的序幕。

2.2 我国城乡居民健康素养内容的界定

2007 年，原卫生部妇社司正式启动健康素养内容研究，召集医疗卫生系统内 100 多名专家、学者，历时 1 年多反复研讨，在综合考虑城乡居民主要健康问题、致病原因及影响因素、城乡居民健康需求、城乡居民不良卫生行为习惯、卫生服务资源供给与利用现状等循证基础上，提出了现阶段中国公民健康素养的基本内容。

2008 年 1 月，原卫生部发布第 3 号公告《中国公民健康素养——基本知识与技能(试行)》。这是世界上第一份界定公民健康素养的政府文件，共涉及 66 条基本健康知识和技能，简称《健康素养 66 条》，其中包括基本知识和理念 25 条、健康生活方式与行为 34 条和基本技能 7 条。

此外，《健康素养 66 条》的内容不是固定不变的，2015 年已经修订过一次。今后还会根据我国居民主要健康问题和健康需求的变化，适时进行修订。

2.3 健康素养评价指标体系研究

2010 年，中国健康教育中心开展了健康素养评价指标体系研究。以健康素养概念内涵为依据，构建了我国健康素养评价指标体系。评价指标体系由三级指标构成：一级指标有 3 个，分别为基本知识和理念、健康生活方式与行为、基本技能；二级指标有 6 个，分别为基本理念、基本知识、生活方式与习惯、卫生服务利用、认知技能、操作技能；三级指标有 20 个，分别为对健康的理解、健康相关态度、生理卫生常识、传染病相关知识、慢性病相关知识、保健与康复、安全与急救、法规政策、环境与职业、营养与膳食、运动、成瘾行为、心理调节、个人卫生习惯、利用基本公共卫生服务的能力、就医行为、获取信息能力、理解沟通能力、自我保健技能、应急技能。

健康素养评价指标体系的构建，为健康素养评价提供了理论支持，是健康素养标准化试题库建设和标准化监测问卷研制的基础和依据。

2.4 健康素养标准化问卷及试题库研究

自 2008 年开展了首次全国城乡居民健康素养调查之后，很多省市也相继开展了辖区内城乡居民健康素养调查。由于缺乏统一的、具有可比性的调查问卷，各地报告的健康素养水平差异很大。为了给各级健康教育专业机构提供一套统一的测量工具，中国健康教育中心于 2010—2012 年开展了健康素养标准化问卷及试题库研究。

在健康素养评价指标体系维度细分的基础上开发试题库，确定每道测试题的难易度与区分度、每套问卷的题型及题量等。在测试题的编写过程中，综合运用教育测量、量表编制、情景构建等技术。理论上，保证随机生成的每一套健康素养问卷在覆盖面、维度权重、难易度、题型、题量等方面具有很好的同质性。健康素养标准化问卷的研制，为开展全国健康素养监测提供了测评工具。健康素养标准化试题库的建设，为连续开展全国健康素养监测提供了强有力的技术支持。

2.5 健康素养评估学习网络系统的开发

受原卫生部妇社司的委托，江苏省疾病预防控制中心健康教育所牵头开发了具有我国特色的、基于网络技术的“居民健康素养评估学习系统”。该系统的试题库以原卫生部《健康素养 66 条》为知识源，形成不同形式的健康素养测试题，提供面向居民自测的普及版与面向专业机构评估的专业版两套体系。网站有大量健康教育材料，包括文字类、音频类和视频类，寓教于乐，具备同时满足公众自学、公众自测和专业机构资料下载等多种功能。

2.6 健康素养监测体系建立

2008 年，我国开展了首次全国居民健康素养问卷调查。调查问卷的设计以《健康素养 66 条》为依据，由 71 道大题、96 道小题组成。正确回答率达到 80%及以上，即被视为具备健康素养。结果表明，我国15～69岁人群中，具备健康素养的比例为6.48%。也就是说，100个15～69岁人群中，有不到7个人具备了基本的健康素养。

2012年，在中央财政支持下，我国启动了健康素养监测工作，标志着规范性健康素养监测工作的开始，之后每年开展一次。调查对象为非集体居住的15～69岁城乡常住居民，每年大约调查8万人。每年随机抽取我国大陆31个省（自治区、直辖市）336个监测点（县/县级市/区）1 008个乡镇（街道）2 016个村（居委会），目前暂未包括港、澳、台地区。其中，城市监测点与农村监测点分配比例根据全国人口普查的结果进行动态调整。

健康素养监测采用分层多阶段PPS抽样、随机抽样相结合的抽样方法。调查问卷内容以《健康素养66条》为依据，题型包括判断题、单选题、多选题和阅读理解题。2012—2013年为80道题，2014年后简化为50道题。

监测结果可从三个方面对居民健康素养水平开展分析。一是城乡居民总体健康素养水平。二是根据知信行理论，将健康素养划分为三个方面健康素养，即基本健康知识和理念素养、健康生活方式与行为素养、基本技能素养。三是以主要公共卫生问题为导向，将健康素养划分为六类健康问题素养，即科学健康观素养、传染病防治素养、慢性病防治素养、安全与急救素养、基本医疗素养和健康信息素养。健康素养水平指具备基本健康素养的人在总人群中所占的比例。判定具备基本健康素养的标准是：问卷得分率达到总分80%及以上，即满分为100分的问卷得分≥80分被判定具备基本健康素养。三个方面健康素养水平、六类健康问题素养水平的判定方法与之相同。

经过连续监测，获得了我国城乡居民健康素养水平的一手数据资料，掌握了健康素养的分布特征及发展趋势，明确了城乡居民的知识与技能薄弱环节，监测结果成为卫生健康决策的重要循证来源，“居民健康素养水平”成为健康城市、《“健康中国2030”规划纲要》和《健康中国行动（2019—2030年）》等的考核指标。同时，通过健康素养监测，建立了我国健康素养监测体系和工作机制，建立了一支覆盖省、市、县的监测队伍，提升了省、市、县专业机构大型调查的技术水平，加强了省、市、县专业机构能力建设。

健康素养监测是运用流行病学调查方法，获取、分析居民健康素养水平数据的一系列工作过程，是目前国内获取居民健康素养水平的通用方式。健康素养监测是一个系统工程，包括监测方案制定、监测点的抽取、调查对象的抽取、调查问卷的研制、调查人员培训、组织实施、质量控制、数据管理、数据分析、报告撰写、结果发布等多个环节，每个环节都有相应的技术要求。本书将对健康素养监测各环节进行详细介绍，具体内容参见相应章节。

03

监测指标、对象及流程

HEALTH LITERACY

3.1 监测指标

3.1.1 健康素养水平

在健康素养水平分析中，将问卷得分达到或超过该问卷总分的80%，定义为具备基本健康素养。健康素养水平指具备基本健康素养的人在总人群中所占的比例，即健康素养水平=调查对象中具备基本健康素养的人数/调查总人数×100%。

3.1.2 维度指标

健康素养监测工作中，调查问卷包含了知识与态度、行为和技能三个方面，数据分析时就形成了基本知识和理念、健康生活方式与行为和基本技能三个维度指标。某个方面的健康素养水平，是指具备某方面健康素养的人(得分达到或超过该方面问卷总分的80%者)在总人群中所占的比例。

3.1.3 分类指标

在健康素养水平分析工作中，根据我国当前的主要卫生问题，通常将调查问卷中的内容划分成科学健康观、传染病防治、慢性病防治、安全与急救、基本医疗和健康信息获取等六类健康问题，形成健康素养的分类指标。某类健康问题的健康素养水平，是指具备某类健康问题健康素养的人(得分达到或超过该类健康问题总分的80%者)在总人群中所占的比例。

3.1.4 知识知晓率(正确率)

在健康素养监测工作中，也常使用知识知晓率(正确率)来评价健康相关知识的掌握程度。可以计算每一道题目的知识知晓率(正确率)，来评价各知识点的掌握情况；也可以计算问卷中的所有题目，获得总知晓率(正确率)。

$$\text{知识知晓率(正确率)}=\frac{\text{知晓(正确回答)某知识点的人数}}{\text{被调查者总人数}}\times 100\%$$

$$\text{总知晓率(正确率)}=\frac{\text{知晓(正确回答)知识的题数}}{\text{被调查者总人数}\times\text{每人回答问题数}}\times 100\%$$

3.2 监测对象

居民健康素养监测对象为辖区内15～69岁(年满15周岁，不满70周岁)的城乡常住居民，包括居住或寄宿达6个月以上的亲戚朋友、工作保姆以及其他外来人口。长期在外工作、学习超过6个月的家庭成员不纳入监测对象。

3.3 监测周期

2008年，全国开展了首次居民健康素养水平调查，2012年开展了第二次监测，此后每年均开展全国居民健康素养监测并公布全国居民健康素养水平。各省、自治区、直辖市也陆续逐年开展省级居民健康素养监测。自 2008 年起，江苏省每年均开展全省居民健康素养监测；2012 年起，部分设区市甚至县/县级市/区，结合本地实际定期开展本级居民健康素养监测，获得了科学的监测数据，积累了丰富的监测经验。

健康素养监测本身并不是最终目标，提升健康素养水平才具有更重要的意义。结合健康素养水平的影响因素，某地区的居民健康素养水平在短时间内很难出现有意义的重要变化，因此建议各地区适当延长监测周期，将更多的经费和精力投入提升居民健康素养水平的干预工作中。

3.4 监测工作流程图

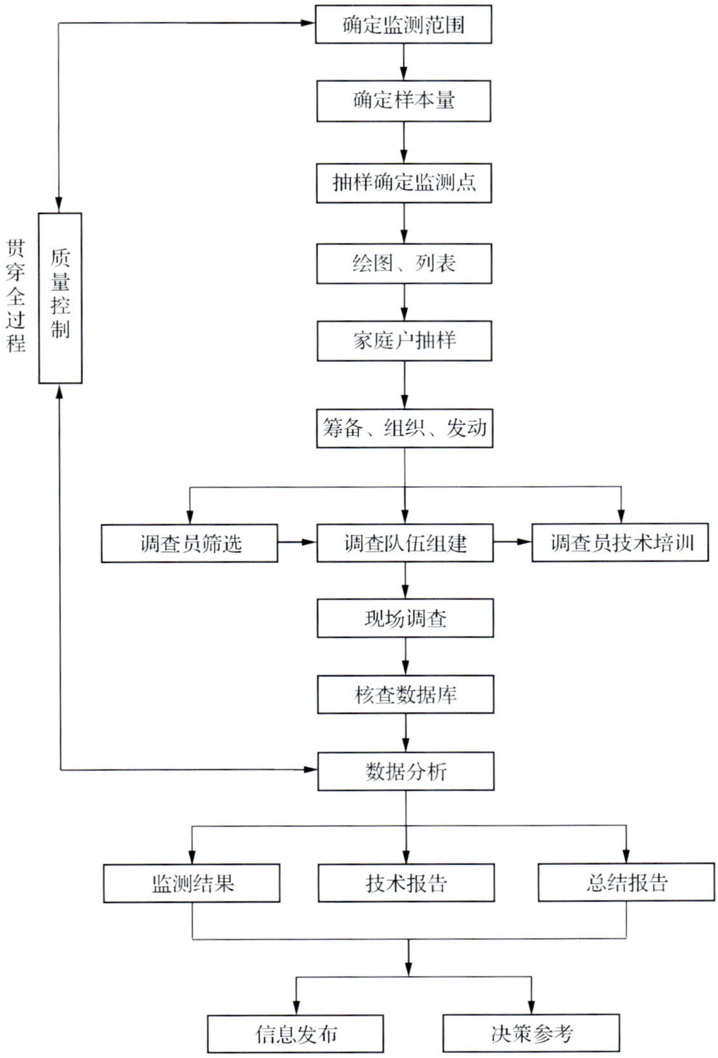

HEALTH LITERACY

04 监测工具

居民健康素养监测最直接的目的是获取居民的健康素养水平，而健康素养水平需要通过一定的评估工具进行测量，目前采用的评估工具是“全国居民健康素养监测调查问卷”。早年监测中，这一评估工具以纸质问卷的形式出现，自 2015 年起，越来越多的地方将信息化技术应用在监测中，因此监测工具得到了拓展，除了调查问卷外，还包括信息化监测管理系统。本章节将对以上监测工具进行介绍。

4.1 监测问卷的来源和发展

2007 年，原卫生部组织医药卫生领域的专家进行研讨，提出了我国公民应具备的 66 条基本健康知识和理念、健康生活方式与行为和基本技能，作为中国公民健康素养的基本内容。2008 年 1 月，原卫生部第 3 号公告正式发布《中国公民健康素养——基本知识与技能(试行)》。2015 年，针对居民主要健康问题和健康需求的变化，原国家卫生计生委组织专家进行修订，编制了《中国公民健康素养——基本知识与技能(2015 年版)》。历年我国居民健康素养监测中使用的评估工具“全国居民健康素养监测调查问卷”是由健康教育专业机构依据上述内容自行设计，并经国家、省、市各级专家反复修改论证，最终形成的统一调查问卷。从 2008 年我国首次开展居民健康素养调查至今，“全国居民健康素养监测调查问卷”经历过两次较大的调整，大致可分为三个版本：2008 年版(健康素养评估部分由 71 道大题、96 道小题组成)，2012—2013 年版(健康素养评估部分共 80 道题)，2014 年及之后问卷基本定型(健康素养评估部分共 50 道题)，仅个别年份有个别题目的改动。本章节将以“2022 年全国居民健康素养监测调查问卷”(见附录)为例进行详细介绍。

4.2 问卷的结构

以“2022 年全国居民健康素养监测调查问卷”为例，问卷结构包括统计调查制度标识、标题、前言、主体、结束语。

4.2.1 统计调查制度标识

自 2022 年 1 月起，全国居民健康素养监测调查纳入国家卫生健康委《中国居民及重点人群健康素养监测统计调查制度》，经国家统计局批准，问卷首页右上角有相关标识。

表　　号：卫健统 115 表
制定机关：国家卫生健康委
批准机关：国家统计局
批准文号：国统制〔2022〕10 号
有效期至：2025 年 1 月

4.2.2 问卷标题和前言

前言部分向调查对象告知了本次监测工作的基本情况，包括：① 调查的目的与意义；② 关于匿名的保证；③ 调查对象回答问题的要求；④ 调查者的个人身份或组织名称。其作用在于知情同意，便于调查开展。

> **全国居民健康素养监测调查问卷**
>
> 您好！国家卫生健康委正在开展全国居民健康素养调查，目的是了解我国居民健康知识和技能水平，您被选中参加本次调查。您的参与对我们非常重要，回答的内容将会被严格保密，不会对个人产生任何不利影响。调查结果是评价全国居民健康素养水平、制定健康相关政策的重要依据。
>
> 如果您愿意参加本次调查，请签名____________，日期____________。
>
> 感谢您的支持与配合！

4.2.3 问卷主体

问卷主体是现场调查所要收集的主要信息，全国居民健康素养监测调查问卷的问卷主体包括五大部分：第一部分判断题，第二部分单选题，第三部分多选题，第四部分情景题/阅读理解题，第五部分调查对象基本情况。每一部分均有指导语，告知调查对象答题规则。

4.2.4 问卷结束语

问卷结束语主要表示对被调查者合作的感谢。如 2022 年问卷结束语如下：

“调查到此结束。再一次感谢您的支持与合作！”

4.3 问卷的内容和指标体系

2022 年“全国居民健康素养监测调查问卷”的内容主要包括问卷编码、调查者项目、健康素养评估、调查对象基本情况、家庭成员登记表。

4.3.1 问卷编码

问卷编码是区分每一份问卷的唯一标识。健康素养监测调查问卷编码由 10 位数字组成，一般位于调查问卷首页左上方。

问卷编码

□□□	□	□□	□□□□
监测点	乡镇	村	家庭户

根据抽样方案(见第 5 章)：

第 1～3 位为“监测点(县/县级市/区)”代码，如全国居民健康素养监测工作中江苏省监测点代码一般从 089 开始依次排序至 102。

第 4 位为街道/乡镇代码，每个监测点内抽取的 3 个街道/乡镇分别编码为 1～3。

第 5、6 位为居委会/村代码，每个街道/乡镇内抽取的 2 个居委会/村分别使用其在原始上报居委会/村名单中的代码。

第 7～10 位为调查家庭户代码，使用其在原始上报家庭户列表中的家庭户代码。

举例：

江苏省南京市江宁区　东山街道　东山居委会　第 120 号家庭户编码为：

0	8	9		1		0	2		0	1	2	0

4.3.2　调查者项目

调查者项目主要包括调查员姓名、调查日期、质控员姓名、质控日期，以及问卷完成情况。其作用在于明确责任和便于查询、核实。

调查员：＿＿＿＿＿＿　　调查日期：＿＿＿＿＿＿

质控员：＿＿＿＿＿＿　　核查日期：＿＿＿＿＿＿

调查员填写：

问卷完成情况：① 自填完成　　② 因文化程度低，面对面调查

③ 因其他原因，面对面调查(具体请注明：＿＿＿＿＿＿＿＿＿＿＿＿＿＿)

4.3.3　健康素养评估

健康素养评估是问卷的核心内容，以《健康素养 66 条》为依据，将居民健康素养评估指标体系分为三级指标，如表 4－1 所示。调查问卷中健康素养评估部分的题目，根据内容划分为三个方面：基本知识和理念、健康生活方式与行为和基本技能。同时，针对我国居民的主要健康问题，又分为六类，分别是科学健康观、传染病防治、慢性病防治、安全与急救、基本医疗、健康信息。

表 4－1　健康素养评估三级指标体系

一级指标	二级指标	三级指标
1 基本知识和理念	1 基本理念	1 对健康的理解
		2 健康相关态度
		3 生理卫生常识
	2 基本知识	4 传染病相关知识
		5 慢性病相关知识
		6 保健与康复
		7 安全与急救
		8 法规政策
		9 环境与职业

续表

一级指标	二级指标	三级指标
2 健康生活方式与行为	3 生活方式与习惯	10 营养与膳食
		11 运动
		12 成瘾行为
		13 心理调节
		14 个人卫生习惯
	4 卫生服务利用	15 利用基本公共卫生服务的能力
		16 就医行为（寻医、遵医）
3 基本技能	5 认知技能	17 获取信息能力
		18 理解沟通能力
	6 操作技能	19 自我保健技能
		20 应急技能

4.3.4 调查对象基本情况

这部分主要是调查对象的社会人口学特征，如调查对象的性别、年龄、文化程度、职业、婚姻状况、收入等，以及监测调查期望了解的其他情况，如是否患慢性病、患慢性病年限、自评健康状况等。

4.3.5 家庭成员登记表

在调查问卷的最后一页，附有“15～69 岁家庭成员登记表”，该表由调查员填写。此表虽然在问卷的最后，但实际调查时应在健康素养监测调查前填写，是居民健康素养监测工作抽样环节中的最后一个步骤，由调查员使用 KISH 表法，在该家庭户的 15～69 岁常住家庭成员中随机抽取 1 名作为调查对象，随后由抽中的调查对象填写“全国居民健康素养监测调查问卷”。

调查员填写：

15～69 岁家庭成员登记表

姓名	性别 1＝男　2＝女	年龄	家庭成员编号

填写家庭成员登记表、抽取调查对象的方法：

1. 只填写 15～69 岁常住人口
2. 先填男性，按照年龄从大到小顺序
3. 再填女性，按照年龄从大到小顺序
4. 给表格中的家庭成员顺序编号
5. 对照分配的 KISH 表代码，找到 KISH 表指示的家庭成员序号，该家庭成员即为抽取的调查对象
6. 对抽取的调查对象进行问卷调查

□ G01. 15～69 岁家庭成员数：________人。(与上表的总人数相同)

□ G02. 分配给该家庭的 KISH 表代码是：

① A　　② B1　　③ B2　　④ C

⑤ D　　⑥ E1　　⑦ E2　　⑧ F

4.4　信息化监测管理系统

江苏省是率先在居民健康素养监测中引入信息化手段的省份之一。2015 年江苏省疾病预防控制中心健康教育所自主设计开发了基于安卓系统的平板电脑调查应用程序(App)，并在当年度监测工作中广泛应用；2016 年起自主设计开发了后台网站，与前端平板电脑调查 App 相关联，共同组成了江苏省健康素养监测管理系统。之后不断完善管理系统工作模块，优化管理系统功能，目前已经打造出一个集项目管理、抽样、调查、质量控制、数据统计为一体的监测管理系统。

4.4.1　江苏省健康素养监测管理系统的运行流程

(1) 省级管理员和质控员在后台网站建立项目、设计问卷。

（2）设区市、县/县级市/区管理员和质控员在后台网站进行逐级抽样信息的报送和抽样，直到抽中家庭户。

（3）设区市管理员和质控员建立调查员账号和密码。

（4）调查员凭账号和密码在联网状态下登录健康素养调查App（前端），查看被抽中家庭户的信息，并下载问卷。

（5）调查员使用健康素养调查App（前端）进行调查，联网、离线状态下均可进行调查。首先，填写该家庭户15～69岁常住人口的基本信息，App会根据分配的KISH码自动完成抽样，并展示抽样结果；其次，调查员对被抽中的家庭成员进行健康素养监测问卷调查。

（6）调查员使用健康素养调查App（前端）在联网状态下上传调查完成的问卷信息。

（7）后台网站接收到上传的问卷信息，并对问卷信息进行汇总、统计。

（8）省、设区市、县/县级市/区监测工作管理员和质控员使用后台网站对问卷填答情况进行质量控制。

（9）调查和质量控制工作结束后，省级管理员和质控员导出问卷数据库。

4.4.2 江苏省健康素养监测管理系统——后台

江苏省健康素养监测管理系统后台（本书中简称为“管理后台”）是供省、设区市、县/县级市/区监测工作管理员和质控员使用的网站。江苏省内各级健康教育专业机构均设有固定登录名账号，凭密码登录，登录界面如下。

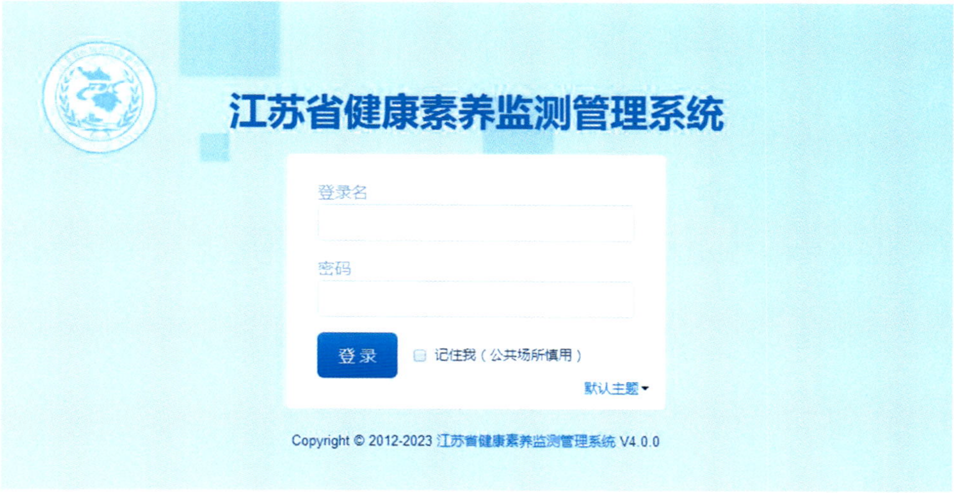

管理后台拥有八大功能模块，分别是我的面板、项目管理、抽样管理、地区管理、调查员管理、调查对象管理、问卷质控管理、问卷统计。

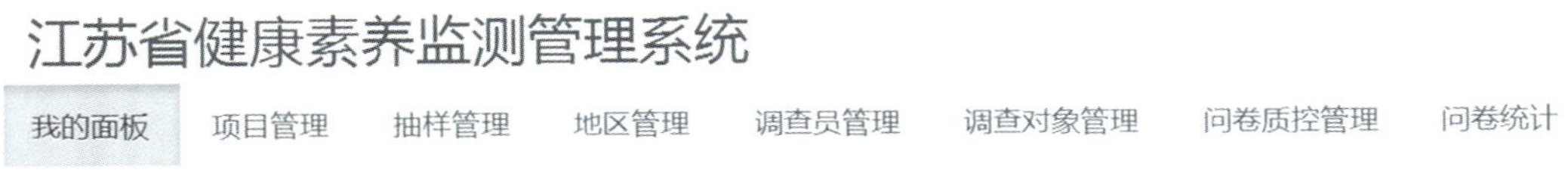

我的面板为当前账号信息，可进行修改密码操作。

项目管理可查看和分配项目。

抽样管理可进行逐级填报信息并采用不同的抽样方法进行抽样。

地区管理可查看并对项目涉及的地区进行编码维护。

调查员管理可查看、生成、修改前端调查 App 的登录名账号和密码，并分配对应的调查区域。

调查对象管理可查看和管理随机抽样抽出的家庭户信息。

问卷质控管理可查看调查 App 上传的每一份问卷详情，并对问卷进行质量控制操作和记录。

问卷统计可对不同地区问卷完成数量进行统计，对各种质控指标标记的问卷数量进行统计。

另外，省级拥有设计和分配问卷、导出数据库等功能。

（管理后台操作具体见第 8 章）

4.4.3 江苏省健康素养监测管理系统——前端

江苏省健康素养监测管理系统前端指的是健康素养调查应用程序（App）（本书中简称为“调查 App”），是供调查员使用的安装在安卓系统平板电脑上的应用软件。根据当年度监测工作安排，由管理员在后台给调查员分配登录名账号和密码，随后凭账号和密码在 App 端登录。

调查 App 可在联网状态下获取后台随机抽样抽出的家庭户信息（即调查家庭户列表）和需要调查的问卷，随后可在非联网状态下进行调查，可实现 KISH 抽样、问卷调查、录音等功能。调查完成后，需在联网状态下上传问卷，将问卷填答信息和问卷调查信息（如调查开始和结束时间）一并上传至后台。

在问卷调查过程中，调查 App 将对填答信息进行逻辑校验和提醒，如单选题只能选一个选项、必答题不可跳过、跳转题目自动跳转等，提高问卷数据的逻辑性和可靠性，减少后期清理数据库的工作量。

（调查 App 操作具体见第 9 章）

HEALTH LITERACY

05 抽样和抽样方法

理想状态下的调查研究，可对调查对象的所有个体(总体)进行调查，即普查。但在实际工作中这样的情况几乎是不现实的。在实际工作中，我们总是从调查总体中随机抽取一定数量的样本，根据样本所提供的信息推断总体的特征。健康素养监测本质上就是抽样调查。在健康素养监测中，抽样主要涉及两个过程：一是选择合适的抽样方法，二是估计样本量。本章将进行详细介绍。

5.1 概念

总体(population)是根据研究目的确定的同质研究个体的全体。

样本(sample)是为了了解总体而观察的总体的一部分。

样本量(sample size)又称样本含量，是指为使研究结论在一定检验效能(把握度)基础上得到验证所需的最少观察单位数。

抽样调查(sample survey)是从总体中抽取一定数量且具有代表性的观察单位组成样本，用样本的信息来推断总体特征。

5.2 样本量计算及分配

充足的样本量是抽样调查成功的关键。过小的样本量不足以代表总体特征；过大的样本量会花费不必要的人力、物力和财力。所以，最佳的样本量是做好健康素养监测调查的关键因素之一。健康素养监测样本量的估计，由一系列因素决定，包括居民健康素养水平(p)、可接受的误差范围(δ)、设计效应($deff$)及可能的无应答率等。

以 2022 年江苏省健康素养监测样本量估算为例，步骤如下：

p 取值为 2021 年江苏省居民健康素养水平 27.66%，允许相对误差取值为 15%，允许绝对误差 $\delta=27.66\%\times15\%=0.041\ 49$，$\mu_\alpha=1.96$，$deff=2.0$，根据公式：

$$N=\frac{\mu_\alpha^2\times p(1-p)}{\delta^2}\times deff$$

计算得出 $N\approx894$。按城乡(城市/农村)、地域(苏北/苏中/苏南)进行分层，总样本量 =894 人/层×(2×3)层=5 364 人。考虑无效问卷和拒访率，实际样本量扩大 10%，$N=$ 5 364×(1+10%)≈5 900 人。

公式中 $deff$ 为设计效应，对于多阶段抽样，一般取值范围为 1.0～4.0，考虑到全省实际情况，取值为 2.0。

根据上述计算得到健康素养监测至少需要调查 5 900 人，将样本量分配至 13 个设区市，每个设区市抽取 2 个县/县级市/区，每个县/县级市/区抽取 3 个街道/乡镇，每个街道/乡镇抽取 2 个居委会/村，则每个居委会/村需要完成 38 份调查。为便于工作开展，每个居委会/村在实际调查时需完成不少于 40 份调查。

设区市和县/县级市/区健康素养监测样本量估算方法与省级基本一致，其中 p 可采用本地最新的居民健康素养水平，$deff$ 取值可根据抽样阶段进行调整，分层因素可根据本地情况按照城乡或年龄段或经济水平等因素自行确定。

5.3 抽样流程

以 2022 年江苏省居民健康素养监测抽样流程为例，采用多阶段分层随机抽样方法，共分 5 个阶段。各阶段抽样方法如下：

第一阶段：确定县/县级市/区监测点。

由国家和省级合作抽样，以县/县级市/区为单位，收集县/县级市/区名称和家庭户数信息，按照城乡分层，采用分层 PPS 抽样调查法随机抽取县/县级市/区，全省共抽取 26 个监测点。

第二阶段：确定街道/乡镇监测点。

由县/县级市/区收集辖区内所有街道/乡镇的名称和家庭户数信息，设区市采用 PPS 抽样调查法随机抽取 3 个街道/乡镇，并将抽样结果反馈至县/县级市/区。

第三阶段：确定居委会/村监测点。

由县/县级市/区收集被抽中的街道/乡镇内所有居委会/村的名称和家庭户总数信息，设区市采用 PPS 抽样调查法随机抽取 2 个居委会/村，并将抽样结果反馈至县/县级市/区。在抽样前，将家庭户数在 750 户以下的居委会/村与地理位置相近、工作开展方便的居委会/村进行合并，形成新的抽样单位，若合并后家庭户数仍不满 750 户，则继续与相邻居委会/村合并，直至所有抽样单位家庭户数均不低于 750 户。

第四阶段：绘图列表，抽取家庭户。

由居委会/村进行地图绘制和家庭户列表工作(绘图列表详细内容见本章 5.5 节)。若被抽中的居委会/村的家庭户数在 750～1 499 户之间，则直接进行绘图列表。若被抽中的居委会/村的家庭户数≥1 500 户，则按表 5－1 要求划分成若干片区，由设区市采用简单

表 5－1 居委会/村家庭户数及划分片区数对照表

居委会/村家庭户总数	划分片区数
1 500～2 499	2
2 500～3 499	3
3 500～4 499	4
……	……

注：4 500 户及以上的居委会/村依次类推。

随机抽样法抽取一个片区，并反馈至县/县级市/区，随后对被抽中的片区进行绘图列表。设区市依据家庭户列表采用简单随机抽样法抽取 60 个家庭户。

第五阶段：确定调查对象。

对被抽中的家庭户进行入户调查，考虑健康素养水平在家庭户中的聚集性，1 个家庭户只调查 1 名符合条件的家庭成员。收集符合条件(即 15～69 岁的常住人口)的家庭成员信息，填写《家庭成员登记表》，根据该家庭户分配的 KISH 表代码，随机抽取 1 人作为调查对象。每个居委会/村内完成 40 份有效问卷即满足调查要求。若在抽取的 60 个家庭户内无法完成 40 份调查，则由设区市采用简单随机抽样法再次抽取部分家庭户进行补样。

若各设区市、县/县级市/区开展相应的本级监测，则可依据上述抽样流程来开展。

5.4 抽样方法

健康素养监测中涉及的抽样方法包括 PPS 抽样、简单随机抽样和 KISH 表抽样。

5.4.1 PPS 抽样

PPS 抽样(Probability Proportionate to Size Sampling，PPS)是按规模大小成比例的概率抽样。在多阶段抽样中，初级抽样单位被抽中的概率取决于其初级抽样单位的规模大小，初级抽样单位规模越大(小)，被抽中的机会就越大(小)。其主要优点是使用了辅助信息，减少了抽样误差；主要缺点是对辅助信息要求较高，方差的估计较复杂。

在健康素养监测中，PPS 抽样主要应用于抽取县/县级市/区、街道/乡镇和居委会/村的阶段。基本步骤为：

(1) 确定初级抽样单位(Primary Sampling Unit，PSU)

PSU 一般是固定的常规单位。确定 PSU 需要统计具体信息，包括名称、户数或人口数等。

(2) 确定抽取哪些 PSU

如果 PSU 数量较少，可以全部抽取；如果 PSU 较多，则可以随机抽取部分作为抽样单位。

(3) 在 PSU 中抽取具体的调查对象

如果将抽取的 PSU 中的全部组成人员作为调查对象，则称为二阶段整群抽样。如果只在 PSU 中按人数(户数、个数)的多少来确定在每个 PSU 中抽取多少人(户、个)，则称为 PPS 抽样。此时，需要进行一定的计算，详见有关统计书籍。

以从某县/县级市/区抽取街道/乡镇为例。假设某县/县级市/区有 10 个街道/乡镇，使用 PPS 抽样方法抽取 3 个街道/乡镇。抽样过程如下：

第一步：统计所有街道/乡镇的常住户数，总户数为 142 401。

第二步：总户数除以抽取的街道/乡镇数，计算抽样间距，142 401/3=47 467。

第三步：在 1 到 47 467 的范围内随机选取一个整数，如 8 800，作为抽样的起始编码。

第四步：在起始编码上累加抽样间距，计算出剩余 2 个抽样编码，一共获得了 3 个抽样编码，分别为 8 800、56 267 和 103 734。

第五步：在表里，找出分别包含 3 个抽样编码对应的街道/乡镇，即代码为 2、6 和 8 的 3 个街道/乡镇被抽中(表 5-2)。

表 5-2 某区 10 个街道/乡镇常住户数 PPS 抽样结果(举例)

街道/乡镇代码	常住户数	累计户数	户数范围	抽取的编码
1	1 160	1 160	1～1 160	
②	18 160	19 320	1 161～19 320	8 800
3	8 360	27 680	19 321～27 680	
4	8 840	36 520	27 681～36 520	
5	12 300	48 820	36 521～48 820	
⑥	39 440	88 260	48 821～88 260	56 267
7	12 260	100 520	88 261～100 520	
⑧	14 680	115 200	100 521～115 200	103 734
9	10 280	125 480	115 201～125 480	
10	16 921	142 401	125 481～142 401	

所有 PPS 抽样均可在统计软件(如 SPSS)中操作实现。同时，江苏省健康素养监测管理后台也可实现，见本书 8.1 节。

5.4.2 简单随机抽样

简单随机抽样(Simple Random Sample，SRS)是从总体中抽取个体，每一个个体具有相等的机会被选择，是一种概率抽样方法。具体的方法是将总体的全部观察单位进行编号，形成抽样框，在抽样框中随机抽取部分观察单位组成样本。其优点是简单直观、均数(率)及其标准误的计算简便；缺点是总体较大时，难以对总体中的个体一一进行编号，且抽到的样本分散，不易组织调查。

在健康素养监测中，SRS 抽样主要应用于抽取居委会/村片区(如有必要)和家庭户的阶段。

以从某居委会/村抽取家庭户为例。将某居委会/村的某个被抽中的片区作为监测点，共有 1 134 户居民，欲抽样 60 户开展健康素养监测，为使每户都有同等机会被抽中，采取 SRS 法进行抽样。

操作方法如下：对 1 134 户家庭分别编号，依次为 0001、0002、…、1134，并分别写在 1 134 张纸条上，放到盒子里充分搅匀，然后任意取出 60 张小纸条，对应号码的家庭户被抽中作为调查对象。

SRS 也可借助软件实现操作。如在 Excel 中利用 RAND 函数生成随机数字法，也可利用统计软件(如 SPSS)进行操作。同时，江苏省健康素养监测管理后台也可实现，见本书 8.1 节。

5.4.3 KISH 表抽样

KISH 表是 20 世纪 40 年代末基什(L. KISH)根据美国的人口和家庭情况，针对入户调查设计的一种抽样方法，目前已经广泛地应用在世界各国入户调查中。在现场入户调查时，由于家庭户规模大小不同，家庭中符合条件的调查对象被抽中的概率也不同，这就造成了被访者特定指标与总体分布不同的问题。因此，为了减少入户阶段的抽样偏差常常采用 KISH 表法。其优点是在理论上坚持随机抽样，并经过巧妙设计，使每一位符合调查要求的候选对象有不为零的入选概率。

KISH 表共包括 8 套表，代码分别为 A、B1、B2、C、D、E1、E2 和 F，见表 5－3。

表 5－3　KISH 表

表 A	
15～69 周岁常住人口数	家庭成员编号
1	1
2	1
3	1
4	1
5	1
6 或者以上	1

表 B1	
15～69 周岁常住人口数	家庭成员编号
1	1
2	1
3	1
4	1
5	2
6 或者以上	2

表 B2	
15～69 周岁常住人口数	家庭成员编号
1	1
2	1
3	1
4	2
5	2
6 或者以上	2

表 C	
15～69 周岁常住人口数	家庭成员编号
1	1
2	1
3	2
4	2
5	3
6 或者以上	3

表 D	
15～69 周岁常住人口数	家庭成员编号
1	1
2	2
3	2
4	3
5	4
6 或者以上	4

表 E1	
15～69 周岁常住人口数	家庭成员编号
1	1
2	2
3	3
4	3
5	3
6 或者以上	5

表 E2	
15～69 周岁常住人口数	家庭成员编号
1	1
2	2
3	3
4	4
5	5
6 或者以上	5

表 F	
15～69 周岁常住人口数	家庭成员编号
1	1
2	2
3	3
4	4
5	5
6 或者以上	6

在健康素养监测中，由工作人员提前给每个抽中的家庭户随机分配一个 KISH 表代码。调查员入户后使用该家庭户的 KISH 表代码进行抽样。操作方法如下：将某一家庭户(单位)中符合要求的家庭成员按照“先男性后女性”、在同一性别中“按年龄由大到小排列”的规则进行排序，每位家庭成员赋予一个编号，并按此顺序将成员的姓名、性别和年龄填写在《家庭成员登记表》中。根据该家庭户分配的 KISH 表，按照家庭人口数找到相应的家庭成员编号，该成员即为被抽中的调查对象。

如表 5-4 所示，以“王大军”家庭户为例，采用 KISH 表法从该家庭户中抽取 1 人作为健康素养监测的调查对象，该家庭户随机分配到的 KISH 表为表 E2。按照家庭人口数(6 人)查找对应的家庭成员编号为 5 号。最后，从《家庭成员登记表》中查找家庭成员编号为 5 号者对应的是刘娟，即为被抽中的调查对象。

表 5-4　家庭成员登记表

姓名	性别(1=男　2=女)	年龄	家庭成员编号
王大军	1	68	1
王小军	1	43	2
王小虎	1	19	3
李梅	2	66	4
刘娟	2	42	5
王小丽	2	17	6

江苏省健康素养监测管理后台可实现随机分配 KISH 表代码给家庭户，调查 App 可实现按照 KISH 表进行抽样，见本书 8.1 节和第 9 章。

5.5　绘图列表

绘图和列表是健康素养监测必不可少的一个环节，对选定的区域绘制地图(包括基础地图、片区划分图和详细地图)，以便了解片区内所有被调查家庭户的分布和居住情况，对家庭户进行列表获取家庭户的唯一代码并形成抽样框。通过绘图列表可以在入户调查前进行家庭户摸底排查，提高调查效率。

5.5.1　绘图

需绘制的地图包括基础地图、片区划分图(如有必要)和详细地图。

1. 绘制基础地图

绘制基础地图的目的是准确定位被抽中的居委会/村，掌握周边的主要建筑、重要地标和周围道路。基础地图可通过居委会/村行政区域图、网络地图等方式直接获取，也可手工绘制。基础地图需包含标题、方向标识、边界、主要道路等信息，并在图中标明户数。

2. 绘制片区划分图

若被抽中的居委会/村家庭户数为750～1 499户，则无须绘制片区划分图。若被抽中的居委会/村家庭户数≥1 500户，则在绘制的基础地图上依据道路、河流、小区、楼栋等自然信息将该居委会/村划分成若干片区，每一片区家庭户数均在750～1 499之间，且片区间的户数不能相差过多。片区划分图需包括标题、方向标识、片区分界线、片区名称、片区编号和户数等信息。特别注意：在划分片区时，所有片区户数之和必须与总户数相等。

3. 绘制详细地图

绘制详细地图的目的是准确定位每一个家庭户的位置，可利用调查区域内的道路、超市、医院、工厂等标志性建筑辅助确定家庭户的位置，同时获取每个家庭户的唯一代码，规划最佳调查线路。详细地图应包括标题、方向标识、调查区域的确切界限、区域内建筑/道路/河流、调查线路的起始点/终点/行走路线、所有家庭户的位置和唯一代码等信息。

5.5.2 家庭户列表

家庭户列表的目的是记录每个家庭户的主要信息，为抽取家庭户做准备。家庭户列表应包含家庭户编码、详细地址、户主姓名、备注等信息。家庭户列表中的编码、详细地址应该与详细地图上的信息完全对应，做到不遗漏、不重复。家庭户代码必须保持唯一。若家庭户列表中户主姓名出现重名情况时，则可在户主姓名后加a、b、c……加以区分。若抽中的居委会/村为农村地区，无楼栋门牌号，则可在村小组后手工添加1号、2号、3号……加以区分。特别注意：若存在空户、长期在外、拆迁、没有符合要求的调查对象等情况，则尽量在家庭户列表中备注，便于将不符合调查条件的家庭户剔除后进行抽样，提高入户调查的效率。

HEALTH LITERACY

06

调查实施

调查实施是具体执行调查方案的过程。该过程需要与调查对象面对面接触，也称为现场调查阶段。调查实施情况对调查结果有直接影响，为了确保现场工作平稳高效地开展，现场调查工作中相关工作人员应密切配合、各尽其职。本章将对健康素养调查实施各环节进行详细介绍。

6.1 成立工作组

6.1.1 行政推动协调

各级卫生健康委员会作为健康素养监测工作总负责单位，负责辖区内健康素养调查的行政推动及组织协调工作。具体职责有：落实本地区的监测工作经费；组建各级调查团队；协调各级行政领导和各单位工作人员，充分获得支持；督导监测点调查进展情况等。

6.1.2 组建调查团队

1. 项目管理员

通常，省、设区市、县/县级市/区各级健康教育机构指定1～2人作为健康素养监测项目的管理员，总体管理本地区的监测工作。具体职责有：联络各级监测点；为监测工作提供技术支持；组织培训；准备调查所需物资；统筹监测工作进度；沟通、协调、解决监测工作中遇到的问题。此外，项目管理员通常也是质控员。

2. 质控员

质控员由省、设区市、县/县级市/区各级健康教育机构技术骨干担任，负责全面把控监测工作的质量。具体职责有：依照方案完成逐级抽样；实时了解监测点的完成进度；现场调查时同步采用多种手段进行质量控制，对发现的质量问题进行记录和处理，收集、审核调查数据。

3. 协调员

协调员通常由监测点社区卫生服务中心或社区卫生服务站(村卫生室)、街道、居委(村委)会工作人员担任，负责联系调查对象并动员其同意参与调查。具体职责有：正式调查前，对被抽中的家庭户进行摸底、排查，开展被抽中家庭户预约工作；正式调查时，配合并陪同调查员开展入户调查；协助安排调查团队在调查期间的交通、食宿等，保障调查员安全。

4. 调查员

调查员通常由监测点社区卫生服务中心、社区卫生服务站(村卫生室)或疾病预防控制中心等具有公共卫生背景的人员担任，也可以由街道、居委会工作人员担任，其负责按规范获取调查对象的真实想法并记录下来。具体职责有：收集家庭成员信息，抽取调查对象，完成问卷调查。

为确保调查工作的准确、高效，在选择调查员时，需考虑以下几点：

（1）责任心。责任心是一个调查员应该具备的最基本且最重要的素质，是调查员对调查工作应尽的责任和义务的认知态度，在调查中尤其重要。调查员具备了强烈的责任心就会拥有强烈的使命感，会不断进取，对工作投入极大的热情，会自觉按时、按质、按量完成工作任务。缺乏责任心的人，即使业务能力很强，专业水平很高，也很难把工作做好。

（2）良好的业务素质。调查员的业务素质包括以下几个方面：一是阅读能力，能理解问卷的内容，明白问卷提问项和回答项的具体含义；二是表达能力，在调查过程中能够将要询问的问题表达清楚；三是观察能力，能够敏锐地察觉并判断受访者回答的真实性；四是临场应变能力，在调查过程中会遇到各种各样的人，调查员要能够随机应变，适应不同类型、不同性格特点的调查对象。

（3）良好的沟通能力。良好的沟通交流能力必不可少，有利于鼓励调查对象积极配合调查，使调查对象对问题产生兴趣，并且促使他们说出真实想法。调查前调查员需要对调查对象说明调查的内容，要让调查对象明白调查的是什么，这就要求调查员能够将文字的内容转化成调查对象能理解的语言。

在选择调查员的时候尽量选择普通话标准的人，同时，考虑到许多地方平时习惯使用当地方言，如果调查员能够使用方言与调查对象进行交谈，则更容易得到调查对象的认同，降低调查对象的心理防御，提高调查的成功率。

（4）优秀的品质及谦和的态度。在调查过程中，调查员可能面对各种挫折，经受各种拒绝、冷嘲热讽，因此要具备良好的信心和耐心，为了避免错答、漏答，还要有足够的细心。为了使调查对象更容易接受调查，调查员在调查中必须采取谦虚和善的态度。

此外，还需要考虑调查员的年龄、性别、调查经验等。在健康素养监测调查过程中，调查员往往需要早出晚归、走村串巷，工作量大、强度高，因此尽量选择年轻人。同样，考虑到男女配对组合方便入户调查的特点，在选择调查员的时候，尽量保持男女比例适当。另外，建议采用老带新的人员结构，即一部分调查员由具有健康素养监测调查经验的人员担任，一部分可由无调查经验的新人担任。

6.2 培训

要想获得合格称职的调查员，选择调查员只是第一步，更重要的是第二步培训调查员。培训也是质量控制必不可少的环节。通过培训，可以使不同的调查员以同样规范的方式向所有调查对象提问和记录同样的问题，确保不同监测点调查数据收集方式的一致性。无论选择什么样的人员担任调查员，都必须经过培训并考核合格后方能参与调查。

通常而言，在正式调查前须对各级项目管理员、质控员、协调员、调查员进行一级培训，有条件的地区可分别对不同角色开展二级培训。

6.2.1 培训要求

（1）统一师资。由参与过上级培训的工作人员担任师资，在同一地区的多场次培训中，师资应该固定。

（2）标准化课程。培训课程内容应该标准化，同一地区的多场次培训应使用同样的教材或课件。

（3）合理组织。最好将培训资料印制成册发给参训学员，便于其记录笔记、认真听课。培训讲授难度应该就低不就高，要使基础最弱的参训学员也能够理解和掌握培训内容。

（4）固定调查员。参加培训的调查员即承担现场调查的调查员，不得更换。可在培训过程中，以地区编组方式组织调查员合影，并附上与合影对应的调查员名单，在项目管理员或质控员进行现场督导时，可根据照片判断调查员是否参加过培训。

6.2.2 培训内容

根据健康素养监测方案要求，调查员培训一般包括以下内容：

（1）项目背景。项目背景培训旨在让调查员明白健康素养监测的重要意义，使他们在今后的调查工作中能够认真负责地完成调查任务。

（2）抽样方法。入户调查时抽取调查对象的方法。

（3）调查问卷内容。讲解健康素养调查问卷每一题的规范问法，使每个调查员对问卷题目的理解保持一致。

（4）调查设备操作方法。对于使用信息化监测手段的地区，在培训中需要讲解调查设备操作方法。

（5）调查技巧。调查技巧是指调查员为了获得准确、可靠的调查资料，运用科学的访问方法，引导调查对象提供真实情况的各种方法和策略。具体见本章 6.6.4 节。

6.2.3 培训考核

通过对参加培训的调查员进行考核，可以了解调查员对培训内容的掌握情况，反映培训效果。同时，对于考核成绩较差的学员进行具体原因分析（态度/能力等），根据原因针对性地采取下一步措施，如纠正态度、再次强化培训或淘汰等。

以江苏省为例，培训考核分为笔试和面试。

（1）笔试。由省级项目管理员根据培训内容设计试卷，对样本量、目标人群范围、调查员要求、调查设备操作、入户技巧等培训课程涉及的知识点进行考核，主要考察调查员的听课效果。

（2）面试。采用1对1面试方法，由调查员使用平板电脑模拟现场入户调查的各个流程，面试官扮演被抽中家庭户的某一成员，依据设定台词做出固定回答。面试考核时从健康素养监测问卷中的判断题、单选题、多选题、情景题、基本情况题各选择1道题组成问卷，目的是通过代表性的题目来考察调查员是否掌握了培训内容。面试考核主要考察调查员现场调查能力，评分表分为四个维度：临场应对能力、调查流程熟悉程度、语言表达能力、平板电脑操作能力。通常面试官由省、设区市、县/县级市/区各级项目管理员和质控员担任，要求具备较为丰富的现场调查工作经验，对调查流程非常熟悉，能够快速识别出面试过程中调查员存在的问题。

（3）成绩统计和反馈。考核结束后将所有调查员的笔试成绩和面试成绩分别统计后再汇总（见表6-1），反馈给当地的项目管理员。根据预先设定的合格线，如有成绩较差的调查员，需针对未掌握的知识点再次培训；如有成绩很差的调查员，应考虑不让其承担调查员任务。

表6-1 江苏省健康素养监测培训考核成绩汇总表

县/县级市/区	调查员姓名	笔试得分	面试得分	备注

6.3 组织动员

在正式调查之前，通过精心策划和执行组织动员活动，可以提高公众对健康素养监测的关注度和参与度，为调查的顺利实施打下坚实的基础。

首先，通过政府发文，召开各级协调会、启动会、动员会等，向当地街道/乡镇、居委会/村工作人员和村医说明本次调查的目的、内容、对象等，充分获得他们的支持。其次，在他们的协助下，通过多种形式在监测点内进行必要的宣传和动员工作，使监测点的居民对健康素养监测调查的目的、内容、对象、现场调查方式、地点和时间等有较为全面的了解。可以利用辖区内 LED 屏、宣传栏、海报、横幅、公告等大众传播方法进行宣传。近年来，抖音/微信公众号、社区微信/QQ 群等新媒体手段也常有应用。

6.4 现场调查前准备

6.4.1 制订现场调查工作计划

(1) 确定调查组织形式。健康素养监测入户调查一般有两种调查组织形式。一是“分散式”入户调查，即调查员分散在不同的居委会/村，每个居委会/村调查员 1～2 人，各居委会/村同时开展调查。二是“集中式”入户调查，每个县/县级市/区调查员 6～10 人，所有调查员集中在一个居委会/村开展入户调查，完成后再集中到下一个居委会/村进行调查。各地区可根据实际情况确定调查组织形式。

(2) 合理安排调查任务和时间。调查任务量应循序渐进，调查早期每日每名调查员安排 1～2 户调查任务，熟练后可逐渐增加每日调查户数，直至完成任务。

根据当地情况，掌握入户调查的“黄金时间”，以便合理安排调查员人数和工作时间。以江苏省淮安市的经验，对于退休或无工作单位的调查对象，通常工作日上午 8：00～10：30 是家长送完孩子上学还没开始做午饭的空闲时间，调查对象比较愿意配合调查；而下午居民通常要做事、娱乐，愿意配合的人比较少，除非由关系比较好的协调员陪同入户。对于有工作单位的调查对象主要安排在周末入户调查。晚上 6：00～9：00 只要调查对象(无论是否有工作单位)在家基本上都能配合调查。由于监测调查工作多在晚上、周末开展，因此务必协调调查员适当调休，确保工作动力。

(3) 后勤保障。主要包括工作餐、交通、安全等保障。如果调查期间调查团队统一行动，需要协调好车辆出发时间、接送时间等。一般而言，到达监测点居委会/村之后，在往返于调查家庭户之间的交通工具选择上，农村地区采用电动车更加方便，城市小区采用共享单车更加方便。同时，项目管理员应该将安全问题摆在首位，现场调查时各组人员应听从指挥、遵守纪律。即使如此，入户调查仍然存在发生意外的风险，如意外摔伤、被狗咬伤等，因此建议有条件的地区为调查员购买人身意外险。

6.4.2 落实现场调查所需物品

提前准备好入户调查时需要的物品和资料，包括工作证，工作服，背包，手电筒，平板电脑，充电器/充电宝，绘制的调查地图，抽中的家庭户名单，培训教材，调查人员通讯录，笔，空白纸张或笔记本，赠送给调查对象的健康教育传播材料或礼品，其他调查可能用到的物品如水银体温计、润喉糖、饮用水等，监测点可根据实际情况准备。

6.4.3 提前预约家庭户

为避免入户难、跑空腿的现象，提高入户调查效率，提前预约家庭户必不可少。通常由监测点居委会/村协调员或当地居民较为信任的人(如居委会工作人员、村医、小区物业、保安等)开展家庭户预约工作，可采用电话预约或者入户预约的方式，在正式调查前，与抽中的家庭户或抽中的调查对象取得联系，请求得到配合。

在抽样环节中的绘图列表阶段，已经对被抽中的居委会/村的所有家庭户情况进行了第一次“摸底”，将其中的空户、超龄等不符合监测调查条件的情况进行备注，便于在家庭户抽样阶段排除。但仍无法保证被抽中的家庭户全都符合监测调查对象的条件。此时，有条件的地区会增加抽中家庭户“二次摸底”环节，将预约家庭户工作做得更加细致，可最大限度地提高入户调查效率。

以江苏省淮安市为例，家庭户“二次摸底”采用一户一表的办法，由被抽中的居委会/村的协调员上门摸底，摸清每一个被抽中的家庭户的所有家庭成员信息，包括姓名、年龄、与户主关系、是否常住等，将每户的所有家庭成员一一登记在《二次摸底表》(见表 6－2)上表《________居委会/村家庭成员摸底表》中。由县/县级市/区级质控员根据该家庭户分配的 KISH 码，对照《二次摸底表》上表进行抽样，将信息填入下表《家庭成员登记表》，抽出调查对象，再由居委会/村的协调员对被抽中的调查对象进行预约(见图 6－1)。

表 6－2　二次摸底表

________居委会/村家庭成员摸底表					
家庭户编码________　户主姓名________　KISH 码________					
姓名	性别 1＝男　2＝女	年龄	家庭成员编号	联系电话	备注(1. 填写过去一年内居住情况，晚上是否回来住，居住累计是否大于 6 个月；2. 和户主的关系，是父子、父女、夫妻……3. 是否有无能力应答的情况)
注：《摸底表》填写家庭内所有人口信息。					
家庭成员登记表(KISH 抽样用表)					
家庭户编码________　户主姓名________　KISH 码________					
姓名	性别 1＝男　2＝女	年龄	家庭成员编号	联系电话	备注
《家庭成员登记表》建议由县/县级市/区对《摸底表》审核后进行填写并抽样。					
1. 只填写家庭内所有 15～69 岁常住人口信息；					
2. 先填男性，再填女性，按照年龄从大到小顺序；					
3. 对表格中的家庭成员顺序编号；					
4. 对照分配的 KISH 码，找到 KISH 表中指示的家庭成员编号，该家庭成员即为被抽取的调查对象；					
5. 对被抽中的调查对象进行预约。					

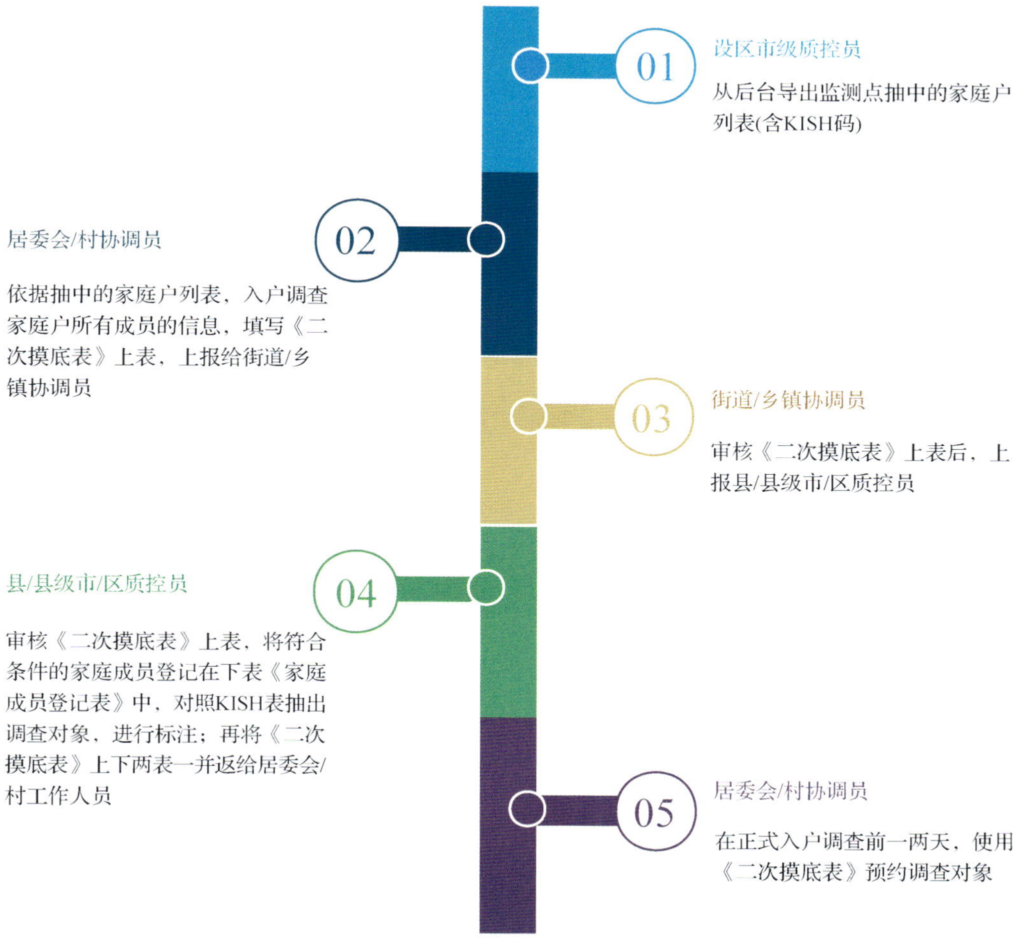

图 6－1　二次摸底工作流程图

需要强调的是，《二次摸底表》只是入户调查的敲门砖，家庭成员信息仍以调查员入户调查时询问的情况为准，抽中的调查对象以调查 App 实际显示为准。

“二次摸底”工作增加了正式调查前的工作量，需要街道/乡镇、居委会/村的诸多工作人员共同配合才能完成，对于部分地区来说存在较大难度。但是“二次摸底”工作也具有不可替代的优点，具体如下：

（1）摸清楚被抽中的家庭户所有家庭成员的信息，可提前得知不符合监测调查对象条件的家庭户，避免盲目入户调查造成不必要的工作量，缩小入户范围。

（2）“二次摸底”由协调员入户，通常协调员比调查员更熟悉家庭户情况，其填报的家庭成员信息相对更准确，可避免调查员入户调查时登记的信息不完整，从而影响抽样结果。

（3）可防止调查员不按规范抽样。《二次摸底表》是由协调员上门调查填写，筛选和抽样由县/县级市/区质控员完成，如果调查员最终录入的家庭成员登记表与摸底表不一致，则质控员会重点质控。

（4）解决了调查员入户难的问题。通过协调员“二次摸底”工作，居民对健康素养监测调查有了初步了解，正式调查时，调查员入户相对容易，从而节省时间、人力和物力。

（5）可直接预约调查对象，减少因被抽中的调查对象不在家需要二次入户的情况，提高了调查效率。

预约的核心是约定一个调查对象方便接受调查的时间段，以调查对象的意愿为主，不能影响其正常的工作和生活。预约时应仔细记录方便上门调查的时间段，有条件的地区可以填写《预约卡》留给调查对象，并填写《预约情况登记表》（见表6-3）。若登记家庭成员后被抽中的调查对象不在家，则调查员需要与调查对象取得联系，预约好再次入户的时间。

预约卡

感谢您对由________________组织实施的居民健康素养监测调查的支持。

一位指定的调查员将会在________年________月________日________时拜访您。

您的调查员将会是____________（调查员姓名）。

如果由于某些原因您不能在预约的时间接受调查，请致电我们的调查员________________（电话号码）安排下一次调查时间。

表6-3　预约情况登记表

县/县级市/区名称：		居委会/村名称：	
户主姓名	住址	电话	预约时间

6.5 预调查

健康素养监测调查过程中存在诸多要点和注意事项，也需要运用一定的调查技巧，即使是经过培训且考核合格的调查员，也很难在首次调查时就完全掌握。因此，在正式调查前，建议先开展预调查。

这里所说的健康素养监测预调查与传统预调查的概念有所区别，传统预调查指的是在正式调查之前对调查问卷的合理程度进行测试，从而修改、完善调查问卷的过程。而健康素养监测预调查，指的是调查员最早开展的第 1～2 个家庭户的调查，其方法、流程都与正式调查相同，区别在于是在质控员的陪同、监督下开展的调查，且预调查期间完成的合格问卷，可作为正式调查的问卷。

通过预调查可以实地考察调查员面对居民时的沟通能力、现场应对能力，以及对问卷的理解和表述是否准确，也可以使调查员更加熟悉调查内容，进一步强化调查员对调查方式与内容的理解。同时还可以考察监测点的现场组织协调情况。

6.5.1 预调查人员组成

以江苏省淮安市为例，每个县/县级市/区在预调查时通常根据调查员人数分为 3～5 组，每组由 1 名设区市级质控员、1 名县/县级市/区级质控员、1 名协调员(居委会/村)、2 名调查员(有调查经验的调查员和新手调查员各 1 名)组成(见图 6－2)。质控员参与预调查，一是为了考察调查员，二是为了保证质控员具有现场工作经验，便于后期开展质量控制工作。

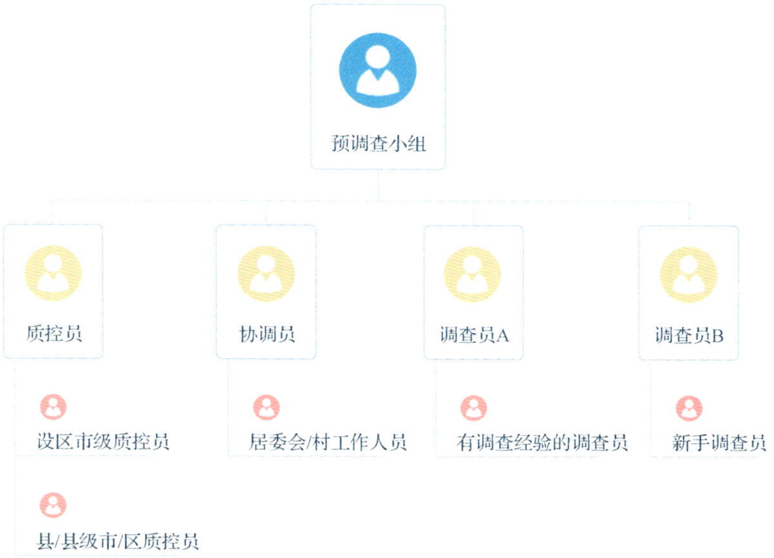

图 6－2　预调查人员组成

6.5.2 现场演练与考核

以江苏省淮安市为例，每个预调查小组内，由居委会/村协调员提前预约被抽中的家庭户并陪同入户，先由一名有调查经验的调查员开展问卷调查，新手调查员在现场观摩，这一户调查结束后，再去下一户由新手调查员开展调查。设区市级质控员全程督导每一位调查员并记录调查过程中存在的问题，将预调查纳入调查员考核的一部分。

6.5.3 集中反馈与评估

预调查结束后，立即组织所有参与人员进行集中反馈，设区市级质控员分别点评每一名调查员，指出其存在的问题并给出指导建议。预调查考核合格的调查员方可参与正式调查。如有不太熟练的调查员，要求县/县级市/区级进行再培训，直至合格后方可参与调查。同时，依据预调查时协调员的现场预约情况，对监测点的组织动员工作进行评估与指导，为开展正式调查做好准备。

6.6 正式调查

6.6.1 工作要求

在组织上，所有人员应服从项目管理员的统一安排和指挥。调查员应随身携带好身份证、工作证或介绍信等有关证件，协调员、调查员之间要互相帮助。在举止态度上，调查员应注重仪态、仪表，穿着统一的监测调查服装，言行举止礼貌周全，调查过程中具有耐心，保持良好的精神面貌，规范用语，尊重调查区域内的风俗习惯，与当地居民保持良好的人际关系。最重要的是，调查员要遵守职业道德，诚实负责，不弄虚作假。坚持保密原则，不得向调查对象泄漏其他被访者的信息，也不得向无关人员泄漏被访者的信息。

6.6.2 调查形式

按照方案采用入户调查的形式，问卷由调查对象自填完成，如调查对象不能独立完成填写，则采用面对面询问方式调查。

6.6.3 调查流程

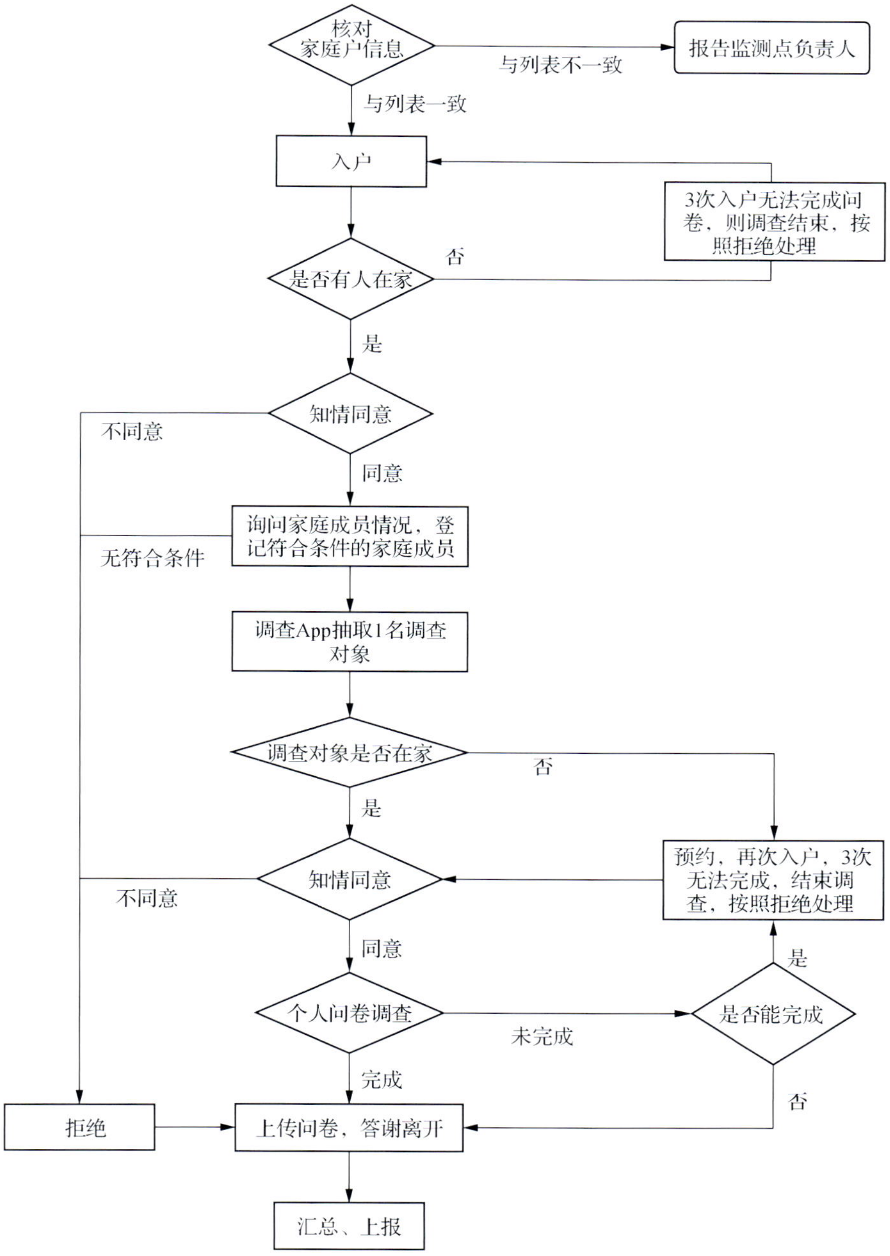

图 6－3　调查流程图

1. 顺利调查的流程

第一步：调查员在协调员带领下，前往被抽中的家庭户，首先核对家庭户信息，如无误，则开始正式调查。

第二步：如被访户家中有人，调查员出示工作证，进行自我介绍，说明调查目的、可能占用的时间，争取最大限度的配合。

第三步：询问该家庭户 15～69 岁常住人口情况，在调查 App 上填写所有符合条件的家庭成员，登记其姓名、性别、年龄至《家庭成员登记表》，调查 App 会自动采用 KISH 法抽取 1 人为调查对象。

第四步：确认被抽中的调查对象是否在家，如果在家，则开始《全国居民健康素养监测调查问卷》调查；如果不在家，则取得联系方式，另行预约，再次入户。

第五步：完成调查问卷，答谢居民配合，离开居民家。

2. 拒绝调查的流程

健康素养监测调查中，因任何原因导致调查无法正常进行而被迫中止的情况，称为“拒绝”。

若无法获取该家庭户 15～69 岁常住人口情况，则称为家庭成员问卷拒绝。可能的原因有：(1) 拒绝：该家庭户无人愿意配合调查。(2) 无能力回答：该家庭户所有成员都无能力回答，如精神障碍、智力障碍等。(3) 不在家：该户的确住在此处，但调查期间该户全家人外出，不在家。(4) 无符合条件调查对象：该户无 15～69 岁常住人口，如两个 70 周岁以上老人带着 15 周岁以下的孙辈。(5) 无人居住/空房/已无此家庭/不是家庭：当遇到家中无人的情况时，应询问邻居或其他知情人是否有人居住，如果确定该户无人居住，则按照“空户”拒绝处理；如果不确定该户是否有人居住，则需在监测周期内选择 3 次不同时间(如早/中/晚、工作日/非工作日)上门，若 3 次均无人，则按照“空户”拒绝处理。(6) 其他：未能归入上述原因的情况。

若顺利登记了该家庭户 15～69 岁常住人口并抽出了调查对象，而被抽中的调查对象却无法完成调查，则称为个人问卷拒绝。可能的原因有：(1) 拒绝：抽中的居民不愿意配合做问卷。(2) 无能力回答：抽中的居民没有能力回答，如智力障碍、精神障碍。(3) 不在家：抽中的居民的确住在此处，但调查期间他/她外出，不在家。(4) 部分完成：调查问卷中途，抽中的居民不愿意再继续做了。(5) 其他：未能归入上述原因的情况。

若出现家庭成员问卷或个人问卷拒绝，则调查员需在调查 App 上进行拒绝操作，结束该家庭户或调查对象的调查流程(详见本书 9.3.10 节)。

6.6.4 调查技巧

1. 如何获得调查对象的支持

调查员入户后，首先要按照规范的形式进行自我介绍。这是调查员和调查对象的首次沟通，决定了是否能顺利开展调查，有效的开场白可增强调查对象的信任感和参与意愿。

调查员自我介绍时，应该乐观、自信、大方得体，出示工作证，如实表明访问目的，争取最大限度的配合，并承诺保密和匿名。

例如：您好！我叫×××，在×××工作，现在是全国居民健康素养监测的调查员。这是我的工作证。您的家庭被抽样选中做调查，我们将抽取您家庭中的一名成员进行调查，您所提供的信息是完全保密的，希望能得到您的支持。本次调查需要占用您 30 分钟左右的时间，结束后我们会赠送您一个小礼品。

如果调查对象对于参与调查有任何疑问，调查员应充分与其沟通，如实解答疑问。如果调查对象提出拒绝访问，通常会有多种情形，调查员要掌握不同情形的应对方法。例如：如果调查对象以“没有时间”拒访，则调查员要主动提出更方便的时间，如傍晚 6 点，而不是问“您什么时间合适”。如果调查对象声称自己“不合格”或者“缺乏了解，说不出”，则调查员应该告诉调查对象“我们调查的目的就是想让每个人有阐明自己看法的机会，您的看法对我们很重要”或“您把您知道的情况说出来就可以了”等，以便鼓励调查对象。如果调查对象以“不感兴趣”拒访，则调查员可以解释“这是抽样调查，每一个被抽到的人的意见都很重要，您的家庭户将代表我们地区×××万名居民进行答题，最终汇总成全省乃至全国的数据，希望得到您的支持”。

2. 如何进行家庭成员登记并抽样

调查员要熟练掌握健康素养监测调查对象的条件要求，即 15～69 岁(年满 15 周岁，不满 70 周岁)的常住居民。进行家庭成员登记并抽样时，可参照以下顺序进行询问。

(1) 您家有几口人？(了解抽样框架)

(2) 过去一年，在×××(县/县级市/区)居住累计满半年的有几口人？(排除非常住人口，如外出上学、打工、居住时长不符者)

(3) 请问这些家庭成员的年龄？(排除年龄超过 70 周岁或不足 15 周岁者)

(4) 在调查 App 上进行登记，登记完成后点击确认前，再一次与被访者确认有没有遗漏的或外出的。

以下是江苏省淮安市制作的《淮安市家庭成员询问模板》(见表 6-4)，调查员在调查时可携带，供参考。

表 6-4 淮安市家庭成员询问模板

<table>
<tr><td colspan="3">您好！我叫×××，在×××工作，本次来您家是为了做一份健康素养的问卷调查。请问您是×××吗？现在可以抽出 30 分钟的时间吗？感谢您的配合。</td></tr>
<tr><td colspan="3">请问您家里有几口人？分别都有谁？</td></tr>
<tr><td></td><td>是否常住(过去一年居住满半年)</td><td>年龄</td></tr>
<tr><td>父亲</td><td></td><td></td></tr>
<tr><td>母亲</td><td></td><td></td></tr>
<tr><td>本人</td><td></td><td></td></tr>
<tr><td>配偶</td><td></td><td></td></tr>
<tr><td>大儿子</td><td></td><td></td></tr>
<tr><td>小儿子</td><td></td><td></td></tr>
<tr><td>大女儿</td><td></td><td></td></tr>
<tr><td>小女儿</td><td></td><td></td></tr>
<tr><td>孙子</td><td></td><td></td></tr>
<tr><td>孙女</td><td></td><td></td></tr>
<tr><td colspan="3">询问是否有亲戚、朋友借宿，是否有保姆。</td></tr>
<tr><td colspan="3">把符合调查条件的家庭成员登记到调查 App。调查 App 随机抽取一个人进行个人问卷调查。</td></tr>
<tr><td colspan="3">请问×××在吗？如果不在，获取联系方式，预约下次再上门。</td></tr>
<tr><td colspan="3">如果在家，请问是×××本人吗？请问您的文化程度是？</td></tr>
<tr><td colspan="3">下面开始个人问卷调查。</td></tr>
</table>

3. 如何获得真实的数据

(1) 调查员的举止和态度

在调查过程中，调查员语气语调的改变、惊讶的表情、对某个回答的赞同或不赞同的态度，都会影响到调查对象回答的真实性。因此，调查员应该始终保持客观中立的态度，对于调查对象的任何回答都应该坚持不歧视、不评判的原则。同时，对任何问题和任何选项都使用相同的语气和语调，说话要清楚，语速要适中。

(2) 如何问问题

如遇无法独立完成填写的调查对象，需由调查员面对面询问调查。调查员询问时在问题的措辞、顺序和询问方式上的细小差异，都有可能会歪曲题目原意而造成偏差，因此必须严格遵守以下原则，以保证调查结果的一致性和可比性。

① 充分熟悉问卷。调查员首先要对问卷十分熟悉，才能保证调查过程中始终采取一致的方式开展询问，从而使调查询问有效进行。

② 按照顺序询问每一个问题和选项。问卷中问题的排列都经过了仔细推敲，既考虑

到问题的敏感性，也考虑了问题的逻辑性。如果调查过程中任意改变调查问题的顺序，可能造成调查结果的不一致，使调查对象感到疑惑而影响回答的真实性。同时，每一个问题下的所有选项都需要询问，不能有遗漏。

③ 遵照问卷的指导语进行跳转。根据调查问卷中设置的跳转提示，在调查对象选择某一答案后，按照要求跳过一些问题。

④ 对方不能理解的问题应该重新提问。假如调查对象不能理解问卷中的问题，应以缓慢的速度，重读该问题(或转化为通俗易懂的情景)，但要避免倾向性提问，解释时请参考相应的问卷说明，3 次提问后调查对象仍不能理解，可以选择“不知道”。

⑤ 适时使用探查技术。探查技术实际上就是在询问中采用探查和追问语句，以求证调查对象的回答。当调查对象没有按照问卷中问题设置的选项回答，或者给出一个似是而非、不确定的回答时，此时需要使用探查技术进一步明确。例如：当调查对象回答“不知道”时，可能有以下四种情况：调查对象未理解问题，说“不知道”是想回避说他不理解问题；调查对象说“不知道”是希望他有一点时间来考虑如何回答；调查对象说“不知道”是他不想回答这个问题，试图回避的一种借口；调查对象真的不知道。这时候就需要调查员使用探查技术进行追问。

首先考虑的方法是重复询问一次问题，以防止对方没有听清楚而做出误答。如仍不能解决，可以使用“您能解释一下您的意思吗?”“请具体描述一下，好吗?”等没有倾向性和暗示性的探查语句。探查必须是中立的，使用的语气是自然而平和的。但一般情况下不使用探查语句，以免使用不当，导致调查员左右了调查结论。

（3）如何倾听调查对象的回答

调查员认真专注地倾听调查对象的回答，是获得真实数据的又一关键点。在健康素养监测调查中，调查员应该避免以下三种情况：调查员忙于其他事务，没有认真倾听调查对象的回答，显得不尊重对方；调查对象还没有说完就被打断，尤其是他在犹豫或边说边想时；调查员听错了调查对象的回答或者对回答理解有误。

4. 如何结束访问

在确认调查问卷的所有信息收集完成以后，可以结束访问。如果调查中调查对象提出想知道某题的正确答案，调查员应该在调查结束后告诉对方，争取给对方留下一个良好的印象。若有条件，可以给调查对象一份宣传折页或手册，并提供小礼品，对他的合作表示感谢。

6.6.5 特殊情况的处理

1. 调查对象中途拒绝调查

此时调查员应告知调查对象，可以下次继续完成，与调查对象重新预约下次调查的时间。如果反复沟通，调查对象仍然不愿意配合答题，则调查员可按“部分完成”做拒绝处理，并答谢离开。绝不能换人或帮助调查对象答题。

2. 调查对象没有耐心

如果在答题过程中，调查对象表现出不耐烦的情绪，同时没有认真作答，此时调查员应向调查对象解释本次调查的意义和他作答的重要性，期望得到对方的支持。如果在多次沟通中调查对象的抵触情绪非常强、始终不认真作答，则调查员可按“拒绝”做拒绝处理。

3. 调查过程被其他因素干扰

理想的调查应该在安静、没有第三者的环境下进行，但实际调查中较难实现。调查员应尽量使调查访问在脱离其他人员的情况下进行，如果调查时有其他人插话，调查员应该有礼貌地阻止，如“您的观点很重要，我们可以私下交流，但现在我们希望得到的是调查对象的观点”。如果调查时由于其他人员的插话导致调查员无法得到调查对象自己的回答，则应该中止调查，预约下次调查的时间。如果周围有收音机或电视机发出很大的噪声，则调查员可以礼貌地建议把音量调小，或者调查员逐渐降低说话声，让调查对象注意到噪声，主动关掉。

4. 调查 App 出现异常

对于调查 App 出现异常，或者调查员操作错误，应及时向质控员反馈并做好过程记录，切勿私自处理。

5. 抽样家庭户无法满足有效样本数

如果首轮抽样的家庭户因空户、拒绝等原因无法调查，剩余数量无法满足有效样本数，则应反馈至项目管理员，进行补样工作。

07

质量控制

HEALTH LITERACY

任何一项工作都离不开质量控制，在监测工作中，质量控制的核心是使监测任务按照计划进度和质量运行，并在运行过程中及时发现存在的问题，与有关部门或人员沟通、协调，妥善解决问题，确保监测得到真实、有效的结果。

7.1 质量控制内容

在健康素养监测中，围绕“得出真实有效的居民健康素养水平”这一目标所做的所有工作，都是质量控制，因此质量控制是贯穿监测工作始终的。按照调查阶段划分，可以将质量控制分为：调查设计阶段质量控制、调查准备阶段质量控制、调查实施阶段质量控制和数据分析阶段质量控制。各阶段质量控制内容如下。

7.1.1 调查设计阶段

此阶段质量控制内容主要是样本量计算和抽样设计。本质上，健康素养监测调查是抽样调查，预期用部分样本(调查对象)代表总体，调查设计阶段的质量控制就是保证调查对象能够在预定误差范围内代表总体。通常可以通过科学的样本量计算、严格执行抽样方案来保证质量(具体见第 5 章)。

7.1.2 调查准备阶段

此阶段质量控制内容主要指的是调查团队的组建、调查员培训等环节(具体见第 6 章)。

7.1.3 调查实施阶段

通常健康素养监测实施所涉及的区域广泛，参与调查的工作人员数量众多，很容易产生人为误差，导致调查偏倚。因此，调查实施阶段质量控制是健康素养监测质量控制中工作量最大的环节，且这一阶段的质量控制工作没有金标准可言，常常需要具体事务具体对待。调查实施阶段质量控制内容主要有进度监测、调查质量监测、调查员能力监测等，特别是针对调查过程的规范性和严谨性、调查员的客观性和中立性、调查对象回答的真实性进行质量控制。

7.1.4 数据分析阶段

此阶段质量控制内容包括数据整理、数据分析及监测结果的发布等(具体见第 10、11、13 章)。数据整理和分析主要建立在统计理论与各种成熟的模型和程序基础上，且涉及的工作人员较现场调查阶段要大为减少，质量控制工作相对集中。此阶段数据分析人员要注意保持客观中立公正的立场，减少外部的干扰，不能人为修正甚至改变调查结果。

调查设计、调查准备、数据分析环节的质量控制分别在相应章节做了详细介绍，本章主要针对调查实施阶段质量控制的原则、方法、技巧和指标进行介绍。

7.2 质量控制原则

7.2.1 及时

调查实施阶段质量控制最重要的原则是及时，只有及时质控，才能在早期识别问题，早期进行纠正和解决，从而避免出现更大范围的质量问题。通常，调查员在调查前几份问卷的时候，最容易暴露出问题，及时质控能够及早发现调查员的失误或不足，如调查员态度不认真、对监测方案理解有误、对培训内容掌握不足等。发现问题后可同时采取针对性的措施，如暂停调查任务、对调查员进行二次培训后再继续调查任务，将有助于减少大范围的失误。

7.2.2 适量

调查实施阶段质量控制应适量。质量控制实际上是一种抽查式监督，通过对部分调查问卷进行抽查并评估其质量，从而起到监督的作用。质量控制工作本身需要投入一定的人力、物力和时间，如果质控问卷份数太多，恐造成资源浪费，如果质控问卷份数太少，恐难以发现本该发现的问题，因此，适量质量控制很有必要。以江苏省为例，作为常规的抽查式监督，质量控制问卷比例控制在总问卷数的10%～30%。如果某地区在常规质控中发现了较多问题，则可针对性地对该地区进行扩量质量控制，根据发现问题的数量、范围、严重性等，确定扩量的比例。

7.2.3 分级质控并复核

健康素养监测是一项自上而下、有组织、有计划的调查任务，由各级卫生行政部门、各级健康教育专业机构、基层卫生机构共同参与，各司其职，才能保障监测的顺利进行。质量控制也应建立相应的分级机制，如自上而下发布质量标准、明确质量要求、建立定期上报和定期反馈的制度，使质量控制有据可依、有章可循。

以江苏省为例，分级质控是指省、设区市、县/县级市/区分别对本级的监测工作进行质量控制，同时，各级质量控制侧重点稍有不同。县/县级市/区质量控制工作侧重点在于全面覆盖，要求在本区县内，抽取15%的问卷进行质控，同时保证每名调查员都至少被质控3份问卷。设区市质量控制工作侧重点在于发现重点问题，要求在本设区市的每个区县内，分别随机抽取10%的问卷进行质控。省级质量控制工作侧重点在于查漏补缺，即在调查过程中任意时间点随机抽取问卷进行质控，要求在全省范围内至少抽取5%的问卷，发现一些设区市和县/县级市/区未能发现或者尚未发现的问题，并及时反馈给当地。

复核质控是指省级对设区市和县/县级市/区质控合格的问卷进行二次质控，以此评估设区市和县/县级市/区的质量控制工作的质量。

7.2.4 详细记录

调查实施阶段质量控制另一原则是详细记录，即将质量控制的过程详细记录下来，通常需要记录以下内容：质控问卷编码，问卷的基本情况（如调查日期、时长、调查方式、调查员等），调查对象的基本情况（如性别、年龄、文化程度等），采取了哪些质控方法，针对哪些内容进行了质控，质控结论，质控时间，质控员。详细记录一是留下质量控制工作过程痕迹，二是方便各级质控员共享信息。

7.3 质量控制方法与技巧

在质控过程中，仅依靠某一种质控方法很难判断调查问卷是否合格，通常需要运用多种质控方法和相应的质控技巧进行综合判断。健康素养监测质量控制常用的方法与技巧如下。

7.3.1 现场质控

现场质控指的是质控员跟随调查员一起入户调查实时进行质控的方法，是调查实施阶段最直接、最有力的质控手段，但现场质控比较耗费人力、物力和时间，不可能全程采用。调查早期，现场质控尤为重要。

现场质控时，质控员实地查看调查过程中抽样是否规范、调查设备操作是否规范、问卷询问是否准确、是否存在诱导或跳题等，对调查员在调查过程中出现的问题现场纠正，对易错点、难点进行现场指导，进一步规范入户调查过程，确保调查严谨规范。

对现场质控中发现的经验做法、薄弱环节和共性问题要进行梳理汇总，对好的经验做法进行推广，供其他监测点借鉴，对发现的共性问题及时提醒和解答，避免同类问题再次发生，以点带面进一步提升调查质量。

7.3.2 录音质控

录音质控指的是质控员依靠听现场调查录音进行质控的方法，该方法需要使用调查设备进行全程录音，并将录音上传至调查系统。录音可真实、全面地反映调查员入户调查的整个流程。录音质控相对节省人力、物力和时间，是目前健康素养监测质量控制的主要手段，但录音质控也存在短板，无法识别不发出声音的质量问题，如现场调查时的肢体语言。

录音质控时，质控员需根据录音来还原调查现场，判断是否有不符合常识或常理的情况。重点关注调查员有无更换抽中的家庭户、有无更换抽中的调查对象、是否面对面调查、问卷题目询问是否准确、是否存在诱导或跳题、有无弄虚作假等问题。

7.3.3 电话质控

电话质控指的是质控员通过电话与调查对象进行联系沟通，以求证调查过程的方法。

可以电话询问一些基本情况，如调查日期、答题是自填还是一问一答，也可以针对一些简单的问题再次询问，如吸烟与否、家庭人口数等。若电话中说的和问卷中填写的不一致，则有理由怀疑问卷的真实性。但电话质控也会遇到一些问题，如调查对象拒接电话、接通后挂断，或调查对象在电话中提供虚假信息等。

为提高质控结果的准确性，通常将电话质控与录音质控结合使用，电话质控时针对录音中存在的疑问进行询问。例如在听录音时，对调查员是否入户调查存在疑问，电话质控时则要重点询问调查对象“有没有调查员到您家进行健康素养问卷调查?”“大概什么时间上门的?”“调查员是男是女?”等问题，进一步核实调查员是否入户调查。

同时，电话质控不宜与现场调查日期间隔太久，尽量选择在居民工作之余的休息时间进行，以提高电话质控的效率。根据江苏省淮安市的经验，通常城市居民电话质控配合度相对于农村居民较高。

7.3.4 “二次入户”质控

“二次入户”质控指的是质控员再次到居民家中与调查对象面对面交谈，以求证调查过程的方法。通常，在电话质控时，调查对象常怀有警惕心理从而不愿意透露真实情况，而面对面交谈可以使调查对象放松警惕，同时面对面质控可以通过观察调查对象的神情、动作等来进一步求证调查过程。“二次入户”质控事先不能通知调查员和调查对象，否则可能导致质控结论有误，这也造成实际工作中“二次入户”质控较难实现。根据江苏省淮安市的经验，在协调员陪同下，农村监测点“二次入户”质控配合度较高。

7.4 质量控制指标

江苏省在十余年的健康素养监测工作中不断积累经验，探索形成一系列质量控制指标，并于2020年率先将质量控制指标在江苏省健康素养监测管理系统(后台)中可视化呈现。质量控制指标的原理是将问卷填答信息中不符合逻辑、不符合常理的情况以指标形式呈现出来，可以起到预警和提醒的作用。例如：某份问卷不符合某项质量控制指标的要求，管理后台将对其进行标记，同时，管理后台还可以按照地区或调查员来统计不符合质量控制指标的问卷数量和占比，帮助质控员更方便开展质量控制工作。

7.4.1 常住家庭成员数

调查员入户后第一步工作是完成第五阶段抽样，即填写该户15～69岁常住家庭成员登记表，并使用KISH表随机抽取1人，由被抽中的居民填写健康素养监测调查问卷。倘若15～69岁常住家庭成员登记表填写有误，将可能导致抽样结果有误，从而导致调查出现质量问题。因此，第一个质量控制指标就是15～69岁常住家庭成员数，如果某地区或某调查员15～69岁常住家庭成员数为1的比例过高，则需要重点关注核实。

7.4.2 调查开始或结束时间

通常调查时间是调查对象方便的时间，以江苏省为例，如果问卷调查的开始或结束时间在晚上10点至次日6点之间，则需要重点关注核实。

7.4.3 性别、年龄不一致

在填写15～69岁常住家庭成员登记表时，已经登记过所有家庭成员的性别、年龄，如果被抽中的居民在作答健康素养监测调查问卷中的F01性别、F02出生年月题时，所填的性别、年龄与15～69岁常住家庭成员登记表填写的不一致，则有理由认为存在质量问题。可能是15～69岁常住家庭成员登记表填写错误，此时要注意KISH抽样结果是否有误；也可能是F01性别、F02出生年月题填写错误，此时需要重点核实调查过程。另外，年龄方面要注意虚岁、周岁问题，以江苏省为例，通常以差距2岁以上认为年龄不一致。

7.4.4 问卷时长

作答健康素养监测调查问卷所花费的时间长度可以从一定角度反映出问卷填答质量，而问卷时长受调查对象文化程度的影响最大，因此按照文化程度分层，在同等文化程度中，问卷调查时长偏短的问卷需要重点关注核实。以江苏省为例，通常以同等文化程度中调查时长小于第5位百分位数(P5)认为时长偏短。如果某地区或某调查员的问卷时长偏短的比例过高，则需要重点关注核实。

7.4.5 问卷得分

健康素养监测调查问卷中健康素养评估部分是可以计算得分的，而问卷得分也同样受调查对象文化程度的影响最大，因此按照文化程度分层，在同等文化程度中，问卷得分偏高的问卷需要重点关注核实。以江苏省为例，通常以同等文化程度中问卷得分大于第95位百分位数(P95)认为得分偏高。如果某地区或某调查员的问卷得分偏高的比例过高，则需要重点关注核实。

7.4.6 文化程度与职业

以江苏省为例，通常认为“小学及以下”文化程度但职业为“公务员、教师、医务人员、其他事业单位”的问卷，需要重点关注核实。

7.4.7 调查间隔时间

同一个调查员的相邻两份问卷的间隔时间，即前一个调查对象结束的时间和下一个调查对象开始的时间间隔。如果间隔时间太短，则需要重点关注核实。

7.4.8 大专及以上文化程度占比和健康素养水平

此质量控制指标不是针对单份问卷的，而是针对某地区或某调查员的。我们知道，影响健康素养最主要的因素就是文化程度，因此某人群中文化程度高者所占的比例和该人群的健康素养水平通常呈正向关系。以江苏省为例，将调查对象中大专及以上文化程度人群占比和健康素养水平同时列出，通过在多个地区或多个调查员之间进行比较，从而可以发现某地区或某调查员可能存在的质量问题。

除以上 8 个核心质量控制指标外，管理后台中还呈现了其他指标，如文化程度与正确率、文化程度与填写方式等，本书不再一一列举。

7.4.9 合理利用质量控制指标

以上质量控制指标，有一些是硬性指标，如性别不一致表示调查一定存在质量问题；有一些是很有参考意义的指标，如年龄不一致、问卷时长、问卷得分等，表示调查可能出现了质量问题。但质量控制指标标记的问卷不一定不合格，质量控制指标未标记的问卷也不一定合格，质控员需要合理利用质量控制指标，综合判断调查问卷是否合格。

HEALTH
LITERACY

08

管理后台操作

本章主要介绍江苏省健康素养监测管理后台的使用方法及注意事项，包括抽样、调查员账号生成与管理、调查对象查看与管理、问卷质控管理和问卷统计等内容。

8.1 抽样

江苏省健康素养监测管理后台可实现健康素养监测抽样过程。以 2023 年江苏省健康素养监测中南通市如皋市被抽中作为县/县级市/区监测点为例，呈现街道/乡镇、居委会/村、家庭户的抽样过程。

8.1.1 项目分配

在抽样之前，需要将项目分配给对应的县/县级市/区监测点，以南通市如皋市为例。

市级点击“项目管理”—“项目分配”—“南通市”，在项目列表的“2023 江苏健康素养监测”中，点击“选择区”，选择“如皋市”，点击“确定”，完成项目分配。

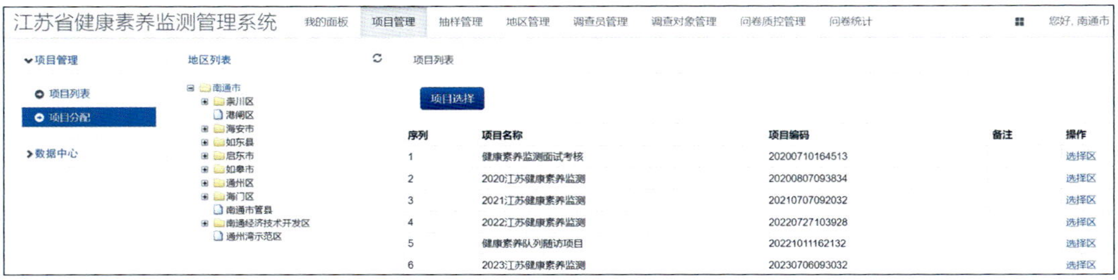

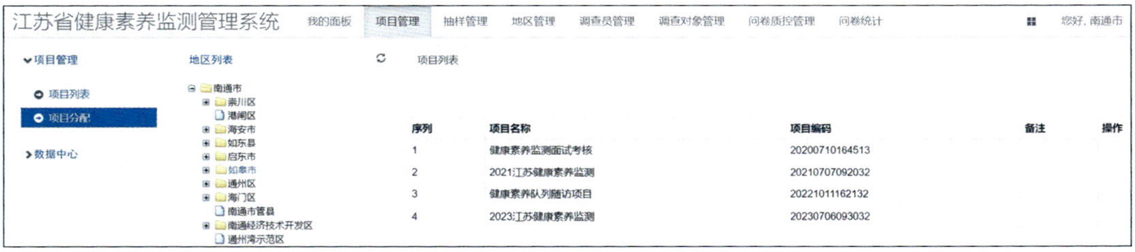

8.1.2 监测点编码赋值

每个县/县级市/区监测点都有唯一的编码。在开展抽样工作前，需对每个县/县级市/区监测点赋予正确的编码。

市级在系统中点击“地区管理”，选择对应项目名称“2023 江苏健康素养监测”，在“地区列表”中点击“南通市”—“如皋市”，点击“修改”，添加“地区编码”（必填）和“任务数”（选填），点击“保存”，完成县/县级市/区监测点编码赋值。

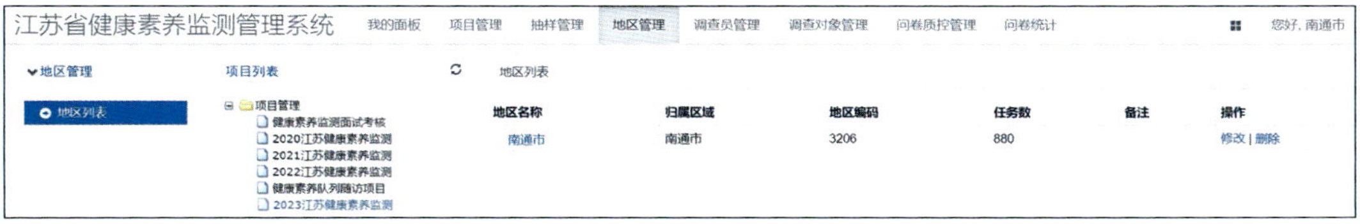

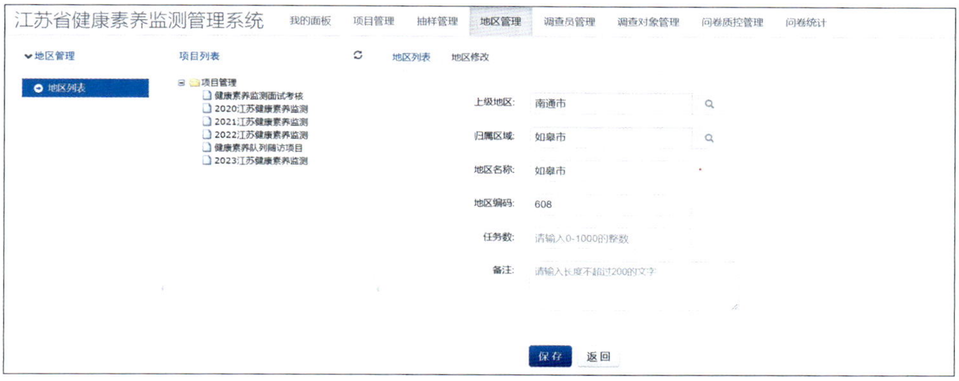

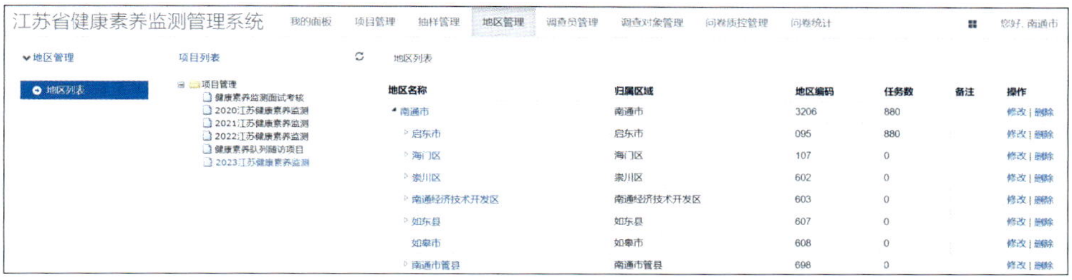

8.1.3 街道/乡镇抽样

县/县级市/区在系统中点击“抽样管理”，选择对应项目名称“2023 江苏健康素养监测”，点击“如皋市”—“确认抽样框”，显示系统内置的该县/县级市/区的所有街道/乡镇信息，核对名称和数量，有误可修改、缺少可新增、多余可删除，确认无误后点击“确认”。

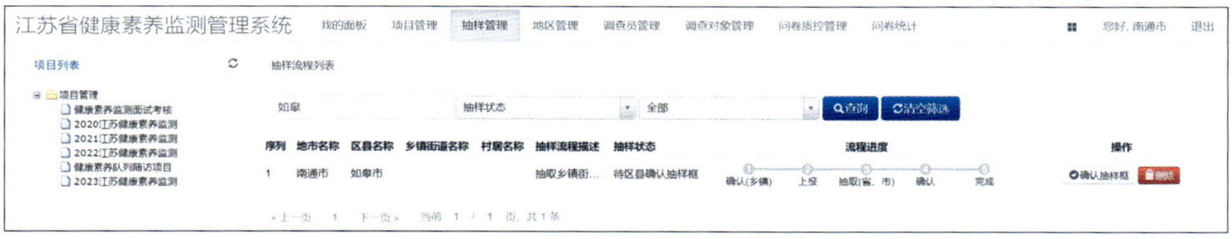

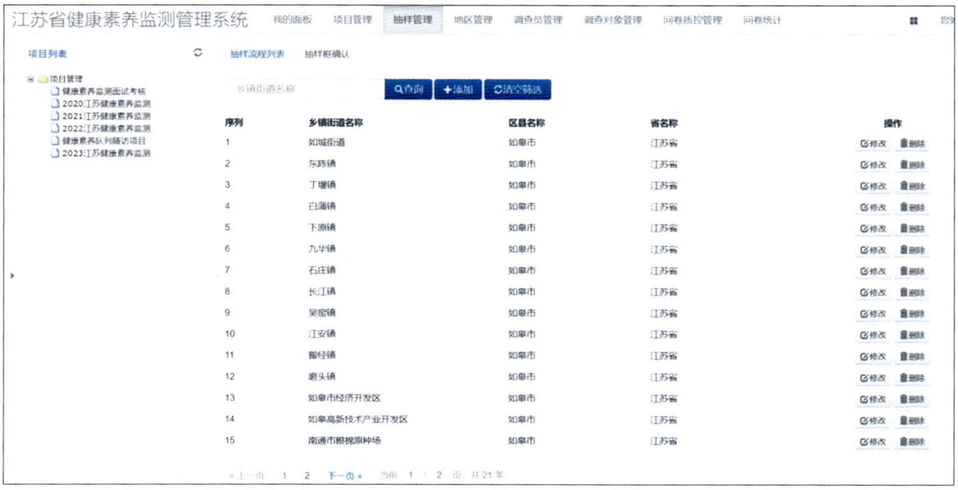

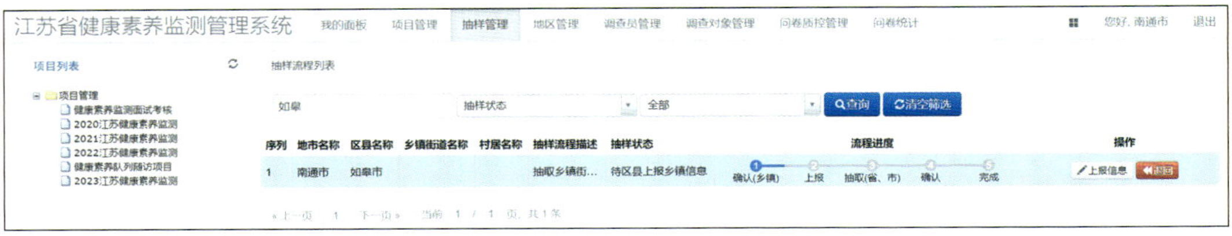

县/县级市/区点击“上报信息”，依次填写每个街道/乡镇的常住户数，可双击每个街道/乡镇对应的“常住户数”一栏，也可依次点击每个街道/乡镇对应的“填报”，或者点击“批量导入”中“导出填报数据”的 Excel 表，填写后再导入。确认无误后点击“确认”，完成街道/乡镇信息上报。

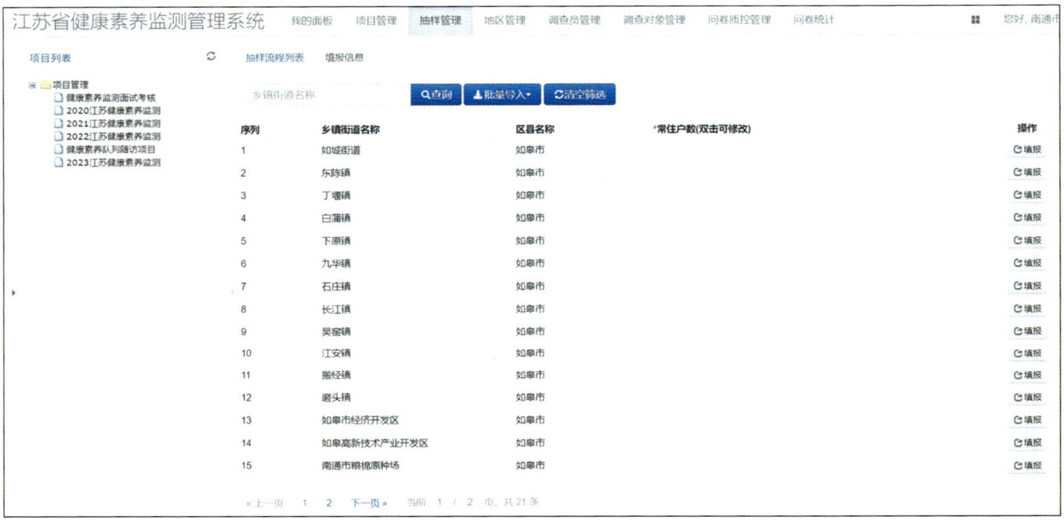

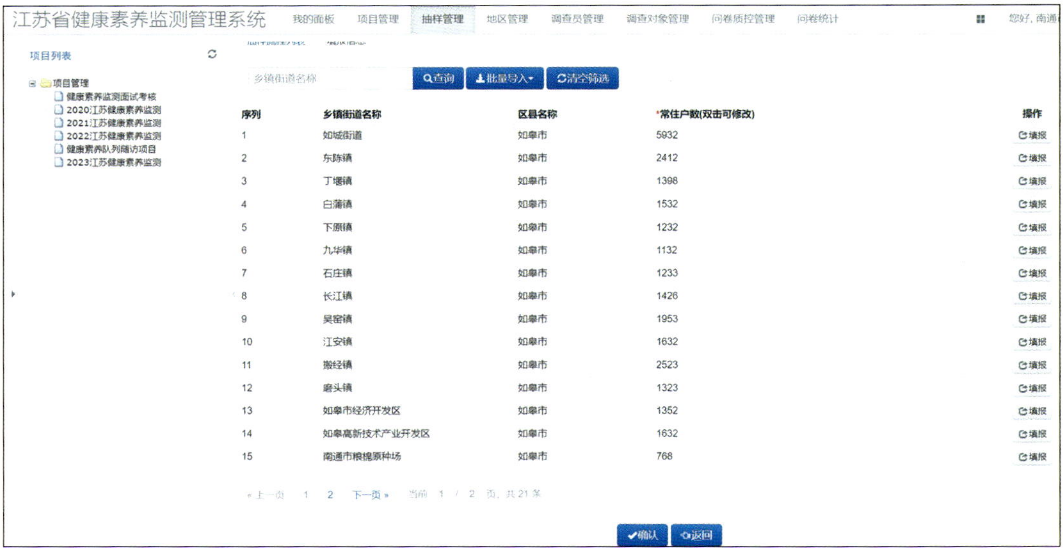

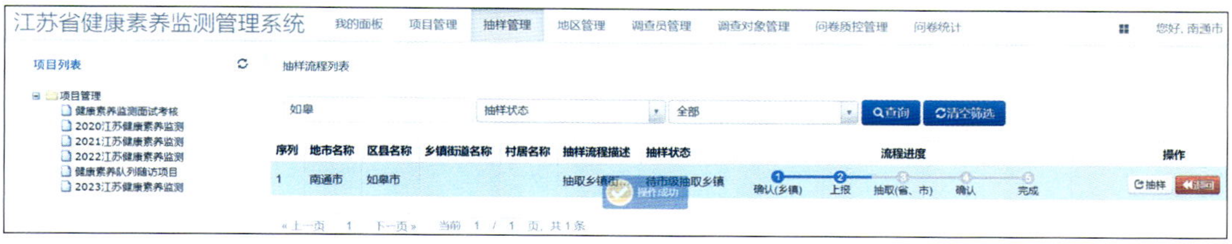

设区市点击“抽样”，出现显示户数的各街道/乡镇的列表。点击“开始抽取”，出现抽样配置框，选择需要抽样得到的街道/乡镇个数（3 个），选择抽取规则，一般默认“PPS”抽样。点击“确认抽样”，显示抽样结果。

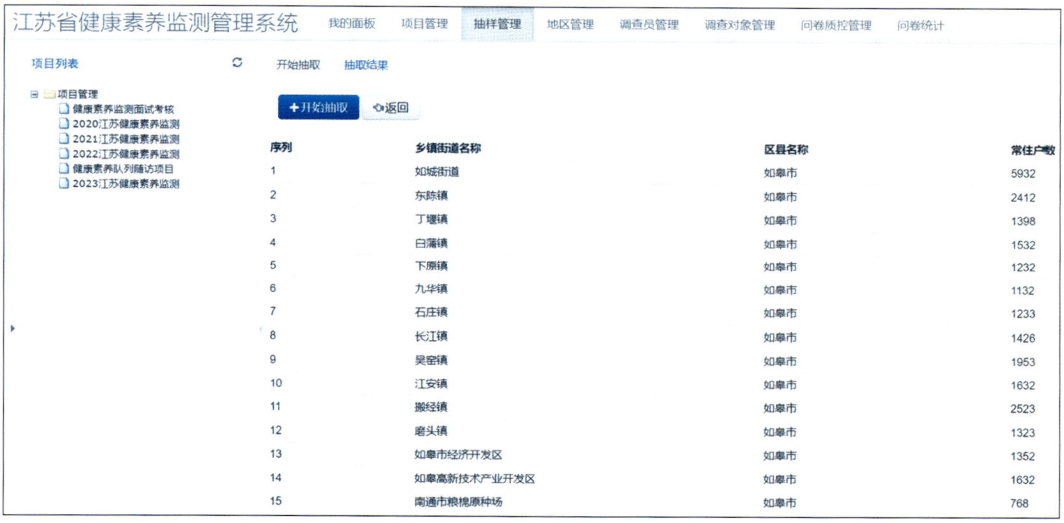
江苏省健康素养监测管理系统
我的面板
项目管理
抽样管理
地区管理
调查员管理
调查对象管理
问卷质控管理
问卷统计
项目列表
开始抽取
抽取结果
项目管理
健康素养监测面试考核
2020江苏健康素养监测
2021江苏健康素养监测
2022江苏健康素养监测
健康素养队列随访项目
2023江苏健康素养监测
开始抽取
返回
序列 乡镇街道名称 区县名称 常住户数
1 如城街道 如皋市 5932
2 东陈镇 如皋市 2412
3 丁堰镇 如皋市 1398
4 白蒲镇 如皋市 1532
5 下原镇 如皋市 1232
6 九华镇 如皋市 1132
7 石庄镇 如皋市 1233
8 长江镇 如皋市 1426
9 吴窑镇 如皋市 1953
10 江安镇 如皋市 1632
11 搬经镇 如皋市 2523
12 磨头镇 如皋市 1323
13 如皋市经济开发区 如皋市 1352
14 如皋高新技术产业开发区 如皋市 1632
15 南通市粮棉原种场 如皋市 768

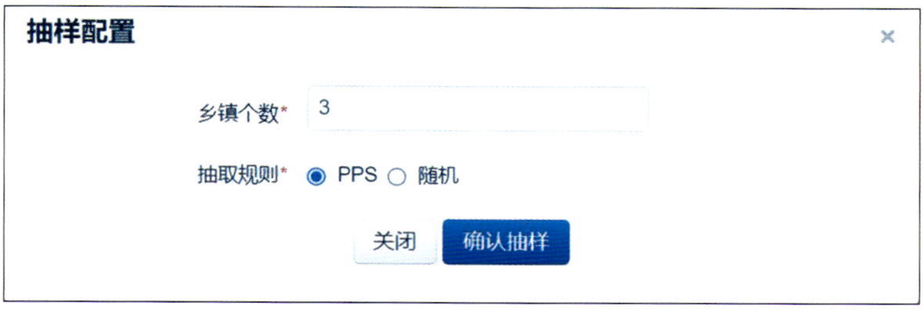

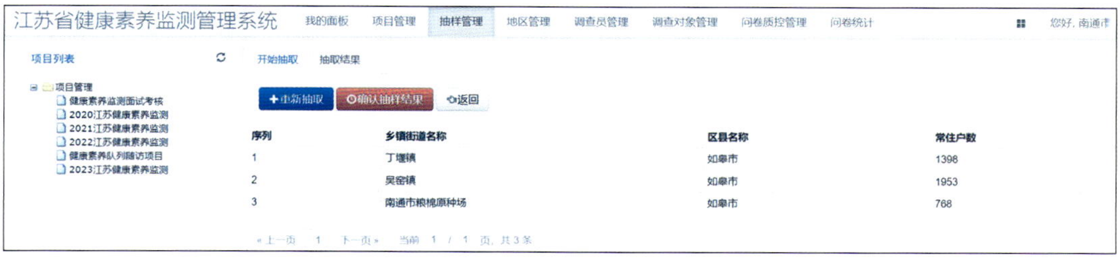

核对抽样结果，确认无误后点击“确认抽样结果”；否则点击“重新抽取”，直至最终“确认抽样结果”，完成街道/乡镇的抽样。

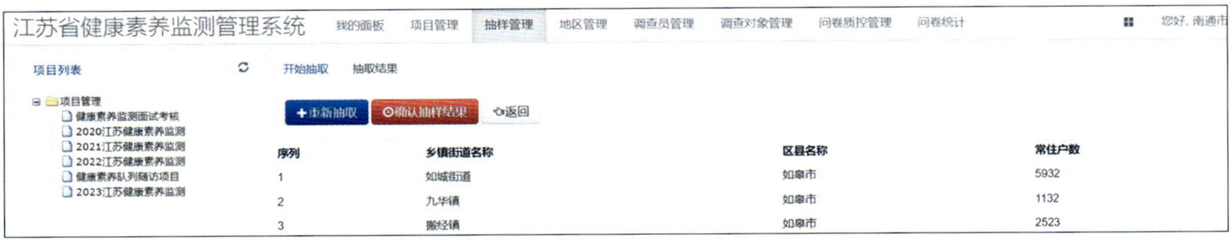

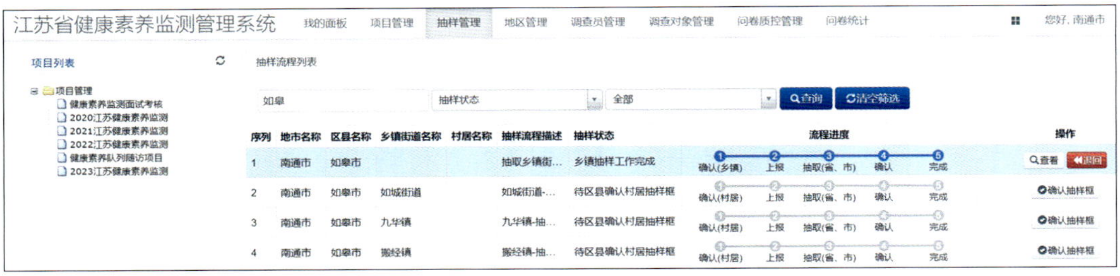

8.1.4 居委会/村抽样

对抽中的每个街道/乡镇分别进行居委会/村抽样。县/县级市/区选择某个街道/乡镇，点击“确认抽样框”，出现该街道/乡镇的所有居委会/村信息，核对名称和数量，有误可修改、缺少可新增、多余可删除，确认无误后点击“确认”。

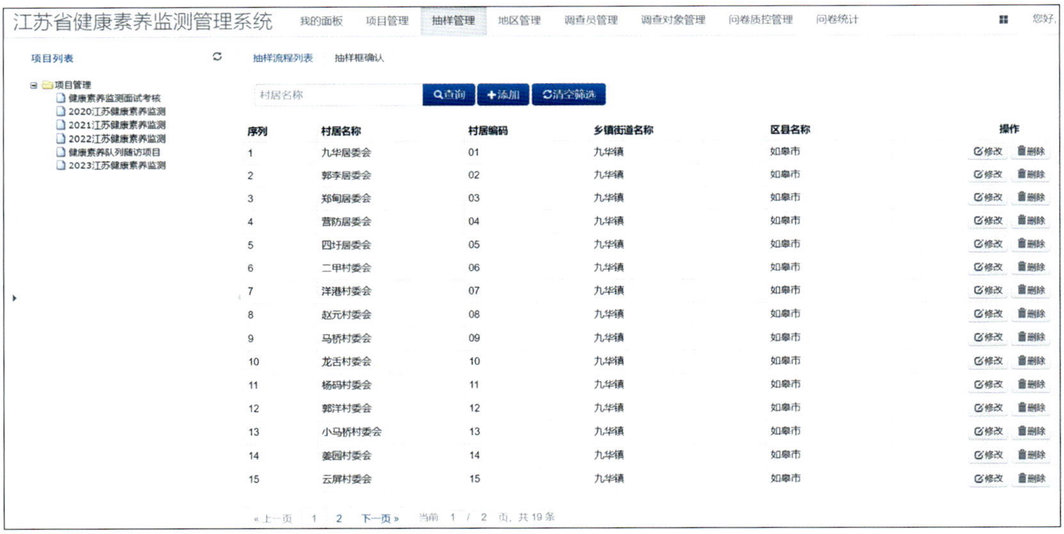
江苏省健康素养监测管理系统
我的面板 项目管理 抽样管理 地区管理 调查员管理 调查对象管理 问卷质控管理 问卷统计
项目列表
抽样流程列表 抽样框确认
村居名称 查询 添加 清空筛选
序列 村居名称 村居编码 乡镇街道名称 区县名称 操作
1 九华居委会 01 九华镇 如皋市 修改 删除
2 郭李居委会 02 九华镇 如皋市
3 郑甸居委会 03 九华镇 如皋市
4 营防居委会 04 九华镇 如皋市
5 四圩居委会 05 九华镇 如皋市
6 二甲村委会 06 九华镇 如皋市
7 洋港村委会 07 九华镇 如皋市
8 赵元村委会 08 九华镇 如皋市
9 马桥村委会 09 九华镇 如皋市
10 龙舌村委会 10 九华镇 如皋市
11 杨码村委会 11 九华镇 如皋市
12 郭洋村委会 12 九华镇 如皋市
13 小马桥村委会 13 九华镇 如皋市
14 姜园村委会 14 九华镇 如皋市
15 云屏村委会 15 九华镇 如皋市
« 上一页 1 2 下一页 » 当前 1 / 2 页，共 19 条

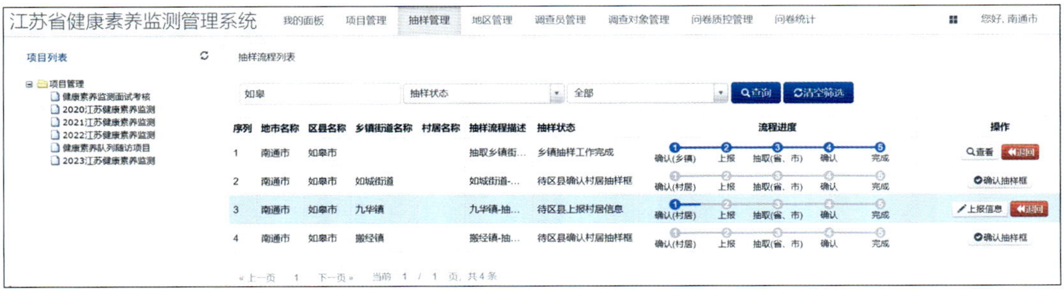

县/县级市/区点击“上报信息”，依次填写每个居委会/村的实际常住户数。可双击每个居委会/村对应的“常住户数”一栏，也可依次点击每个居委会/村对应的“填报”，或者点击“批量导入”中“导出填报数据”的 Excel 表，填写后再导入。

当填写的常住户数小于 750 户时，系统会显示红色，同时后面出现“合并”按钮。

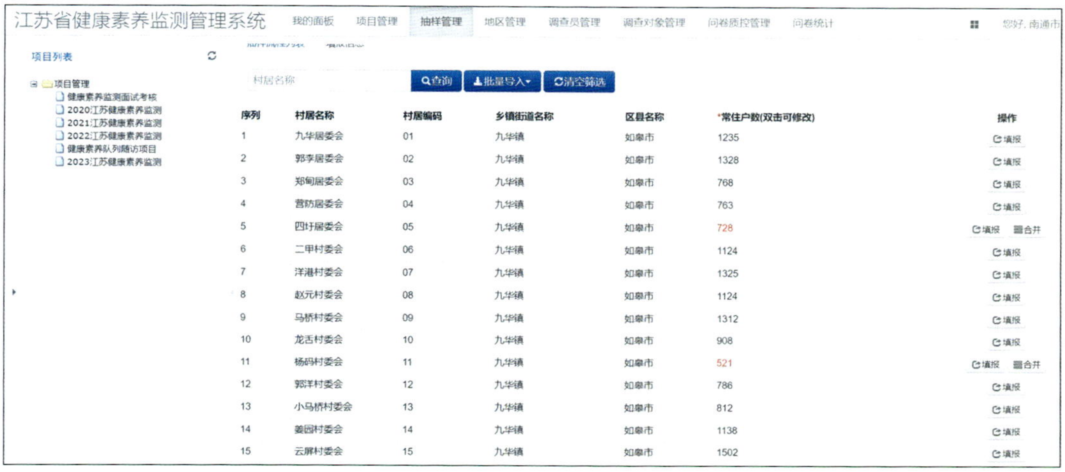
江苏省健康素养监测管理系统
我的面板 项目管理 抽样管理 地区管理 调查员管理 调查对象管理 问卷质控管理 问卷统计
项目列表
项目管理
健康素养监测面试考核
2020江苏健康素养监测
2021江苏健康素养监测
2022江苏健康素养监测
健康素养队列随访项目
2023江苏健康素养监测
村居名称
查询 批量导入 清空筛选
序列 村居名称 村居编码 乡镇街道名称 区县名称 *常住户数(双击可修改) 操作
1 九华居委会 01 九华镇 如皋市 1235 填报
2 郭李居委会 02 九华镇 如皋市 1328 填报
3 郑甸居委会 03 九华镇 如皋市 768 填报
4 营防居委会 04 九华镇 如皋市 763 填报
5 四圩居委会 05 九华镇 如皋市 728 填报 合并
6 二甲村委会 06 九华镇 如皋市 1124 填报
7 洋港村委会 07 九华镇 如皋市 1325 填报
8 赵元村委会 08 九华镇 如皋市 1124 填报
9 马桥村委会 09 九华镇 如皋市 1312 填报
10 龙舌村委会 10 九华镇 如皋市 908 填报
11 杨码村委会 11 九华镇 如皋市 521 填报 合并
12 郭洋村委会 12 九华镇 如皋市 786 填报
13 小马桥村委会 13 九华镇 如皋市 812 填报
14 姜园村委会 14 九华镇 如皋市 1138 填报
15 云屏村委会 15 九华镇 如皋市 1502 填报

点击“合并”，将当前居委会/村和任意居委会/村进行合并。合并时主要考虑地理位置相近、工作开展方便等因素，可合并 2 个或多个，直到家庭户总数不少于 750 户。合并后，居委会/村名称会自动变为 A+B，如果合并有误，可以点击“撤销”。合并完成后，点击“确认”，完成居委会/村信息上报。

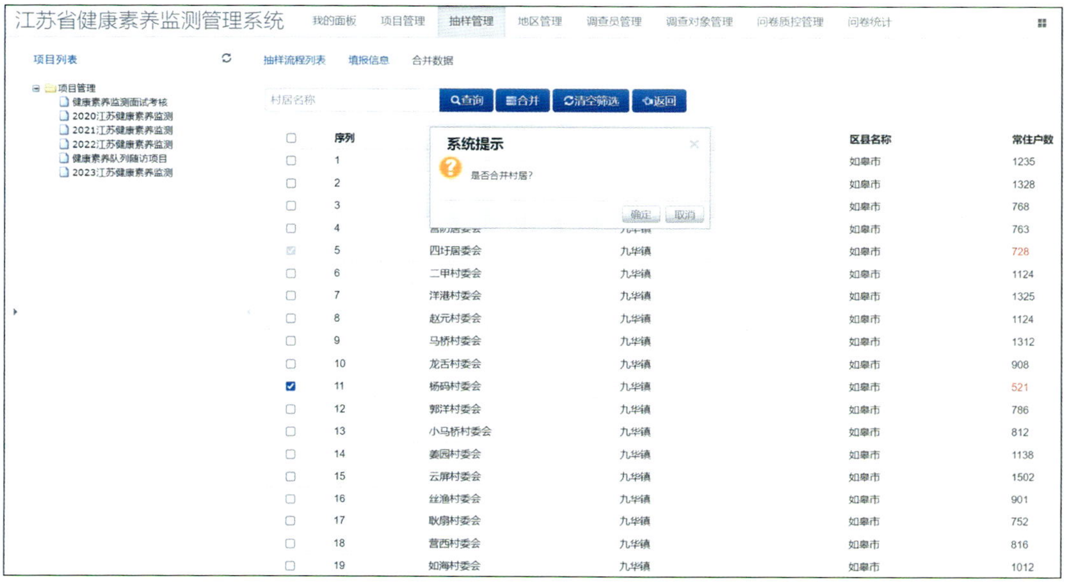
江苏省健康素养监测管理系统
我的面板 项目管理 抽样管理 地区管理 调查员管理 调查对象管理 问卷质控管理 问卷统计
项目列表
抽样流程列表 填报信息 合并数据
项目管理
健康素养监测面试考核
2020江苏健康素养监测
2021江苏健康素养监测
2022江苏健康素养监测
健康素养队列随访项目
2023江苏健康素养监测
村居名称
查询 合并 清空筛选 返回
系统提示
是否合并村居?
确定 取消
序列 区县名称 常住户数
1 如皋市 1235
2 如皋市 1328
3 如皋市 768
4 如皋市 763
5 四圩居委会 九华镇 如皋市 728
6 二甲村委会 九华镇 如皋市 1124
7 洋港村委会 九华镇 如皋市 1325
8 赵元村委会 九华镇 如皋市 1124
9 马桥村委会 九华镇 如皋市 1312
10 龙舌村委会 九华镇 如皋市 908
11 杨码村委会 九华镇 如皋市 521
12 郭洋村委会 九华镇 如皋市 786
13 小马桥村委会 九华镇 如皋市 812
14 姜园村委会 九华镇 如皋市 1138
15 云屏村委会 九华镇 如皋市 1502
16 丝渔村委会 九华镇 如皋市 901
17 耿扇村委会 九华镇 如皋市 752
18 营西村委会 九华镇 如皋市 816
19 如海村委会 九华镇 如皋市 1012

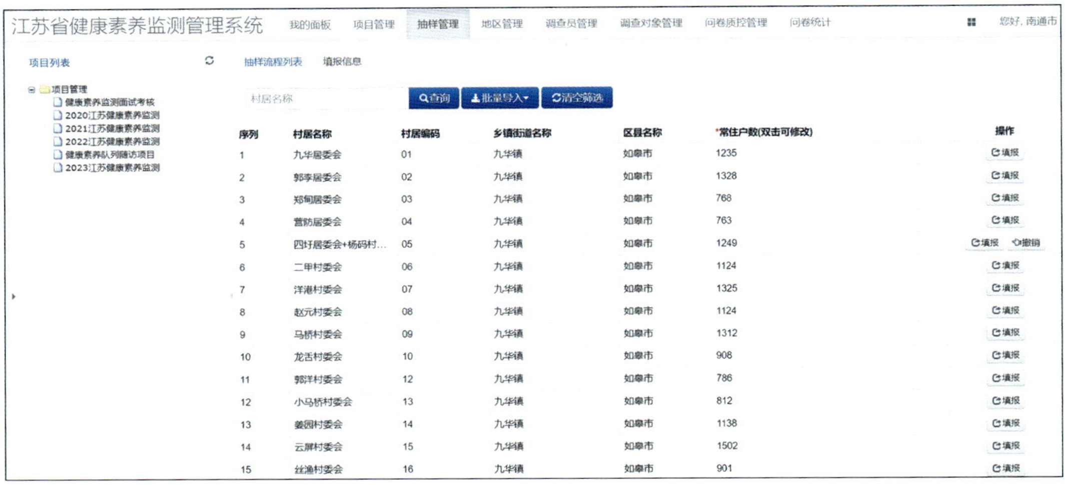
江苏省健康素养监测管理系统
我的面板 项目管理 抽样管理 地区管理 调查员管理 调查对象管理 问卷质控管理 问卷统计
您好，南通市
项目列表
抽样流程列表 填报信息
项目管理
健康素养监测面试考核
2020江苏健康素养监测
2021江苏健康素养监测
2022江苏健康素养监测
健康素养队列随访项目
2023江苏健康素养监测
村居名称 查询 批量导入 清空筛选
序列 村居名称 村居编码 乡镇街道名称 区县名称 *常住户数(双击可修改) 操作
1 九华居委会 01 九华镇 如皋市 1235 填报
2 郭李居委会 02 九华镇 如皋市 1328 填报
3 郑甸居委会 03 九华镇 如皋市 768 填报
4 营防居委会 04 九华镇 如皋市 763 填报
5 四圩居委会+杨码村… 05 九华镇 如皋市 1249 填报 撤销
6 二甲村委会 06 九华镇 如皋市 1124 填报
7 洋港村委会 07 九华镇 如皋市 1325 填报
8 赵元村委会 08 九华镇 如皋市 1124 填报
9 马桥村委会 09 九华镇 如皋市 1312 填报
10 龙舌村委会 10 九华镇 如皋市 908 填报
11 郭洋村委会 12 九华镇 如皋市 786 填报
12 小马桥村委会 13 九华镇 如皋市 812 填报
13 姜园村委会 14 九华镇 如皋市 1138 填报
14 云屏村委会 15 九华镇 如皋市 1502 填报
15 丝渔村委会 16 九华镇 如皋市 901 填报

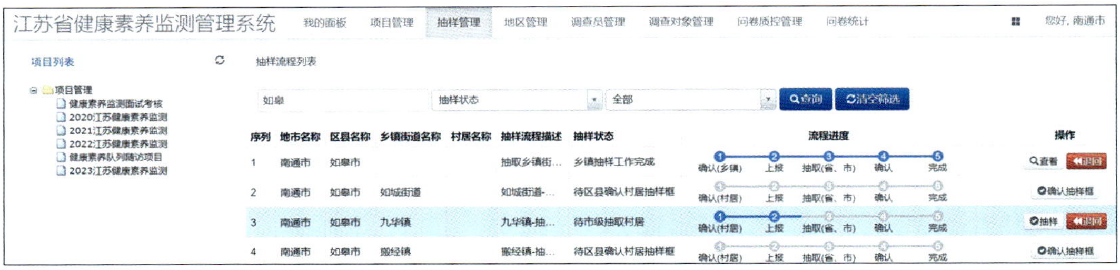

设区市点击街道/乡镇后面的“抽样”，出现显示户数的各居委会/村的列表。点击“开始抽取”，出现抽样配置框，选择需要抽样得到的居委会/村个数(2 个)，选择抽取规则，一般默认“PPS”抽样。点击“确认抽样”，显示抽样结果。

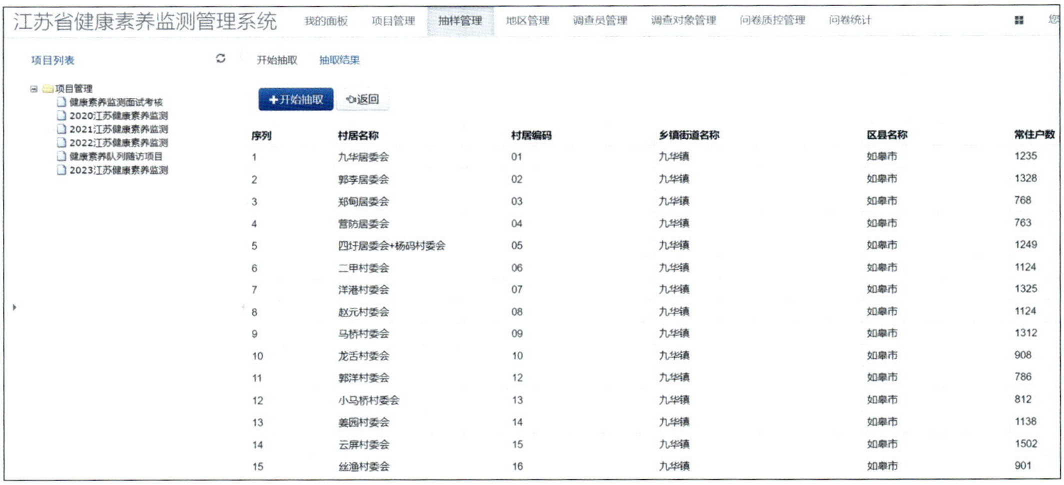
江苏省健康素养监测管理系统
我的面板 项目管理 抽样管理 地区管理 调查员管理 调查对象管理 问卷质控管理 问卷统计
项目列表
开始抽取 抽取结果
项目管理
健康素养监测面试考核
2020江苏健康素养监测
2021江苏健康素养监测
2022江苏健康素养监测
健康素养队列随访项目
2023江苏健康素养监测
开始抽取 返回
序列 村居名称 村居编码 乡镇街道名称 区县名称 常住户数
1 九华居委会 01 九华镇 如皋市 1235
2 郭李居委会 02 九华镇 如皋市 1328
3 郑甸居委会 03 九华镇 如皋市 768
4 营防居委会 04 九华镇 如皋市 763
5 四圩居委会+杨码村委会 05 九华镇 如皋市 1249
6 二甲村委会 06 九华镇 如皋市 1124
7 洋港村委会 07 九华镇 如皋市 1325
8 赵元村委会 08 九华镇 如皋市 1124
9 马桥村委会 09 九华镇 如皋市 1312
10 龙舌村委会 10 九华镇 如皋市 908
11 郭洋村委会 12 九华镇 如皋市 786
12 小马桥村委会 13 九华镇 如皋市 812
13 姜园村委会 14 九华镇 如皋市 1138
14 云屏村委会 15 九华镇 如皋市 1502
15 丝渔村委会 16 九华镇 如皋市 901

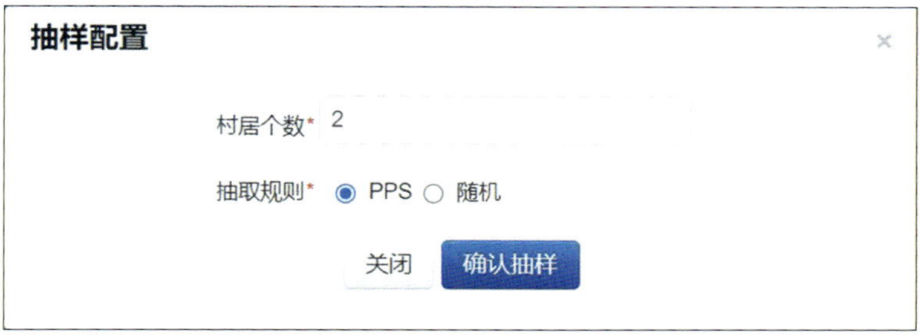

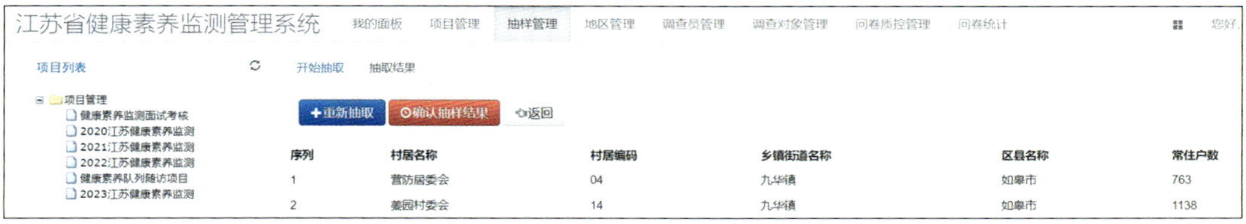

核对抽样结果，确认无误后点击“确认抽样结果”；否则点击“重新抽取”，直至最终“确认抽样结果”，完成居委会/村的抽样。

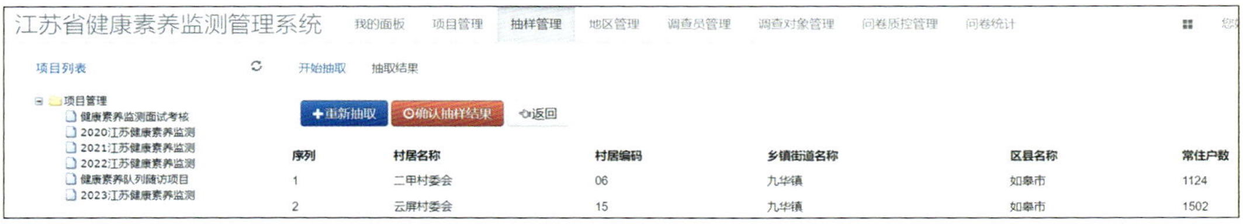

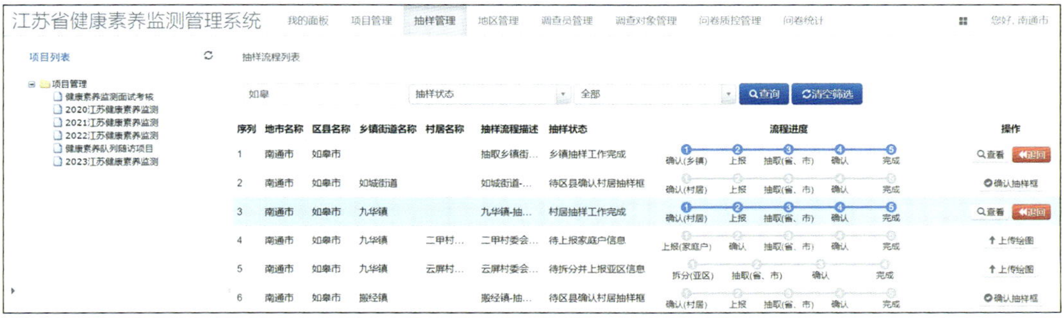

8.1.5 上传绘图

若居委会/村户数<1 500户，则点击居委会/村后面的“上传绘图”，由县/县级市/区上传基础地图和详细地图。

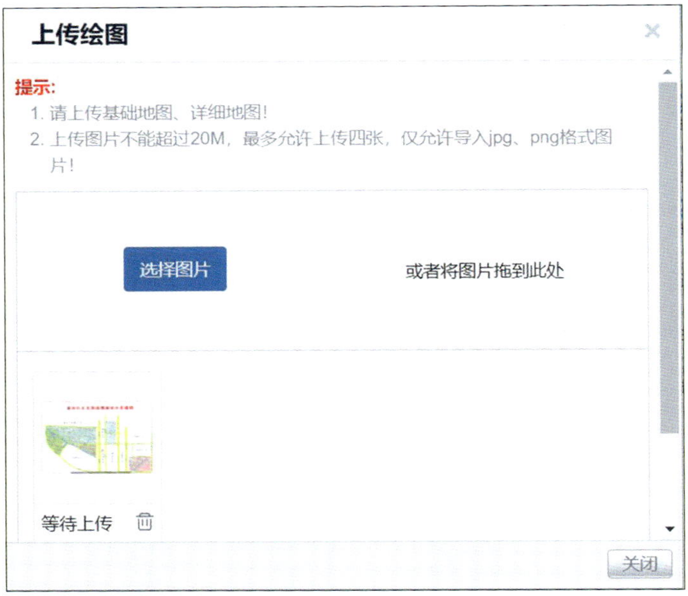

若居委会/村户数≥1 500 户，则点击“上传绘图”，由县/县级市/区上传基础地图和片区划分图。上传成功后出现“拆分亚区”按钮，点击“拆分”后，系统自动按 750 户划分若干片区。按照片区划分图修改每个片区的户数，同时填写片区地址范围，如××小区××栋到××栋。片区划分信息无误后点击“确认”。

设区市点击居委会/村后面的“抽取亚区”，确认亚区序号和对应的户数、地址范围是否和片区划分图一致，确认无误后点击“开始抽取”，将抽中片区序号、户数、地址范围反馈给县/县级市/区，以便绘制详细地图。

详细地图绘制完成后，再次点击居委会/村后面的“上传绘图”，将片区的详细地图上传。

8.1.6　家庭户抽样

完成绘图上传的居委会/村，会出现“上报信息”按钮。县/县级市/区点击“上报信息”—“批量导入”—“下载模版”。下载标明居委会/村名称的空白 Excel 表模板，将家庭户列表信息填入此模板中。每个居委会/村分别填写一份模板。

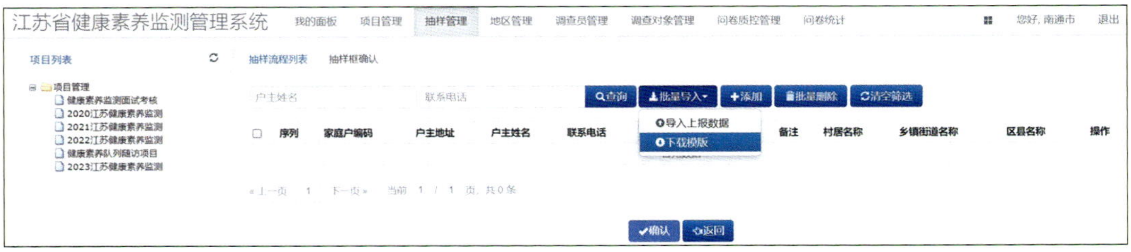

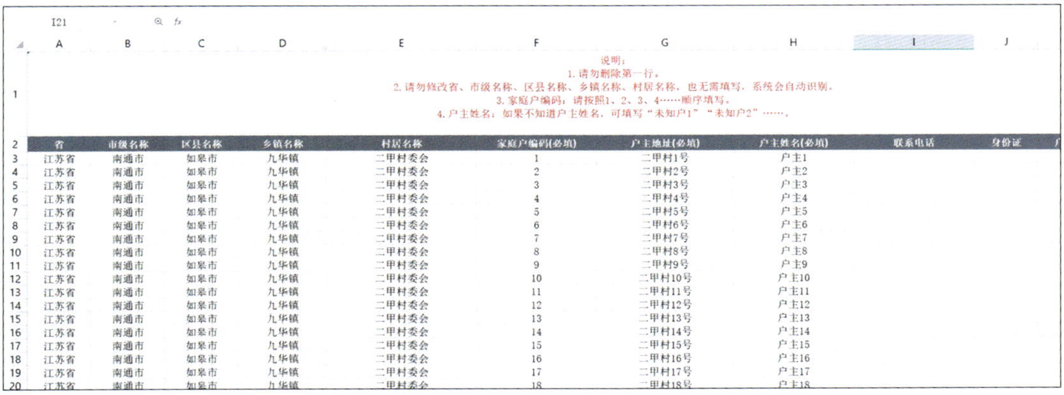

说明：
1. 请勿删除第一行。
2. 请勿修改省、市级名称、区县名称、乡镇名称、村居名称，也无需填写，系统会自动识别。
3. 家庭户编码：请按照1、2、3、4……顺序填写。
4. 户主姓名：如果不知道户主姓名，可填写"未知户1""未知户2"……

省	市级名称	区县名称	乡镇名称	村居名称	家庭户编码(必填)	户主地址(必填)	户主姓名(必填)	联系电话	身份证
江苏省	南通市	如皋市	九华镇	二甲村委会	1	二甲村1号	户主1		
江苏省	南通市	如皋市	九华镇	二甲村委会	2	二甲村2号	户主2		
江苏省	南通市	如皋市	九华镇	二甲村委会	3	二甲村3号	户主3		
江苏省	南通市	如皋市	九华镇	二甲村委会	4	二甲村4号	户主4		
江苏省	南通市	如皋市	九华镇	二甲村委会	5	二甲村5号	户主5		
江苏省	南通市	如皋市	九华镇	二甲村委会	6	二甲村6号	户主6		
江苏省	南通市	如皋市	九华镇	二甲村委会	7	二甲村7号	户主7		
江苏省	南通市	如皋市	九华镇	二甲村委会	8	二甲村8号	户主8		
江苏省	南通市	如皋市	九华镇	二甲村委会	9	二甲村9号	户主9		
江苏省	南通市	如皋市	九华镇	二甲村委会	10	二甲村10号	户主10		
江苏省	南通市	如皋市	九华镇	二甲村委会	11	二甲村11号	户主11		
江苏省	南通市	如皋市	九华镇	二甲村委会	12	二甲村12号	户主12		
江苏省	南通市	如皋市	九华镇	二甲村委会	13	二甲村13号	户主13		
江苏省	南通市	如皋市	九华镇	二甲村委会	14	二甲村14号	户主14		
江苏省	南通市	如皋市	九华镇	二甲村委会	15	二甲村15号	户主15		
江苏省	南通市	如皋市	九华镇	二甲村委会	16	二甲村16号	户主16		
江苏省	南通市	如皋市	九华镇	二甲村委会	17	二甲村17号	户主17		
江苏省	南通市	如皋市	九华镇	二甲村委会	18	二甲村18号	户主18		

县/县级市/区点击居委会/村后面的"批量导入"—"导入上报数据"，将已填报好的Excel表模板上传，点击"提交"—"确认"，完成家庭户列表的上报。

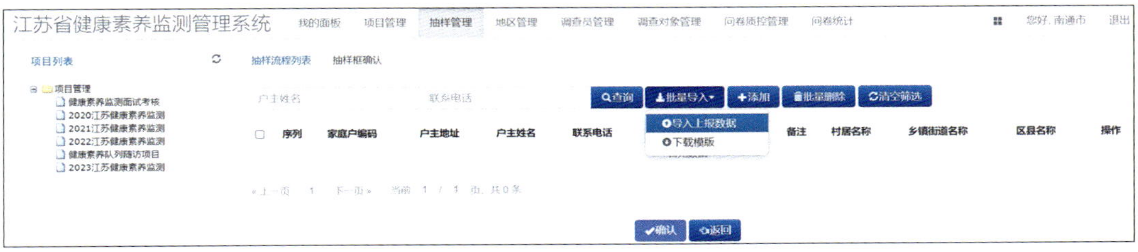

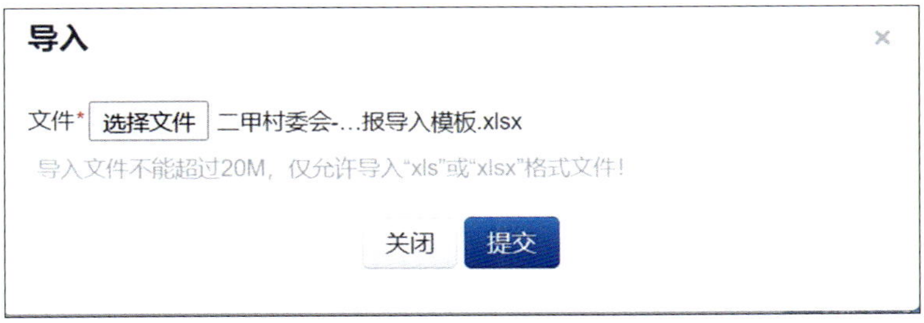

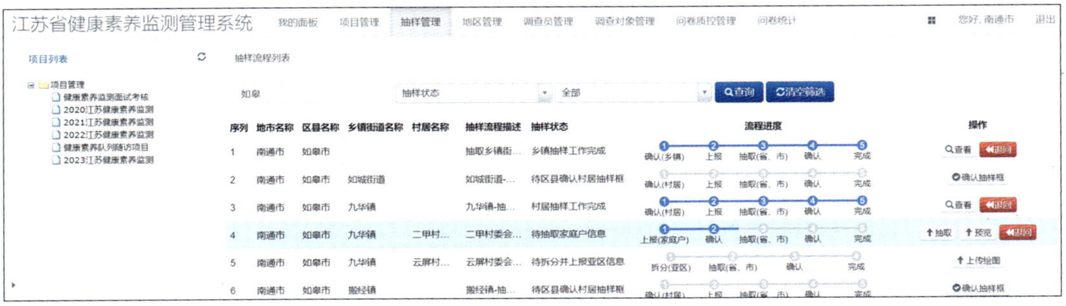

设区市点击居委会/村后面的"抽取"，出现家庭户列表。点击"开始抽取"，出现抽样配置框，选择需要抽取的家庭户数(60户)，一般默认抽样规则为"随机"。点击"确认抽样"，显示抽样结果。

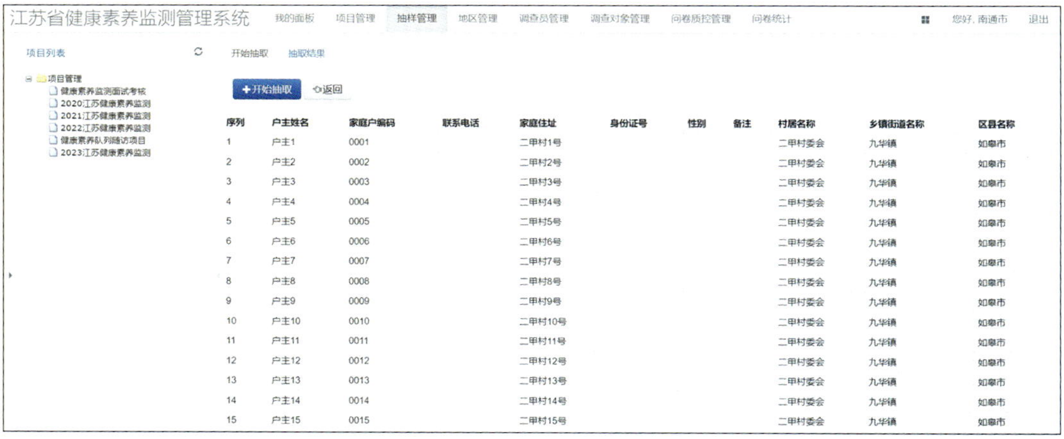
江苏省健康素养监测管理系统
我的面板
项目管理
抽样管理
地区管理
调查员管理
调查对象管理
问卷质控管理
问卷统计
您好，南通市
退出
项目列表
开始抽取
抽取结果
项目管理
健康素养监测面试考核
2020江苏健康素养监测
2021江苏健康素养监测
2022江苏健康素养监测
健康素养队列随访项目
2023江苏健康素养监测
开始抽取
返回
序列 户主姓名 家庭户编码 联系电话 家庭住址 身份证号 性别 备注 村居名称 乡镇街道名称 区县名称
1 户主1 0001 二甲村1号 二甲村委会 九华镇 如皋市
2 户主2 0002 二甲村2号 二甲村委会 九华镇 如皋市
3 户主3 0003 二甲村3号 二甲村委会 九华镇 如皋市
4 户主4 0004 二甲村4号 二甲村委会 九华镇 如皋市
5 户主5 0005 二甲村5号 二甲村委会 九华镇 如皋市
6 户主6 0006 二甲村6号 二甲村委会 九华镇 如皋市
7 户主7 0007 二甲村7号 二甲村委会 九华镇 如皋市
8 户主8 0008 二甲村8号 二甲村委会 九华镇 如皋市
9 户主9 0009 二甲村9号 二甲村委会 九华镇 如皋市
10 户主10 0010 二甲村10号 二甲村委会 九华镇 如皋市
11 户主11 0011 二甲村11号 二甲村委会 九华镇 如皋市
12 户主12 0012 二甲村12号 二甲村委会 九华镇 如皋市
13 户主13 0013 二甲村13号 二甲村委会 九华镇 如皋市
14 户主14 0014 二甲村14号 二甲村委会 九华镇 如皋市
15 户主15 0015 二甲村15号 二甲村委会 九华镇 如皋市

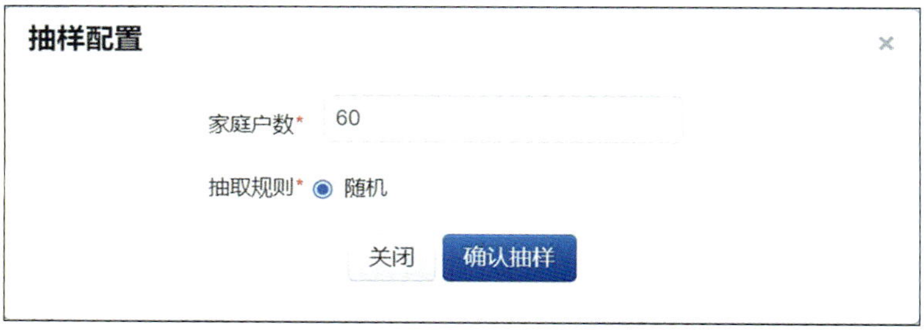
抽样配置
家庭户数*
60
抽取规则*
随机
关闭
确认抽样

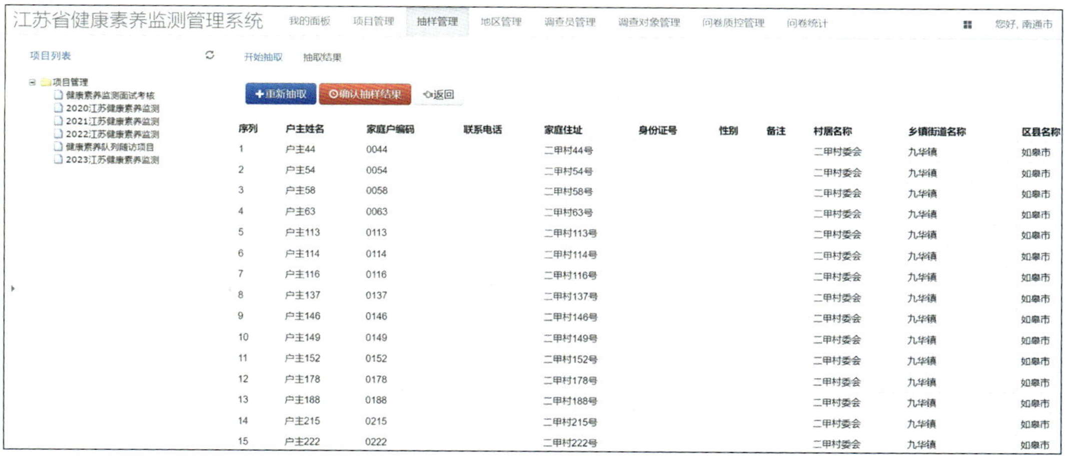
江苏省健康素养监测管理系统
我的面板
项目管理
抽样管理
地区管理
调查员管理
调查对象管理
问卷质控管理
问卷统计
您好，南通市
项目列表
开始抽取
抽取结果
项目管理
健康素养监测面试考核
2020江苏健康素养监测
2021江苏健康素养监测
2022江苏健康素养监测
健康素养队列随访项目
2023江苏健康素养监测
重新抽取
确认抽样结果
返回
序列 户主姓名 家庭户编码 联系电话 家庭住址 身份证号 性别 备注 村居名称 乡镇街道名称 区县名称
1 户主44 0044 二甲村44号 二甲村委会 九华镇 如皋市
2 户主54 0054 二甲村54号 二甲村委会 九华镇 如皋市
3 户主58 0058 二甲村58号 二甲村委会 九华镇 如皋市
4 户主63 0063 二甲村63号 二甲村委会 九华镇 如皋市
5 户主113 0113 二甲村113号 二甲村委会 九华镇 如皋市
6 户主114 0114 二甲村114号 二甲村委会 九华镇 如皋市
7 户主116 0116 二甲村116号 二甲村委会 九华镇 如皋市
8 户主137 0137 二甲村137号 二甲村委会 九华镇 如皋市
9 户主146 0146 二甲村146号 二甲村委会 九华镇 如皋市
10 户主149 0149 二甲村149号 二甲村委会 九华镇 如皋市
11 户主152 0152 二甲村152号 二甲村委会 九华镇 如皋市
12 户主178 0178 二甲村178号 二甲村委会 九华镇 如皋市
13 户主188 0188 二甲村188号 二甲村委会 九华镇 如皋市
14 户主215 0215 二甲村215号 二甲村委会 九华镇 如皋市
15 户主222 0222 二甲村222号 二甲村委会 九华镇 如皋市

核对抽样结果，确认无误后点击“确认抽样结果”；否则点击“重新抽取”，直至最终“确认抽样结果”。此步骤确认抽样结果时，需根据调查内容，选择抽样规则，点击“确认”后，完成家庭户抽样，且系统自动为每个家庭户随机赋 KISH 表代码。

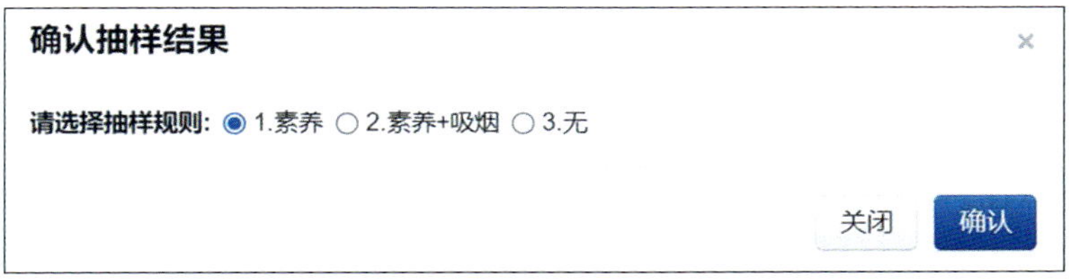

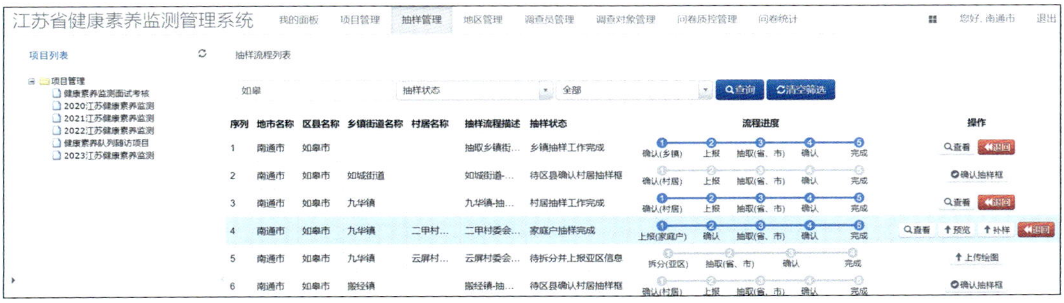

8.1.7 家庭户补样

完成家庭户抽样的居委会/村，会出现“补样”按钮。设区市点击“补样”，出现家庭户列表，点击“开始抽取”，出现抽样配置框，设定补样数量，点击“确认抽样”，完成补样。补样数量可根据调查要求和工作方案来确定，可多次重复进行。

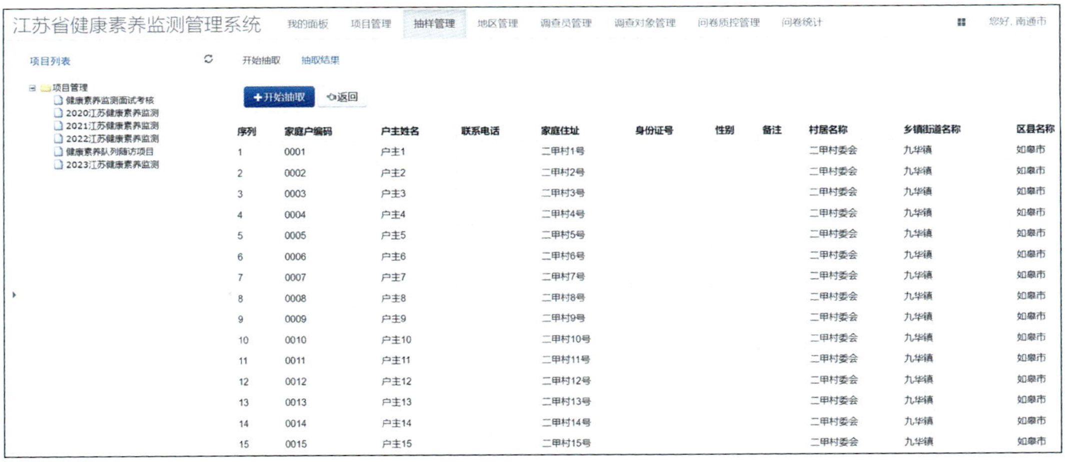

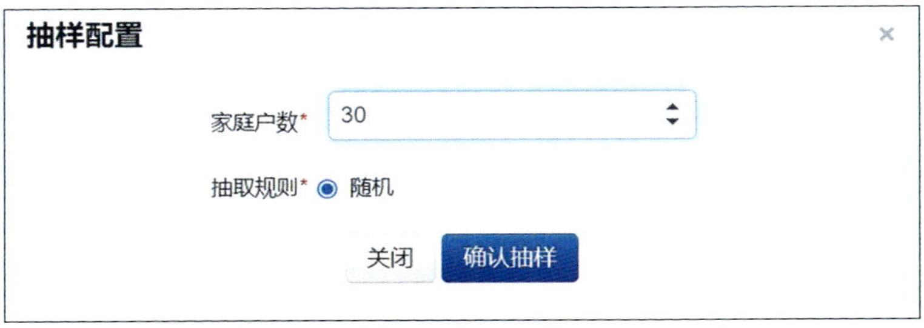

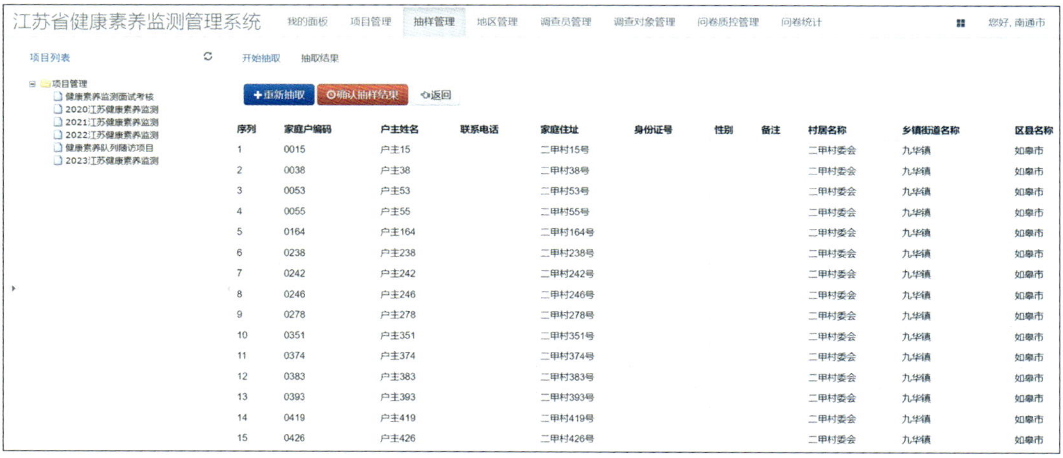

序列	家庭户编码	户主姓名	联系电话	家庭住址	身份证号	性别	备注	村居名称	乡镇街道名称	区县名称
1	0015	户主15		二甲村15号				二甲村委会	九华镇	如皋市
2	0038	户主38		二甲村38号				二甲村委会	九华镇	如皋市
3	0053	户主53		二甲村53号				二甲村委会	九华镇	如皋市
4	0055	户主55		二甲村55号				二甲村委会	九华镇	如皋市
5	0164	户主164		二甲村164号				二甲村委会	九华镇	如皋市
6	0238	户主238		二甲村238号				二甲村委会	九华镇	如皋市
7	0242	户主242		二甲村242号				二甲村委会	九华镇	如皋市
8	0246	户主246		二甲村246号				二甲村委会	九华镇	如皋市
9	0278	户主278		二甲村278号				二甲村委会	九华镇	如皋市
10	0351	户主351		二甲村351号				二甲村委会	九华镇	如皋市
11	0374	户主374		二甲村374号				二甲村委会	九华镇	如皋市
12	0383	户主383		二甲村383号				二甲村委会	九华镇	如皋市
13	0393	户主393		二甲村393号				二甲村委会	九华镇	如皋市
14	0419	户主419		二甲村419号				二甲村委会	九华镇	如皋市
15	0426	户主426		二甲村426号				二甲村委会	九华镇	如皋市

8.2 调查员账号生成与管理

项目管理员需在后台给各个调查员生成对应的账号和密码，供调查员在调查 App 登录时使用，同时给每个调查员分配对应的调查区域。此功能均在“调查员管理”板块下实现。

8.2.1 调查员账号生成

在对应项目下，点击“调查员管理”—“调查员添加”，选择“归属地区”，设定密码，根据归属地区实际调查员人数填写生成数量。

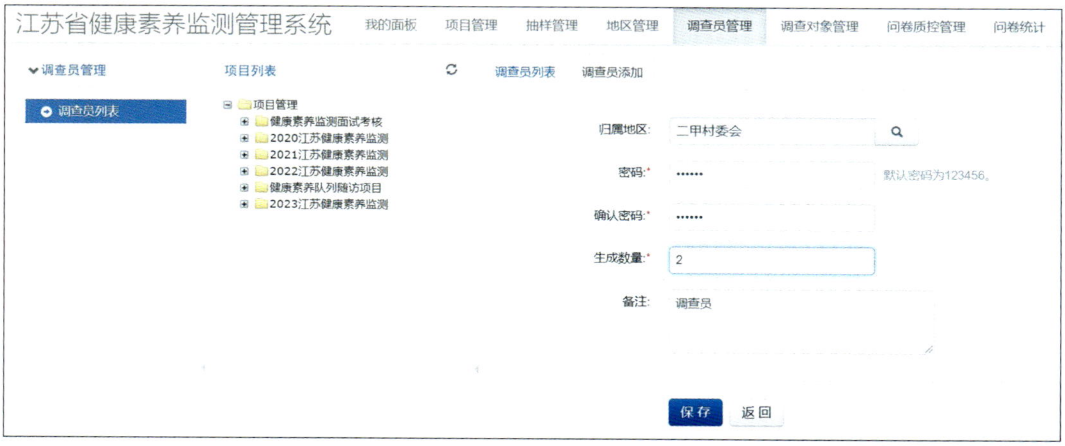

点击“保存”，生成调查员账号列表。点击账号后的“修改”按钮，可将姓名修改为对应的调查员的真实姓名，便于现场调查工作管理和后台呈现。

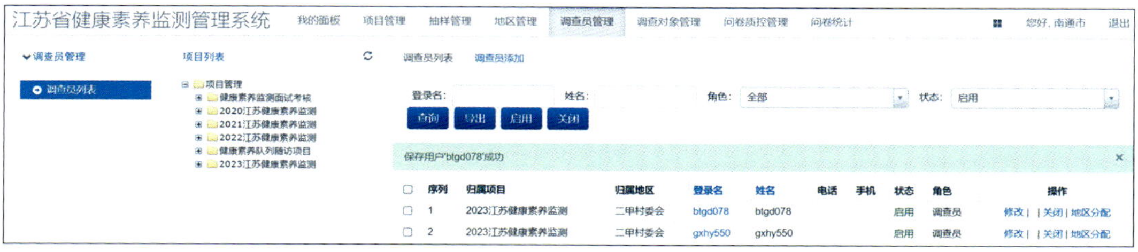

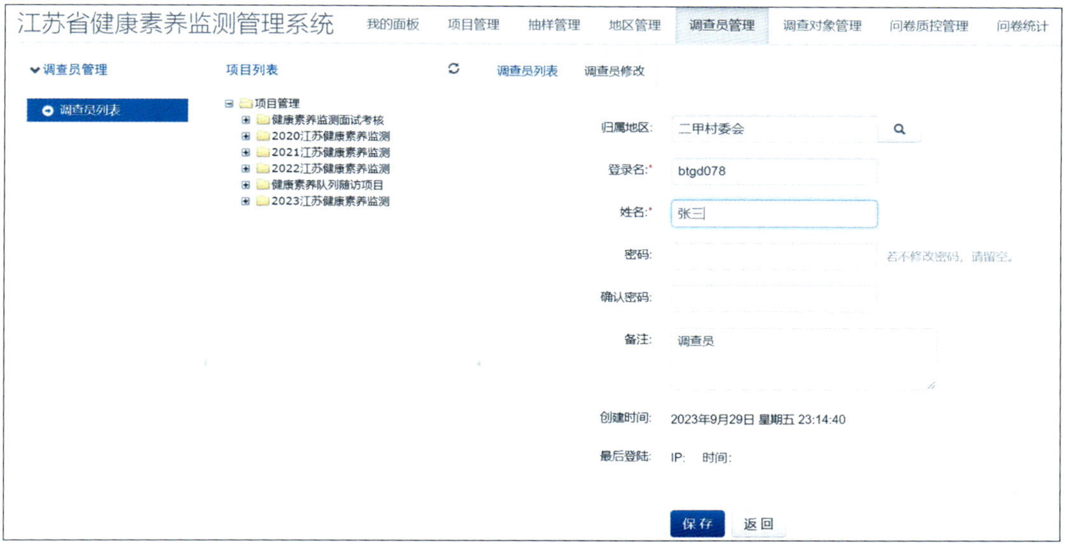

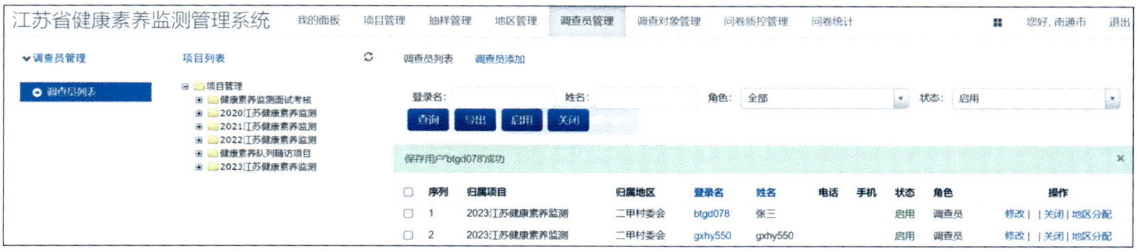

8.2.2 分配地区

点击每个调查员后面的“地区分配”，将该调查员实际会调查到的居委会/村全部勾选。若该调查员分配的地区多于 2 个居委会/村，则该调查员账号在调查 App 登录后需要在多个居委会/村之间切换，见本书 9.3.4 节。

8.2.3 导出账号

在调查员列表中可查看已生成的调查员账号，点击“导出”，可将调查员账号导出为 Excel 表，便于分发给各调查员。现场调查时，调查员需要登录对应自己名字的账号。

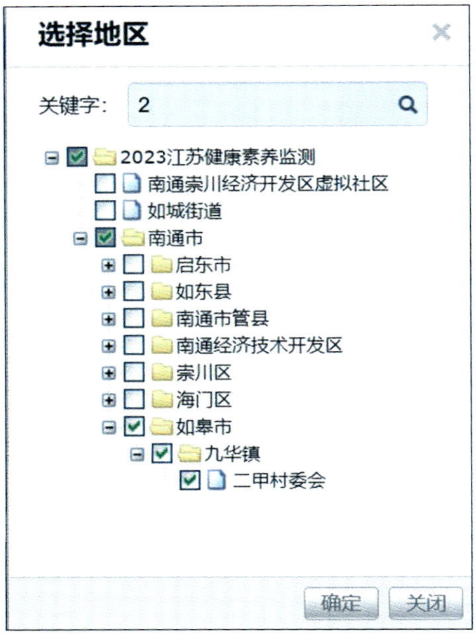

8.3 调查对象查看与管理

在系统中点击“调查对象管理”，选择想要查询的地区，即出现该地区的家庭户抽样结果列表，每个家庭户已经被随机分配了 KISH 表代码。每一个家庭户后有“修改”“删除”“家庭成员”和“添加家庭成员”等按钮，可分别进行相应的修改和信息增添。

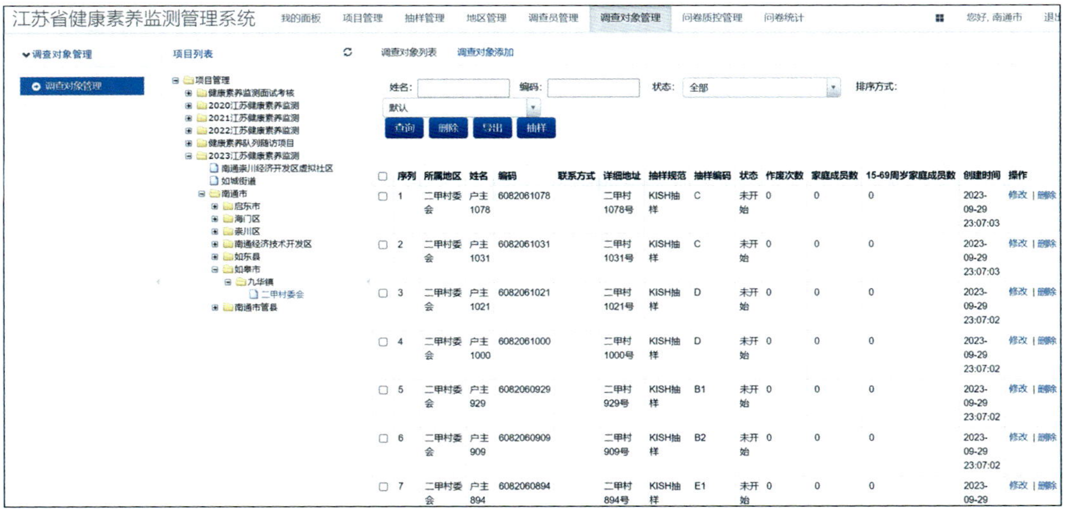
江苏省健康素养监测管理系统
我的面板
项目管理
抽样管理
地区管理
调查员管理
调查对象管理
问卷质控管理
问卷统计
您好，南通市
调查对象管理
项目列表
调查对象列表
调查对象添加
项目管理
健康素养监测面试考核
2020江苏健康素养监测
2021江苏健康素养监测
2022江苏健康素养监测
健康素养队列随访项目
2023江苏健康素养监测
南通崇川经济开发区虚拟社区
如城街道
南通市
启东市
海门区
崇川区
南通经济技术开发区
如东县
如皋市
九华镇
二甲村委会
南通市管县
姓名:
编码:
状态: 全部
排序方式:
默认
查询
删除
导出
抽样
序列 所属地区 姓名 编码 联系方式 详细地址 抽样规范 抽样编码 状态 作废次数 家庭成员数 15-69周岁家庭成员数 创建时间 操作
1 二甲村委会 户主1078 6082061078 二甲村1078号 KISH抽样 C 未开始 0 0 0 2023-09-29 23:07:03 修改 | 删除
2 二甲村委会 户主1031 6082061031 二甲村1031号 KISH抽样 C 未开始 0 0 0 2023-09-29 23:07:03 修改 | 删除
3 二甲村委会 户主1021 6082061021 二甲村1021号 KISH抽样 D 未开始 0 0 0 2023-09-29 23:07:02 修改 | 删除
4 二甲村委会 户主1000 6082061000 二甲村1000号 KISH抽样 D 未开始 0 0 0 2023-09-29 23:07:02 修改 | 删除
5 二甲村委会 户主929 6082060929 二甲村929号 KISH抽样 B1 未开始 0 0 0 2023-09-29 23:07:02 修改 | 删除
6 二甲村委会 户主909 6082060909 二甲村909号 KISH抽样 B2 未开始 0 0 0 2023-09-29 23:07:02 修改 | 删除
7 二甲村委会 户主894 6082060894 二甲村894号 KISH抽样 E1 未开始 0 0 0 2023-09-29 修改 | 删除

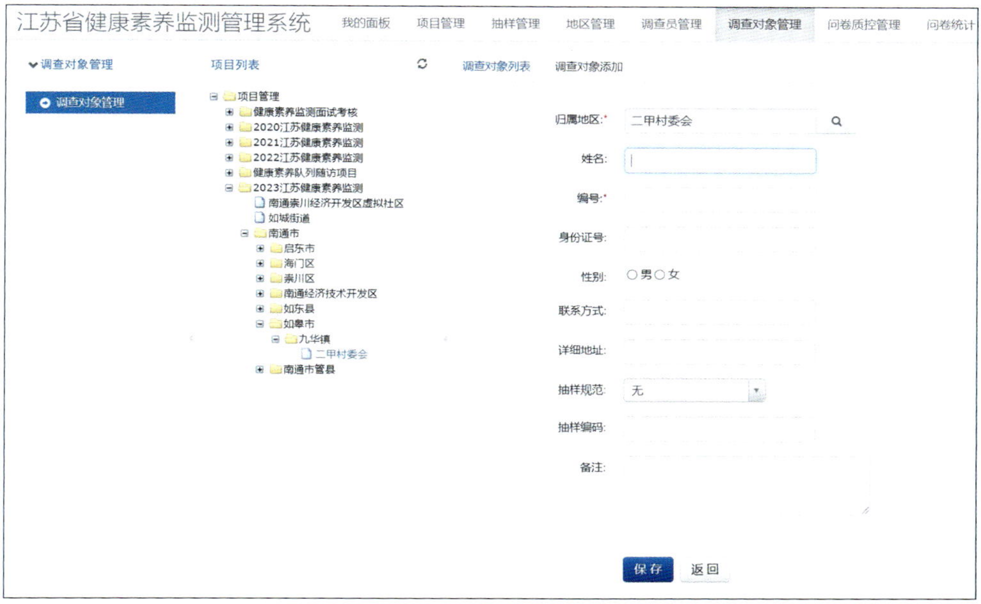

8.4 问卷质控管理

调查员使用调查 App 完成调查并上传问卷后，该份问卷的信息将会在后台展示。项目管理员和质控员可以在后台进行问卷查看、问卷质量控制等操作。

8.4.1 问卷查看

在系统中点击“问卷质控管理”—“问卷完成信息”，选择对应的项目和地区，可查看该监测点所有已上传的问卷。

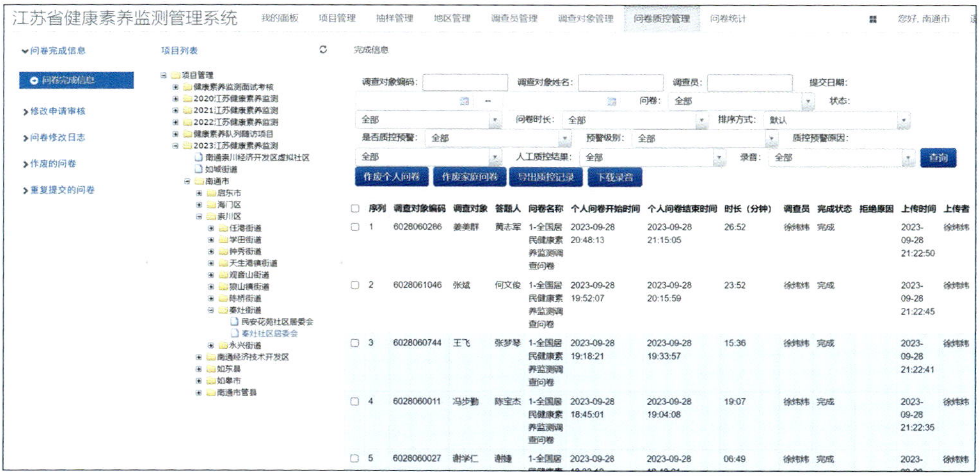

已上传的问卷列表，可分别按照调查对象编码、提交日期、排序方式(时长正序和时长倒序)、状态(完成的和拒绝的)、问卷时长(1 分钟以内、1～5 分钟、5～10 分钟、10～

20 分钟、20～30 分钟和 30 分钟及以上)、预警级别、人工质控结果(未审核、合格、存疑和不合格)等条件进行查询。

对于单份问卷的具体信息，可通过点击问卷后面的“预览和质控”，查看该份问卷每道题的回答情况、基本情况、家庭成员登记表、调查对象个人信息、录音、质控预警等内容。

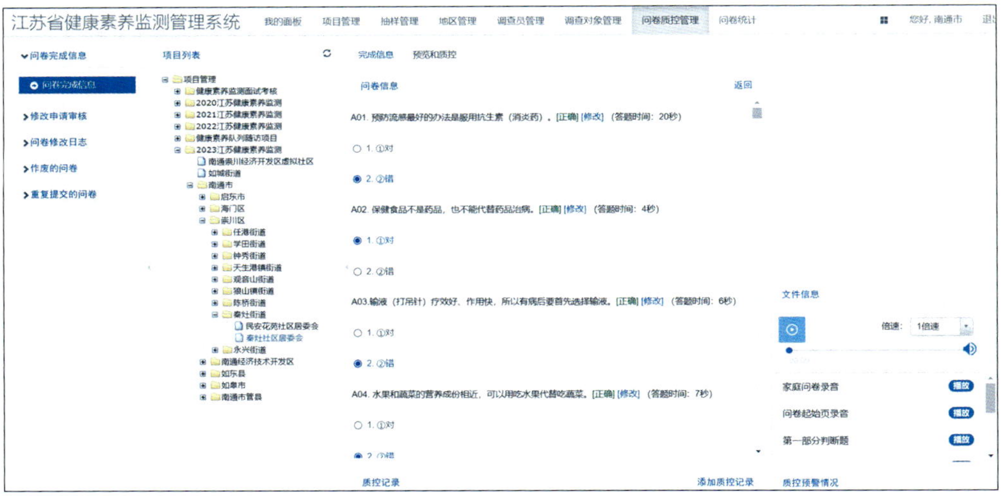

8.4.2 问卷质控记录

在单份问卷的“预览和质控”页面，可以在线听录音，进行质控记录的填写。点击“添加质控记录”，填写质控结论、质控描述和质控员姓名，点击“保存”。质控记录添加没有次数限制，且各级质控员均可看到全部质控记录，如设区市质控员对该问卷进行了质控并记录，可为其他质控员提供参考，便于各级质控员全面掌握信息。

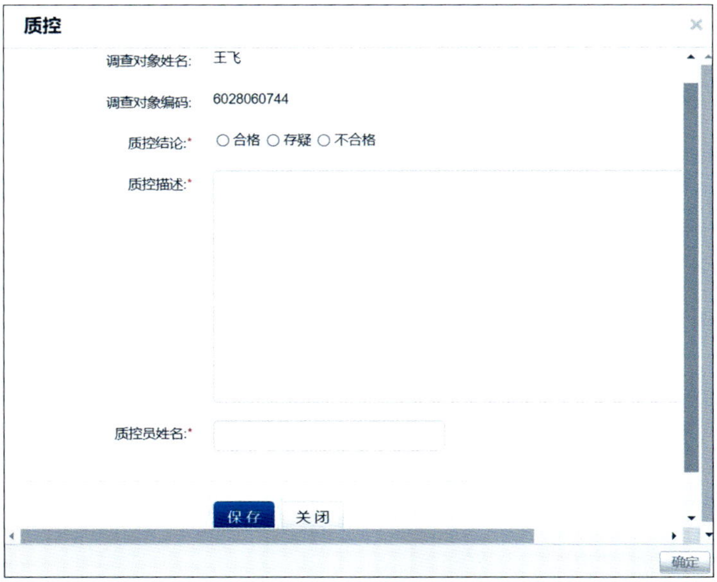

同时，某地区的所有质控记录可以表格形式导出，在已上传问卷列表筛选框后有“导出质控记录”按钮，内容包括问卷的质控员、质控描述、质控结论等。

8.4.3 答案修改

在单份问卷的“预览和质控”页面，每道题目后有“修改”按钮，设区市质控员在确认答案填写确实与调查对象表述不一致时，可以对答案进行修改。所有修改记录将在后台留存，如修改人、修改时间、修改前后的答案等信息。

“问卷质控管理”下的“修改申请审核”，用于审核调查App提交上来的修改申请(见本书9.3.13节)，设区市质控员可查看修改详情，如题号、修改前后的答案和原因，根据具体情况进行判断，给予通过或不通过的判定结果。

8.4.4 问卷作废

对于判断为不合格的问卷，需要作废该份问卷。在已上传问卷列表的每份问卷后有“作废家庭问卷”“作废个人问卷”按钮。作废后的问卷呈现未调查的状态。

所有作废的问卷，将会单独呈现在“作废的问卷”模块中。如果作废是误操作的，可点击“重新提交”按钮，输入正确编码，点击“保存”。

在“作废的问卷”模块中，点击“导出”按钮，可将作废问卷的质控信息和作废信息以表格形式导出，内容包括问卷的作废人、作废原因、质控员、质控描述、质控结论等信息。

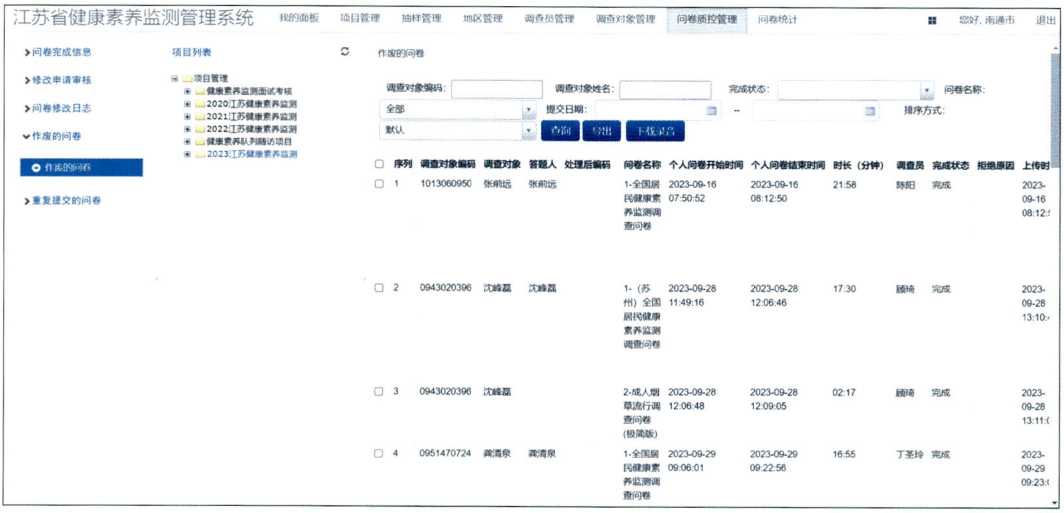

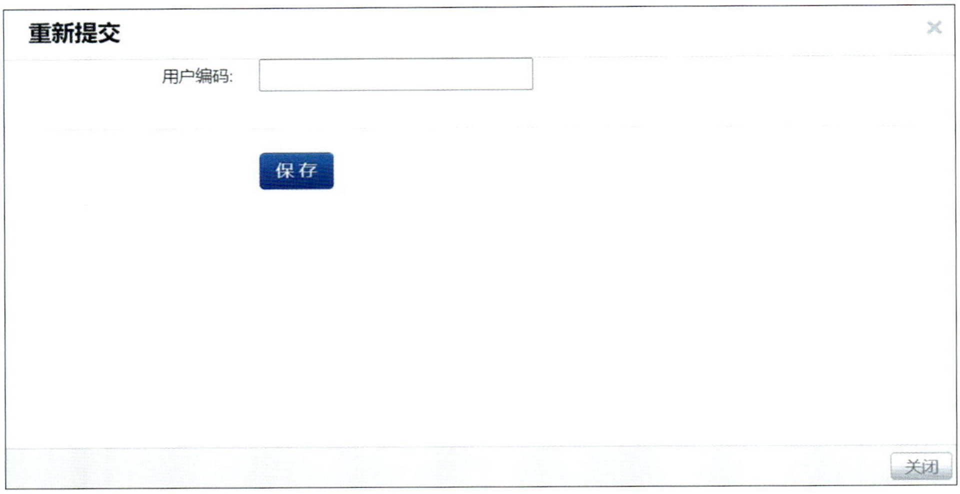

8.5 问卷统计

8.5.1 查看完成进度

在系统中点击“问卷统计”—“问卷完成数量统计”，点击对应项目名称，点击问卷后的“统计”按钮，可根据日期、地区查看不同级别各个地区调查的任务数、总人数、调查总数、完成数和拒绝数。

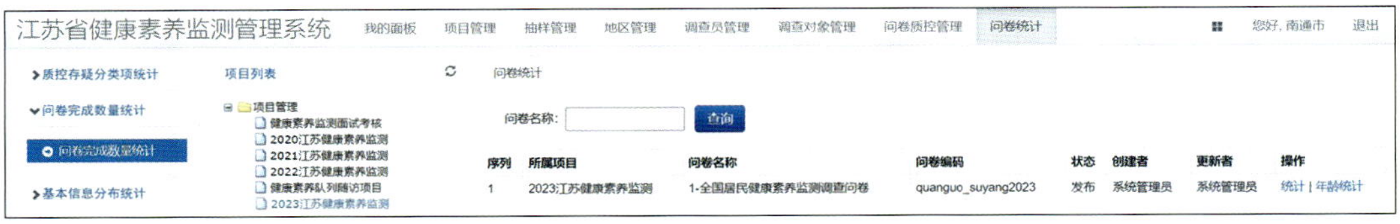

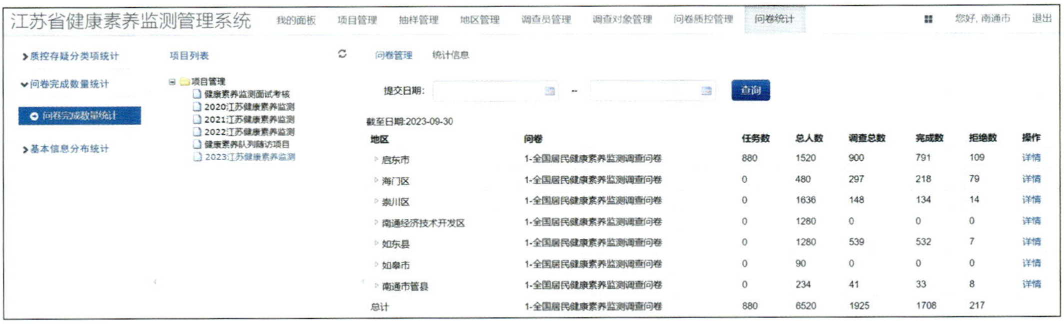
江苏省健康素养监测管理系统
我的面板
项目管理
抽样管理
地区管理
调查员管理
调查对象管理
问卷质控管理
问卷统计
您好, 南通市
退出
质控存疑分类项统计
问卷完成数量统计
问卷完成数量统计
基本信息分布统计
项目列表
项目管理
健康素养监测面试考核
2020江苏健康素养监测
2021江苏健康素养监测
2022江苏健康素养监测
健康素养队列随访项目
2023江苏健康素养监测
问卷管理
统计信息
提交日期:
查询
截至日期:2023-09-30
地区 问卷 任务数 总人数 调查总数 完成数 拒绝数 操作
启东市 1-全国居民健康素养监测调查问卷 880 1520 900 791 109 详情
海门区 1-全国居民健康素养监测调查问卷 0 480 297 218 79 详情
崇川区 1-全国居民健康素养监测调查问卷 0 1636 148 134 14 详情
南通经济技术开发区 1-全国居民健康素养监测调查问卷 0 1280 0 0 0 详情
如东县 1-全国居民健康素养监测调查问卷 0 1280 539 532 7 详情
如皋市 1-全国居民健康素养监测调查问卷 0 90 0 0 0 详情
南通市管县 1-全国居民健康素养监测调查问卷 0 234 41 33 8 详情
总计 1-全国居民健康素养监测调查问卷 880 6520 1925 1708 217

8.5.2 查看质控指标统计

质控指标的定义与内容见本书 7.4 节。系统在单份问卷的“预览和质控”页面会展示该问卷的质控预警信息，同时，系统可以根据质控指标进行问卷数量统计。在系统中点击

“问卷统计”—“质控存疑分类项统计”—选择对应的项目，可分别按12种质控指标进行查看。

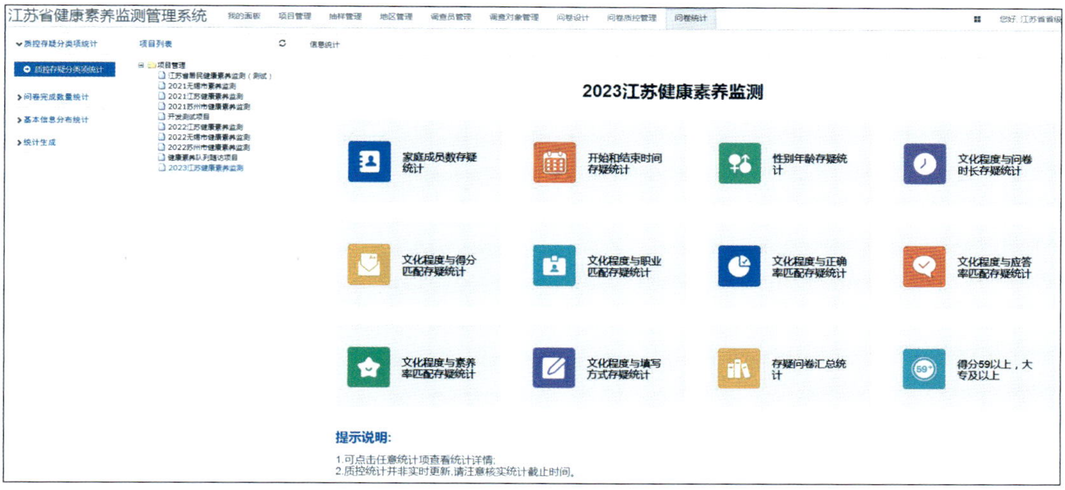
江苏省健康素养监测管理系统
2023江苏健康素养监测
家庭成员数存疑统计
开始和结束时间存疑统计
性别年龄存疑统计
文化程度与问卷时长存疑统计
文化程度与得分匹配存疑统计
文化程度与职业匹配存疑统计
文化程度与正确率匹配存疑统计
文化程度与应答率匹配存疑统计
文化程度与素养率匹配存疑统计
文化程度与填写方式存疑统计
存疑问卷汇总统计
得分59以上，大专及以上
提示说明:
1.可点击任意统计项查看统计详情;
2.质控统计并非实时更新,请注意核实统计截止时间。

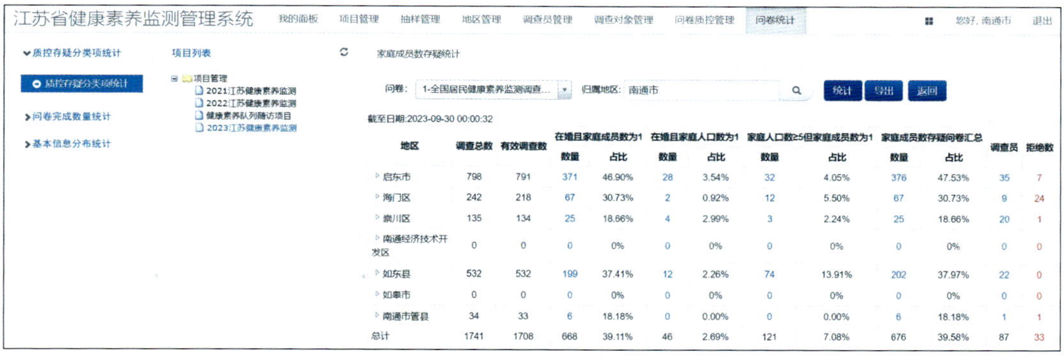
江苏省健康素养监测管理系统
家庭成员数存疑统计
问卷: 1-全国居民健康素养监测调查…
归属地区: 南通市
统计
导出
返回
截至日期:2023-09-30 00:00:32
地区 调查总数 有效调查数 在婚且家庭成员数为1(数量 占比) 在婚且家庭人口数为1(数量 占比) 家庭人口数≥5但家庭成员数为1(数量 占比) 家庭成员数存疑问卷汇总(数量 占比) 调查员 拒绝数
启东市 798 791 371 46.90% 28 3.54% 32 4.05% 376 47.53% 35 7
海门区 242 218 67 30.73% 2 0.92% 12 5.50% 67 30.73% 9 24
崇川区 135 134 25 18.66% 4 2.99% 3 2.24% 25 18.66% 20 1
南通经济技术开发区 0 0 0 0% 0 0% 0 0% 0 0% 0 0
如东县 532 532 199 37.41% 12 2.26% 74 13.91% 202 37.97% 22 0
如皋市 0 0 0 0% 0 0% 0 0% 0 0% 0 0
南通市管县 34 33 6 18.18% 0 0.00% 0 0.00% 6 18.18% 1 1
总计 1741 1708 668 39.11% 46 2.69% 121 7.08% 676 39.58% 87 33

HEALTH LITERACY

09

调查App操作

本章主要介绍江苏省健康素养监测管理系统——“江苏健康素养”应用程序(即调查App)在平板电脑上的安装、使用方法及注意事项。

9.1 安装

“江苏健康素养”App可通过二维码或安装包进行安装。获取该App二维码后，通过平板电脑端浏览器扫描功能或者微信“扫一扫”功能识别二维码后，下载安装使用。在安装该应用软件时，注意务必确认授权所有功能权限，遇询问“是否允许使用某功能”时，需选择“允许或使用期间允许”，当询问“是否信任此应用”时，需选择“是”，以保证该应用软件的顺利安装及各项功能的正常使用。

9.2 平板电脑设置

为保证“江苏健康素养”App的正常使用，便于开展健康素养监测工作现场调查，在调查前需对平板电脑进行通用设置，并根据调查员使用习惯进行个性化设置。本节所介绍的平板电脑型号为华为Mate平板电脑，其他型号平板电脑可参照设置。

9.2.1 联网设置

首次登录“江苏健康素养”App之前，需保证平板电脑处于联网状态。对平板电脑进行联网，主要有以下两种方法。

方法一：当平板电脑处于无线网络环境时，可在桌面点击设置—WLAN—选择无线网络名称—输入密码后点击“连接”，平板电脑顶端显示网络信号后即为联网成功。

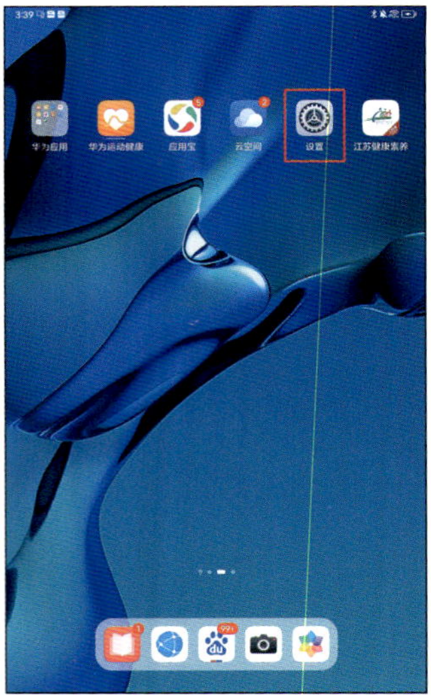

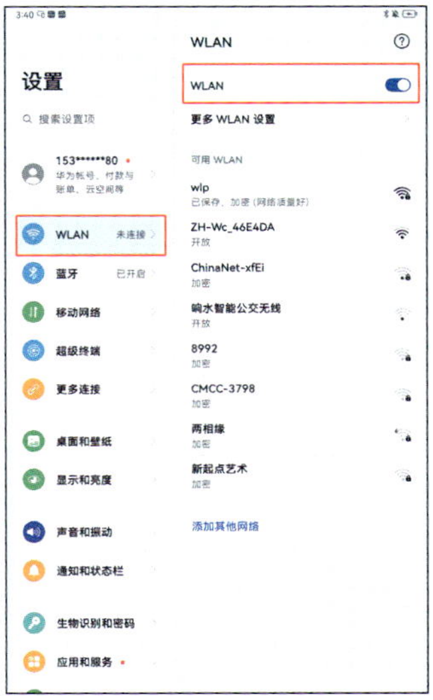

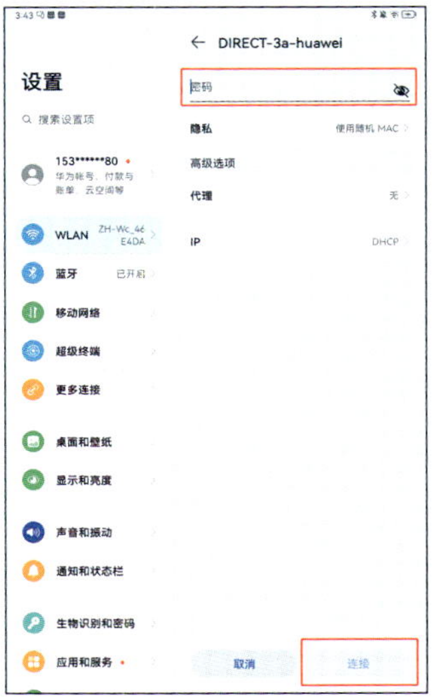

方法二：当平板电脑处于非无线网络环境时，可开启手机热点供平板电脑联网。

第 1 步：打开手机热点(以目前市面上使用手机系统覆盖率较高的安卓系统和 ios 系统为例)。

安卓系统手机打开热点方法有以下两种：

(1) 设置—移动网络—个人热点—点击按钮为打开状态(呈现蓝色)，打开后需注意查看并记录设备名称及密码。

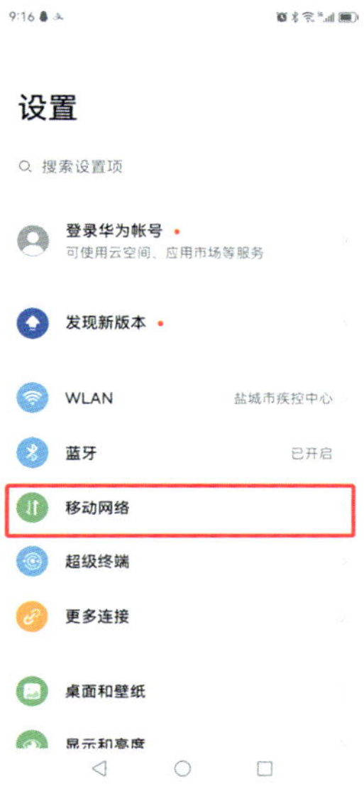

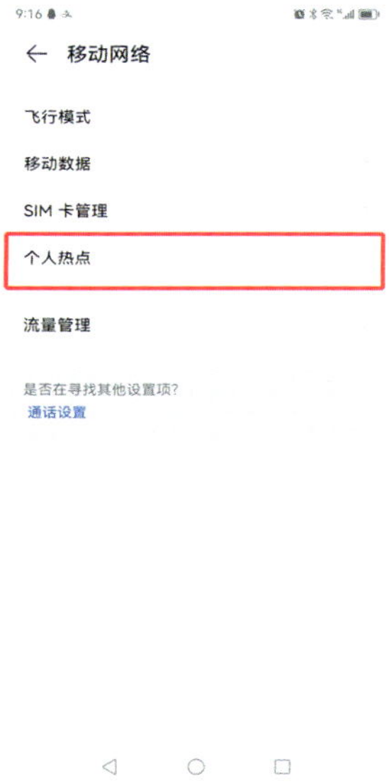

(2) 在手机主页面，从右上角下滑，在“控制中心”界面，点亮“个人热点”按钮即可。

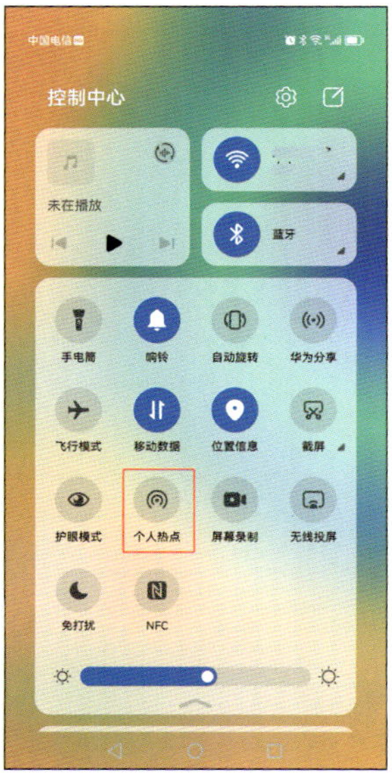

iOS 系统手机打开热点方法为：

设置—个人热点—点击“允许其他人加入”按钮为打开状态(呈现绿色)，打开后需注意查看并记录设备名称及密码。

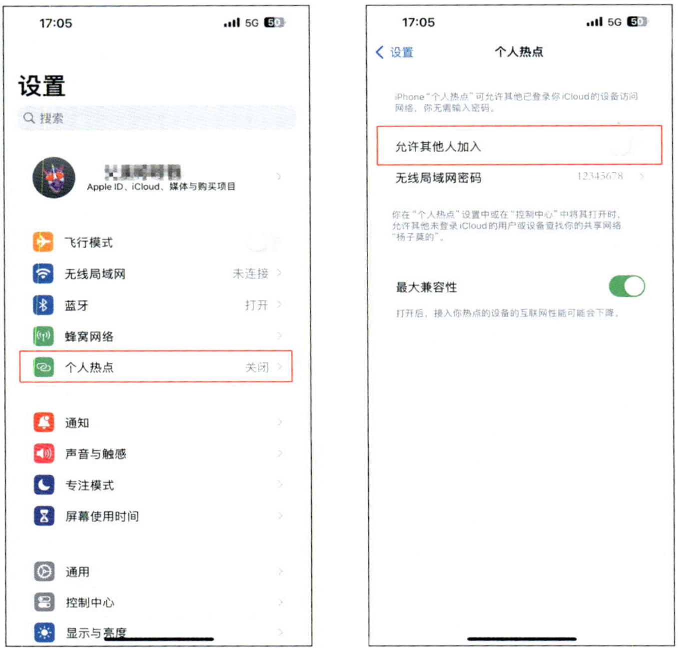

第 2 步：用平板电脑连接手机热点。在平板电脑桌面点击设置—WLAN—选择手机热点设备名称—输入密码—点击“连接”，平板电脑顶端显示网络信号后即为联网成功。

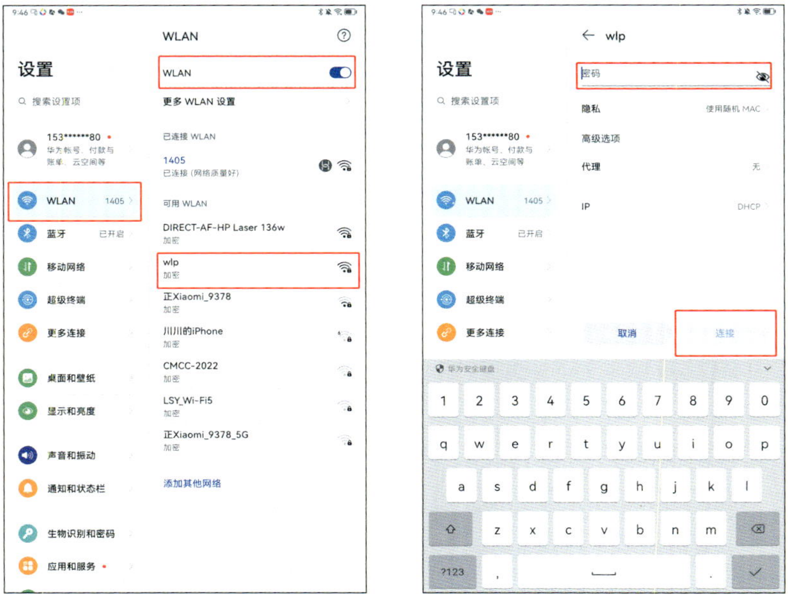

9.2.2 输入法设置

平板电脑一般提供“拼音 9 键”“拼音 26 键”“手写”“五笔”等不同的输入方式，调查员可根据自身使用习惯进行个性化设置。在平板电脑上任意可以输入文字的地方点击，出现输入法界面，点击上方“⊞”图标，点击“输入方式”，根据个人习惯选择“拼音 9 键”“拼音 26 键”“手写”“五笔”等输入法。

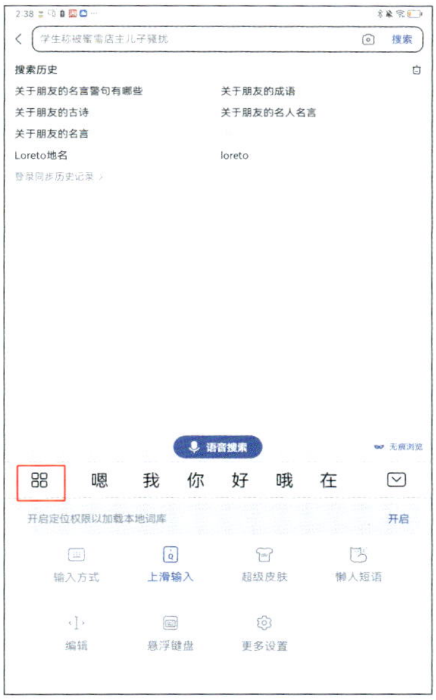

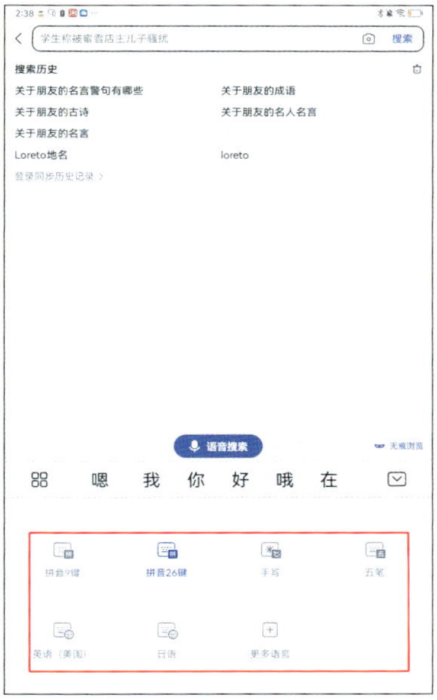

9.2.3 锁屏设置

为防止在调查过程中因平板电脑频繁出现屏幕熄灭、锁屏等情况耽误现场调查进度，可将平板电脑休眠时间调至“永不锁屏”或“最长时间”。点击设置—显示和亮度—休眠—永不。

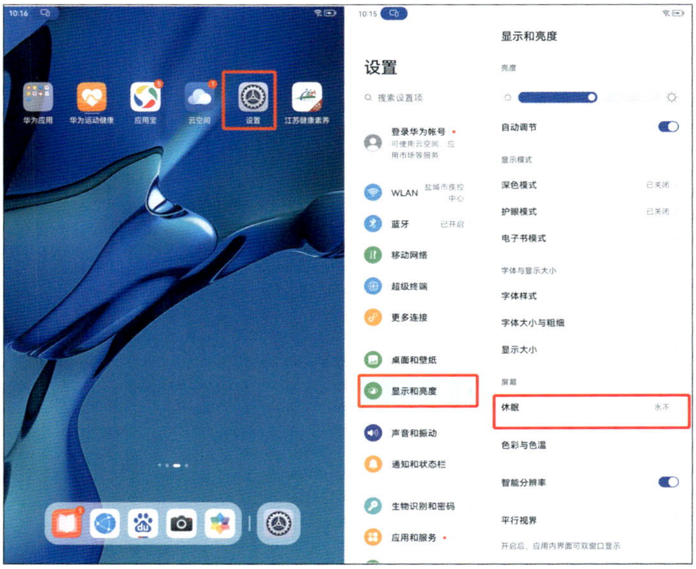

9.2.4 屏幕旋转设置

为防止在调查过程中因平板电脑屏幕旋转导致问卷显示不全或错误，可将平板电脑屏幕设置为不自动旋转。从平板电脑右上角向下滑动，选择“自动旋转”图标，使其保持为灰色。

9.2.5 系统日期和时间设置

为保证调查问卷显示日期、时间与实际调查日期、时间相一致，便于开展质量控制工作，需使平板电脑系统日期、时间与当前日期、时间相一致。点击设置—系统和更新—日期和时间，打开“自动确定日期和时间”按钮。

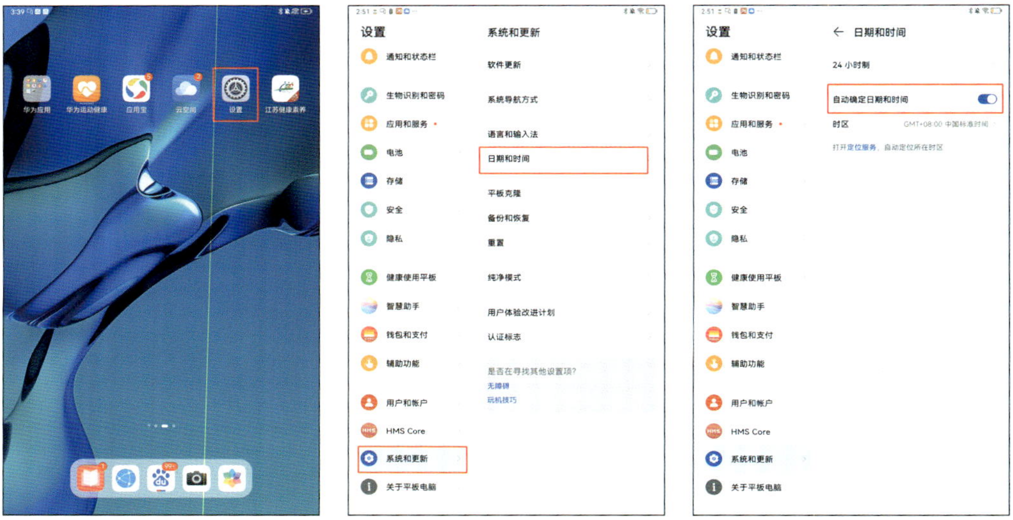

此外，为保证调查 App 各功能正常使用，建议调查用的平板电脑不安装第三方安全管理软件。

9.3 调查 App 的操作

9.3.1 界面介绍

“江苏健康素养”应用软件安装完成后，点击平板电脑中图标即可进入主界面。主界面下方的菜单栏分为“主页”“个人中心”“更多”三个模块。“主页”是实现调查功能的主要模块，点击“开始调查”即可进入“调查对象列表”界面，查找家庭户并开始调查，中间显示问卷完成情况，包括“未完成、已上传、待上传”三类，可点击进入快速查看调查进度。“个人中心”主要是展示基本信息的模块，可显示当前账号信息、调查员信息、调查信息，也可以实现切换监测点、上传调查问卷、重新下载问卷及退出登录等功能。“更多”是实现部分特殊操作的模块，包括“清除缓存”“桌面设置”“版本更新”“常见问题”等。

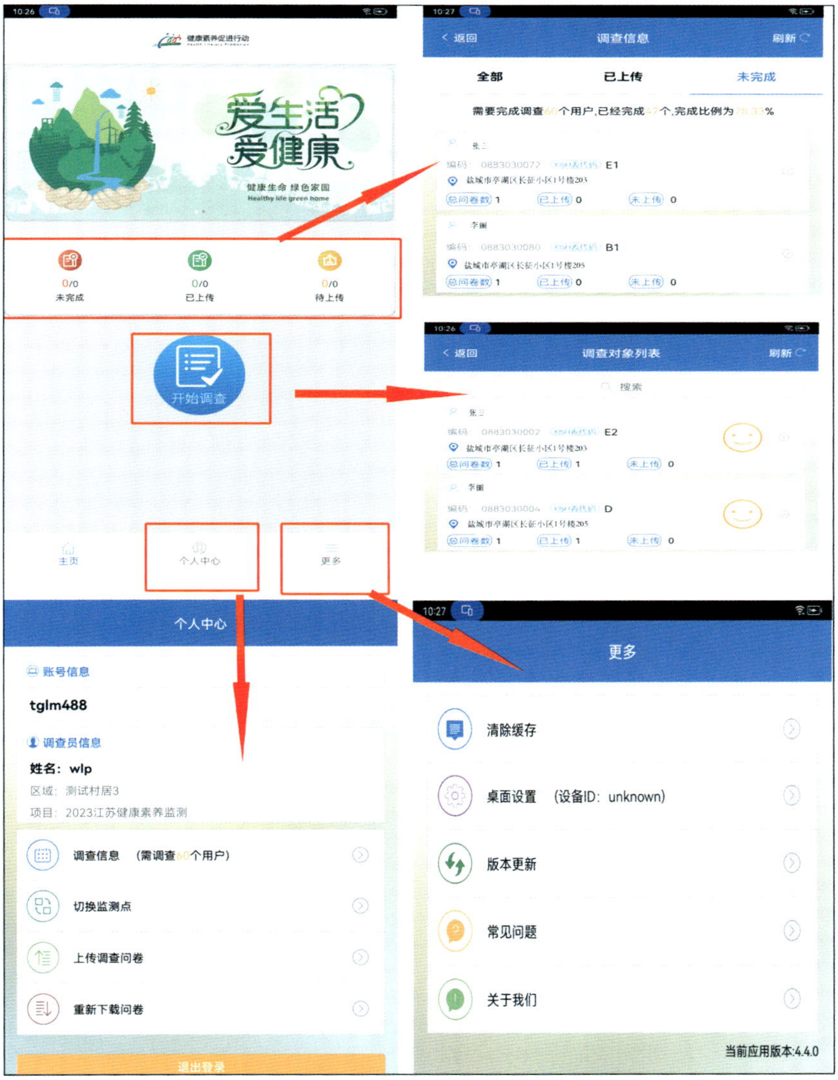

9.3.2 登录

首次登录“江苏健康素养”App，需确认平板电脑处于联网状态，如未联网，按照本书 9.2.1 节的叙述连接网络。点击“江苏健康素养”App 图标，进入该应用软件。点击“开始调查”或下方“个人中心”，即可进入调查登录界面。项目管理员会通过健康素养监测管理后台为每一个调查员生成对应的用户名及密码，调查员依次输入“用户名”“密码”“调查员姓名”后点击“登录”，在出现的“切换监测点”界面选择需开展调查的监测点，点击“确认”即登录成功。

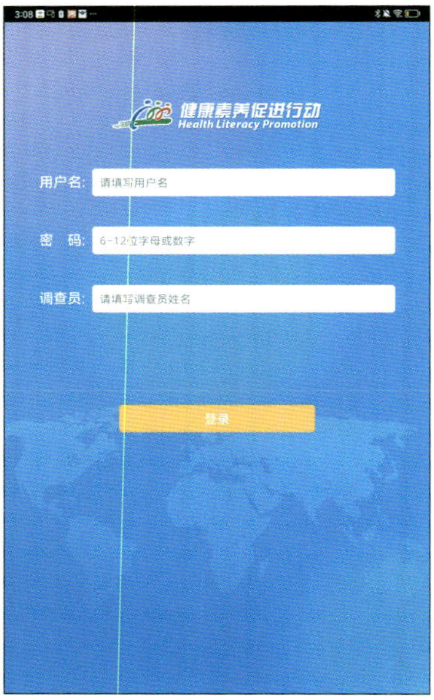

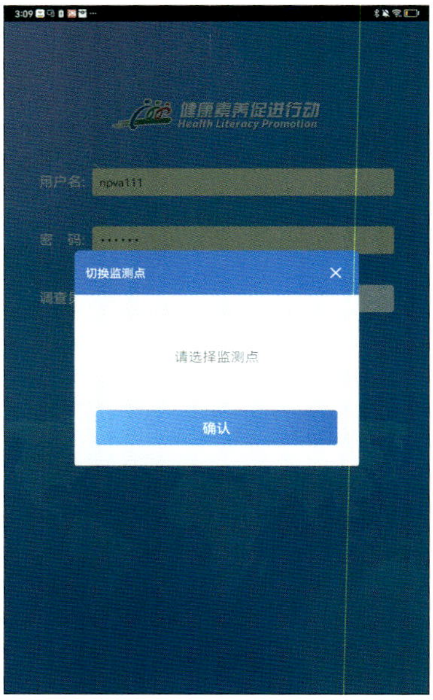

9.3.3　问卷下载

首次登录某监测点账号后，需点击“主页”—“开始调查”，此时出现的“调查对象列表”界面显示“查询结果无数据”，在联网状态下等待 1～2 秒后闪现“问卷下载完成”提示，随后会出现该监测点的所有调查对象列表。登录成功并显示“问卷下载完成”后，方可在离线状态下开展调查。

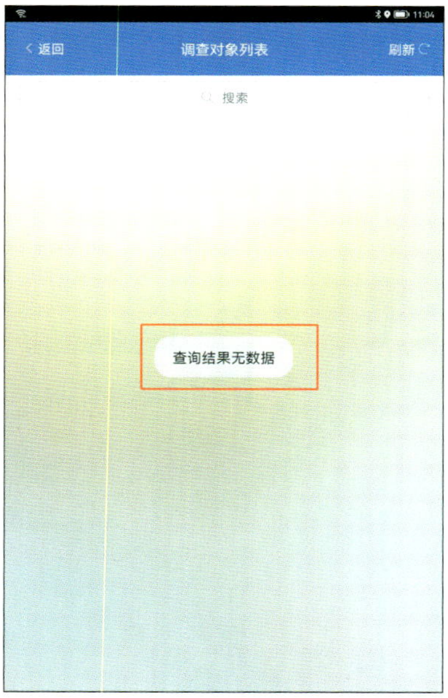

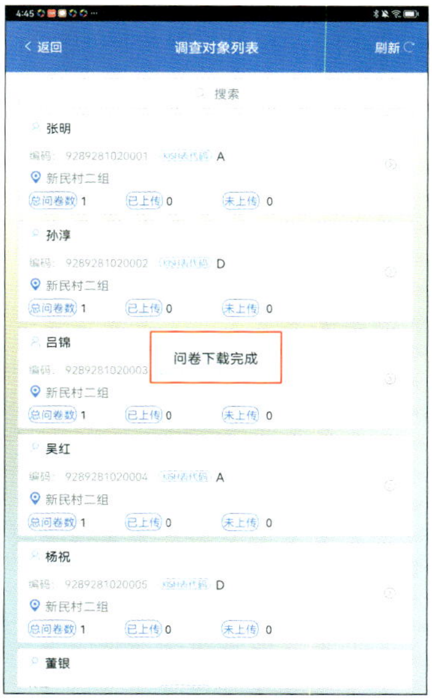

9.3.4 切换监测点

当调查员完成某监测点居委会/村的调查任务，打算前往其他监测点居委会/村调查时，需在“江苏健康素养”APP 中切换至新的监测点居委会/村。点击“个人中心”，选择“切换监测点”，点击新的调查村居名称后点击“确认”即可进入新监测点居委会/村。初次登录新监测点居委会/村，需要在联网状态下下载调查问卷(步骤同本书 9.3.3 节)。

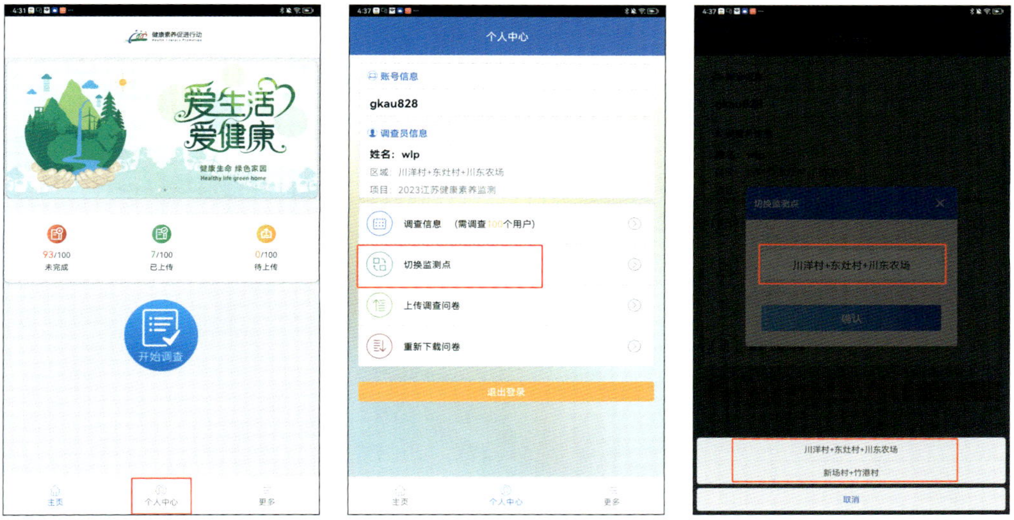

9.3.5 切换账号/退出登录

当需切换不同账号信息时，可点击个人中心—退出登录，填写新的账号信息、密码及调查员姓名后登录即可。

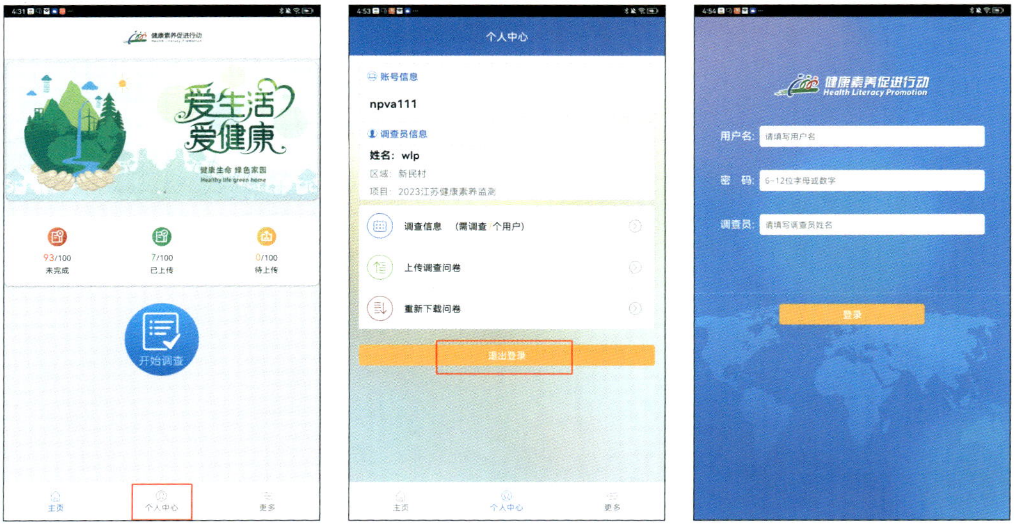

9.3.6 查找家庭户

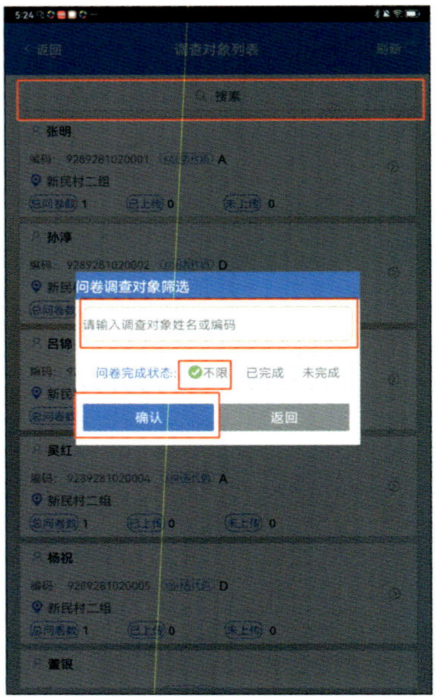

调查员入户开展现场调查时，需先在调查对象列表中根据家庭地址和/或户主姓名找到对应的家庭户。点击“主页”—“开始调查”—点击上方“搜索”区域，输入该户户主姓名或编码，保持下方“问卷完成状态”勾选为“不限”，点击“确认”即可快速找到该调查户。注意：此步骤必须在登录且完成调查问卷下载后进行。

9.3.7 填写家庭成员问卷及抽取调查对象

进入某调查户后，首先应完成调查对象的抽样，即第五阶段抽样。将该户符合调查要求的家庭成员（即 15～69 岁的常住人口）依次输入“家庭成员问卷”中，系统根据分配的 KISH 码自动抽取 1 人作为调查对象。

点击“家庭成员问卷”—“添加家庭成员”，依次输入符合要求的家庭成员姓名、年龄、性别，输入完成后点击“添加家庭成员”，该家庭成员即添加成功。如需再添加多名家庭成员则重复以上步骤，直至全部添加完成为止。经仔细核对确认无误后，点击“完成家庭成员登记”，在弹出的确认界面点击“确认”，随后系统会弹出抽样结果“素养答题人”即为抽中的调查对象，点击“确认”。至此，第五阶段抽样完成。在展示的家庭成员信息中，“家庭成员编号”一列被标注红色气泡框的居民即为被抽中的调查对象。

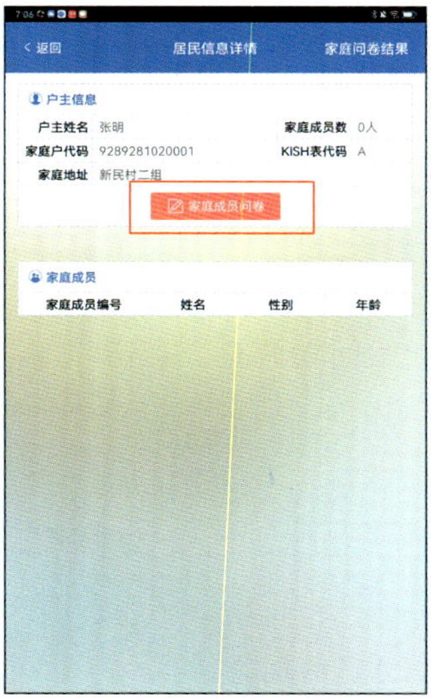

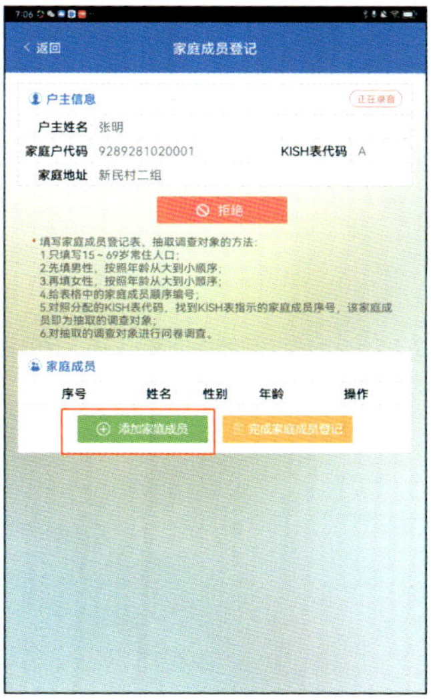

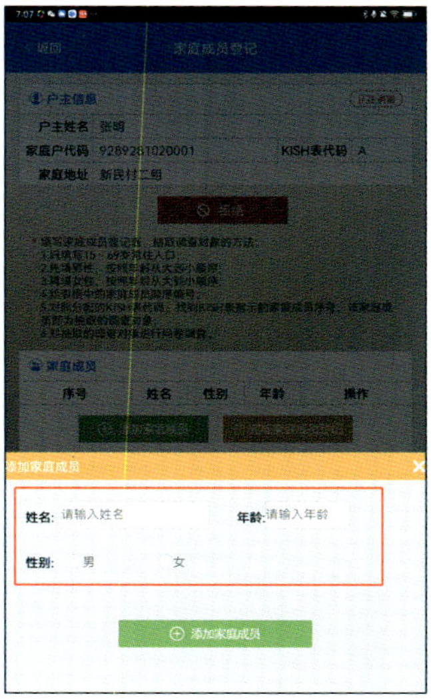

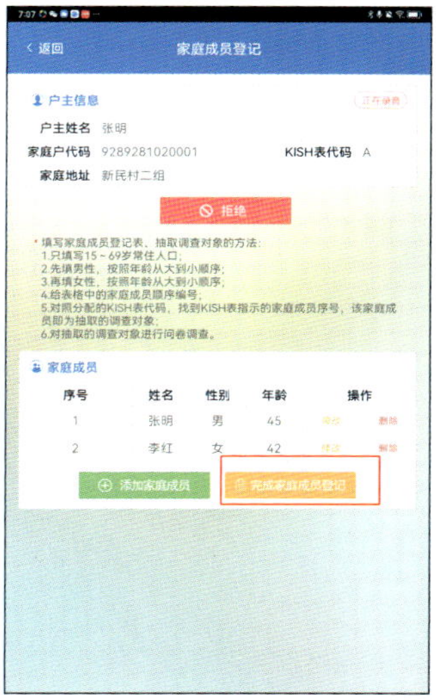

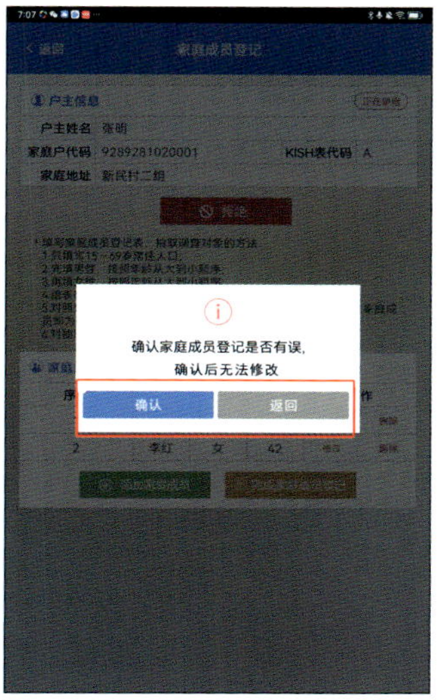

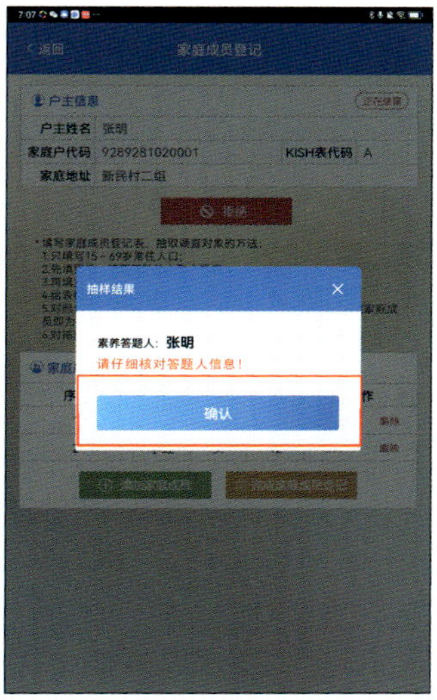

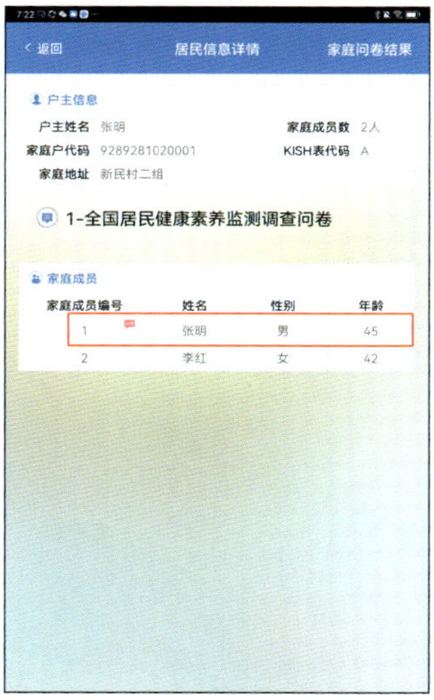

9.3.8 填写个人问卷

在顺利完成家庭成员问卷填写并抽取调查对象后，即可开始问卷调查。点击“问卷名称”，取得调查对象知情同意后，填写回访电话，点击“开始问卷调查”，即可进入问卷。调查对象自行阅读调查题目或调查员面对面阅读题目后，点击选项左侧圆圈进行选择，当显示图标“ ”即为选中该选项。点击“下一题”继续答题。问卷全部完成后，点击“确认完成”，在弹出的“问卷确认后无法修改”对话框中点击“确认”，即完成一份问卷的调查。

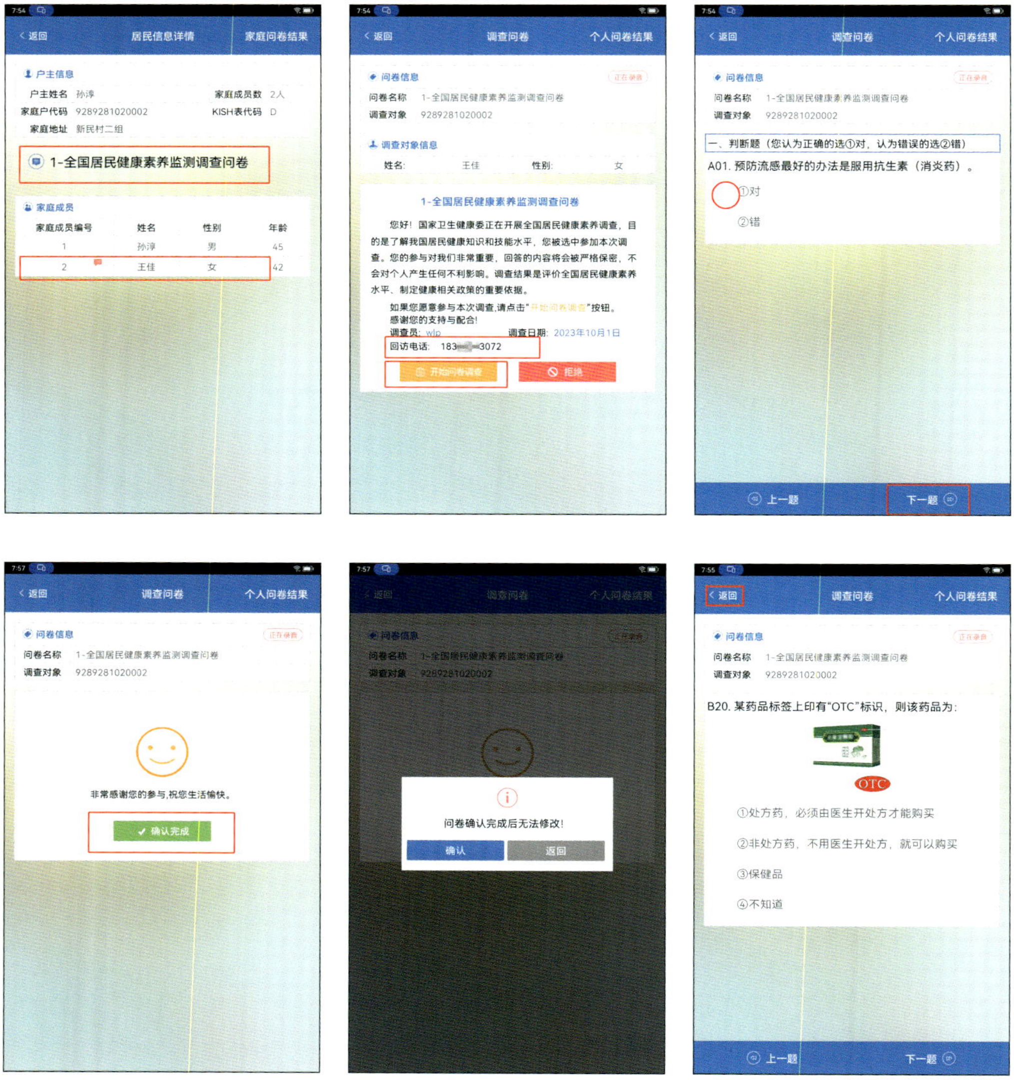
返回
居民信息详情
家庭问卷结果
户主信息
户主姓名 孙淳
家庭成员数 2人
家庭户代码 9289281020002
KISH表代码 D
家庭地址 新民村二组
1-全国居民健康素养监测调查问卷
家庭成员
家庭成员编号
姓名
性别
年龄
1 孙淳 男 45
2 王佳 女 42
返回
调查问卷
个人问卷结果
问卷信息
问卷名称 1-全国居民健康素养监测调查问卷
调查对象 9289281020002
调查对象信息
姓名: 王佳
性别: 女
1-全国居民健康素养监测调查问卷
您好！国家卫生健康委正在开展全国居民健康素养调查，目的是了解我国居民健康知识和技能水平，您被选中参加本次调查。您的参与对我们非常重要，回答的内容将会被严格保密，不会对个人产生任何不利影响。调查结果是评价全国居民健康素养水平、制定健康相关政策的重要依据。
如果您愿意参与本次调查，请点击"开始问卷调查"按钮。
感谢您的支持与配合！
调查日期：2023年10月1日
拒绝
一、判断题（您认为正确的选①对，认为错误的选②错）
A01. 预防流感最好的办法是服用抗生素（消炎药）。
①对
②错
上一题
下一题
非常感谢您的参与，祝您生活愉快。
确认完成
问卷确认完成后无法修改！
确认
返回
B20. 某药品标签上印有"OTC"标识，则该药品为：
OTC
①处方药，必须由医生开处方才能购买
②非处方药，不用医生开处方，就可以购买
③保健品
④不知道

问卷调查过程中，可能出现调查对象临时有事而中断调查的情况，此时调查员需与调查对象重新预约时间，以便能够继续完成问卷。调查员可在平板电脑端未完成的问卷界面，点击左上角“返回”，即可退出当前问卷。再次入户时，可接续未完成部分开始调查。注意：切忌直接点击平板电脑自身的返回键，否则可能导致已调查的题目保存失败。

9.3.9 问卷完成情况记录

入户调查过程中，如果现场调查顺利进行，直接按照本书 9.3.6～9.3.8 节的流程即可。如果一次入户无法顺利完成家庭成员问卷或者个人问卷填写，需对同一户多次入户调查时，需在 App 中对每一次入户但未能完成调查的情况进行记录。完成情况记录包括“家庭成员问卷完成情况记录”和“个人问卷完成情况记录”两种情况。

对于“家庭成员问卷完成情况记录”，点击“开始调查”进入调查对象列表—搜索该家庭户—点击进入“居民信息详情”界面—点击右上角“家庭问卷结果”—在弹出的界面填写此次入户时间和完成情况—点击“添加家庭问卷结果”。该次入户情况即被记录下来。家庭成员问卷完成情况最多记录 3 次，若 3 次仍无法完成家庭成员问卷，则认为该家庭户“拒绝”。

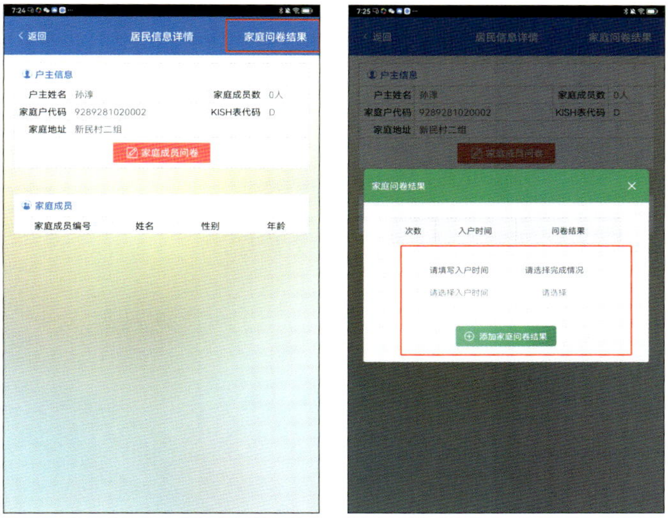

对于“个人问卷完成情况记录”，点击“问卷名称”进入“调查问卷”界面—点击右上角“个人问卷结果”—填写此次入户时间和完成情况—点击“添加个人问卷结果”—点击左上角“返回”即可。该次入户情况即被记录下来。个人问卷完成情况最多记录 3 次，若 3 次仍无法完成个人问卷，则认为该调查对象“拒绝”。

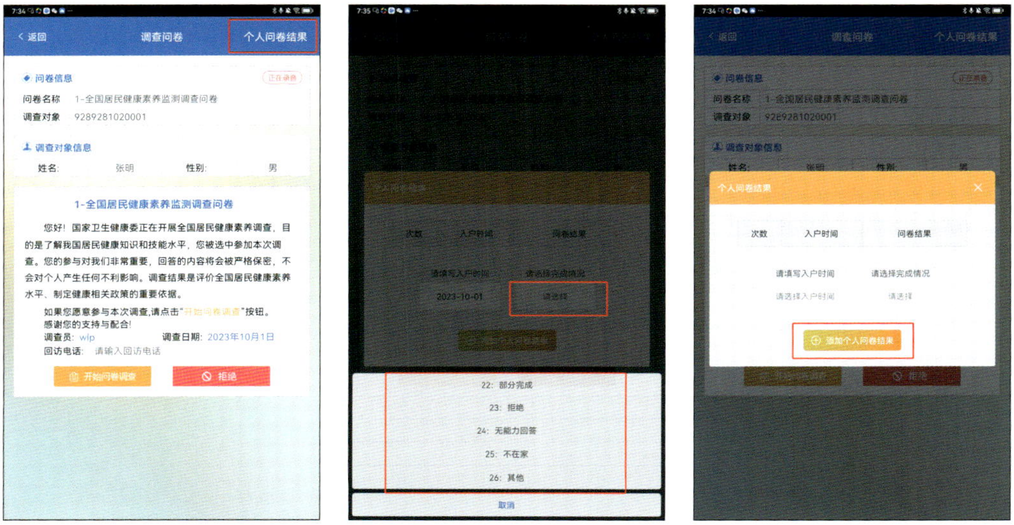

9.3.10 问卷拒绝

健康素养问卷调查中，因任何原因导致调查无法正常进行而被迫中止的情况，称为“拒绝”。具体定义参见本书 6.6.3.2 节拒绝调查的流程，本节只介绍在“江苏健康素养”App 中的操作步骤。

家庭成员问卷拒绝：进入某家庭户，点击“家庭成员问卷”—点击“拒绝”—点击下拉三角标，选择该家庭户拒绝的原因—点击“确认”后即可将该家庭户标记为拒绝状态。

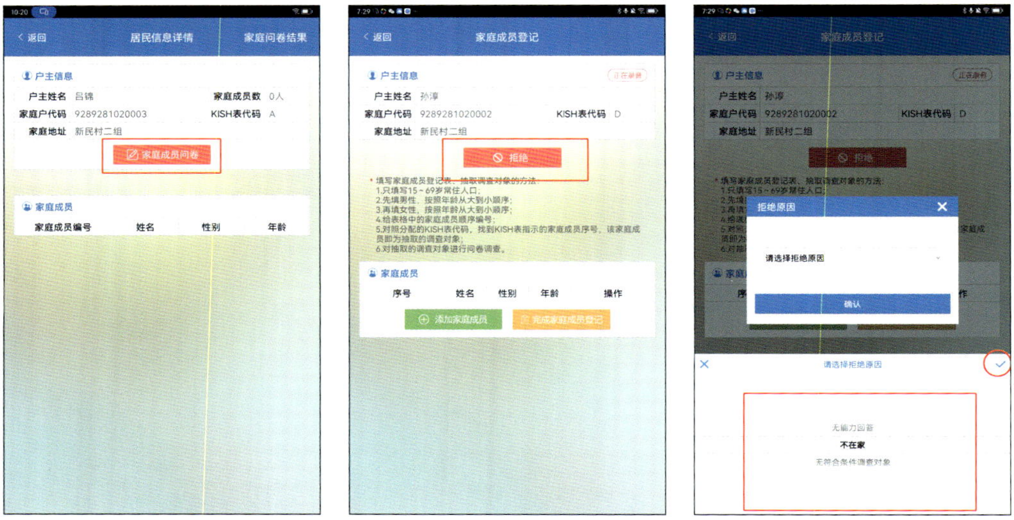

个人问卷拒绝：点击“问卷名称”进入“调查问卷”界面—点击“拒绝”—点击下拉三角标，选择该调查对象拒绝的原因—点击“确认”后即可将该调查对象的个人问卷标记为拒绝状态。

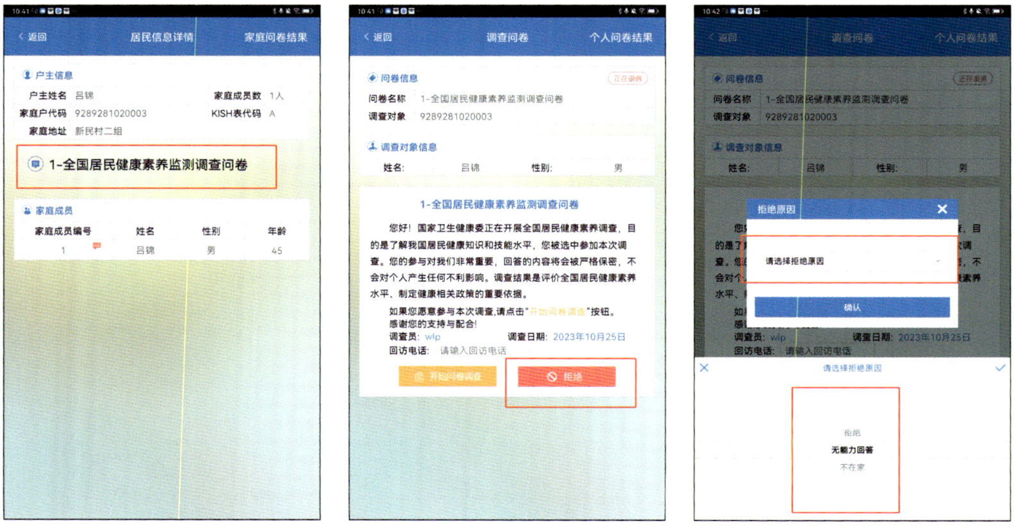

如果是问卷调查过程中调查对象不愿意配合继续调查，此时长按“问卷名称”—在“拒绝问卷”界面点击“拒绝”—在弹出的“您确认将该问卷状态设置为拒绝”对话框中选择“确认”—在下拉三角标中选择拒绝原因后点击“确认”，即可将该调查对象的个人问卷标记为“部分完成”的拒绝状态。

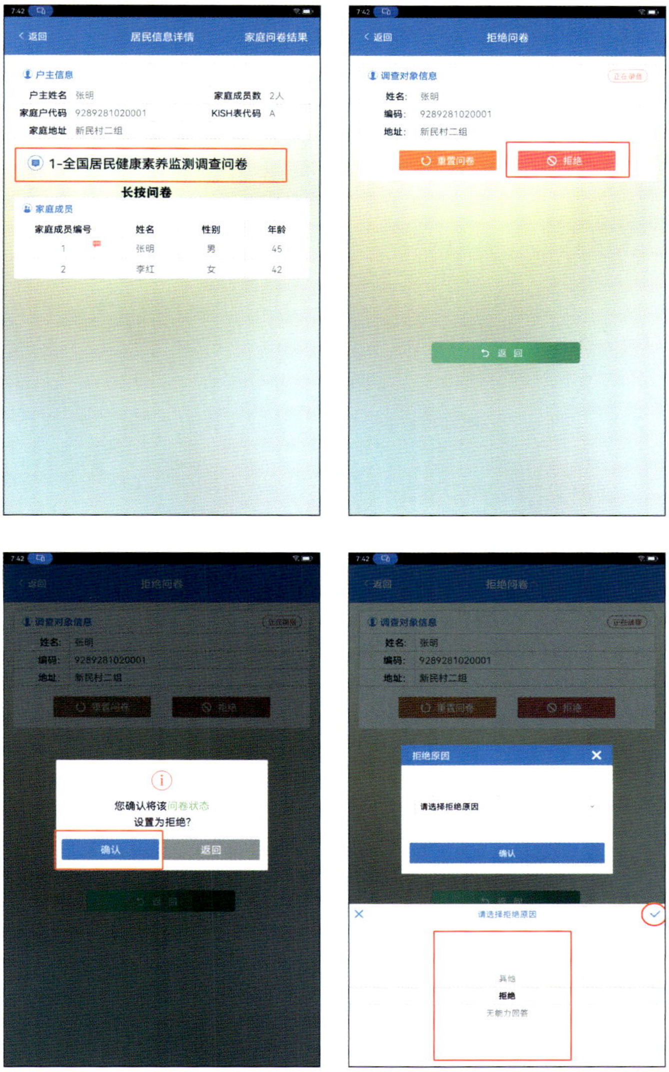

9.3.11 问卷上传

完成调查的问卷和拒绝问卷都需要上传至健康素养监测管理系统后台，上传必须在平板电脑联网的状态下进行。

上传问卷有以下两种方法。

方法一：点击每份问卷前的绿色箭头图标，该图标变成笑脸时，即表示上传完毕。

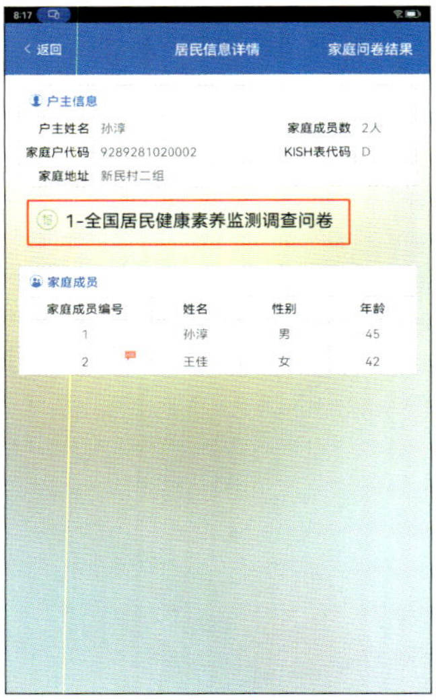

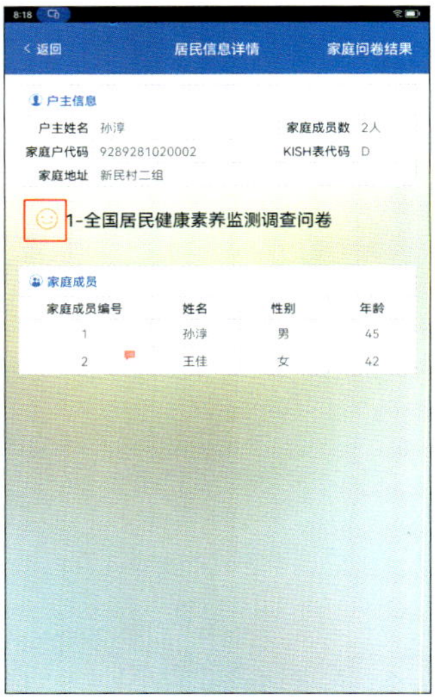

方法二：进入“个人中心”，点击“上传调查问卷”，此时会显示当前平板电脑的当前账号下所有已完成调查但尚未上传的问卷，逐个点击“上传”，全部上传完成后，该界面为空白。问卷上传至健康素养监测管理系统（后台）后，如发现录音文件缺失，则点击“上传文件”将录音文件再次上传。

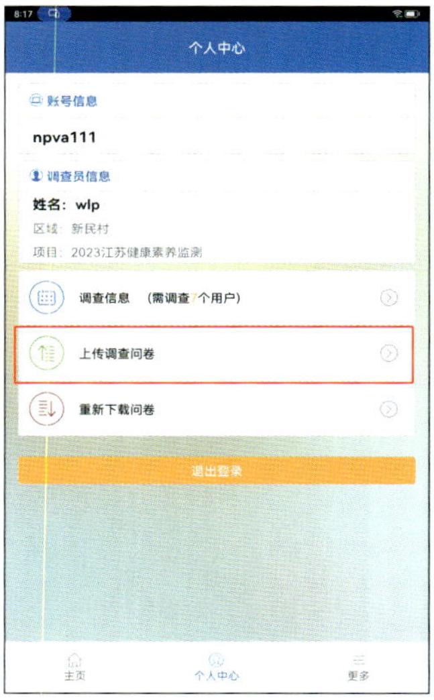

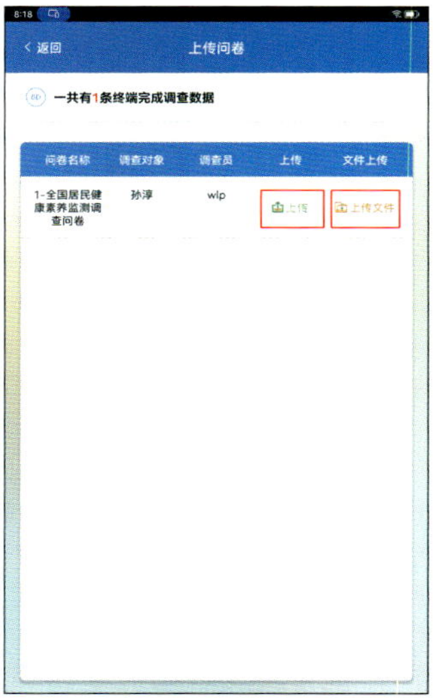

9.3.12 问卷完成状态

“江苏健康素养”App可通过问卷前的不同图标来判断该问卷当前处于何种状态，详见表9－1。

表 9-1 “江苏健康素养”App 调查问卷不同图标解读

问卷完成状态	图标	图标解读
未开始		该问卷未打开，待调查
部分完成	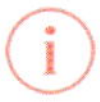	该问卷已打开但未完成，待继续调查
已完成未上传	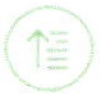	该问卷已调查完成，待上传
上传完成	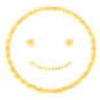	该问卷已上传成功

9.3.13 答案修改

问卷在填写过程中，可能出现填写错误或填写答案与调查对象表达不一致等情况，此时在维持调查对象原意的基础上可对问卷填答进行修改。具体修改有以下两种情况。

情况一：调查过程中发现某题填答情况与调查对象表述不一致，此时问卷尚未上传，可直接点击“上一题”，查找到需要修改的题目进行修改即可。

情况二：问卷上传后，发现某题填答情况与调查对象表述不一致时，可在调查列表中找到需要修改答案的问卷，长按问卷名称—点击“问卷预览”—点击右上角“申请修改”—找到需要修改答案的题目并更改答案—点击下方“提交修改”—填写修改原因—点击“确认”后即提示“修改申请提交成功”。填写修改原因时需注意，写明修改答案的题号及修改原因，如调查对象出生年为 1979 年，误填写为 1989 年，修改原因需填写为“F02 因手误填写错误”。修改申请提交成功后，后台将进行审核，并给予通过或不通过的判定结果(详见本书 8.4.3 节)。

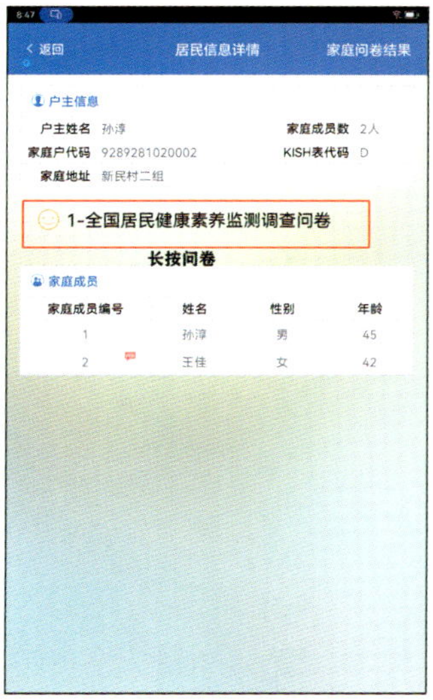

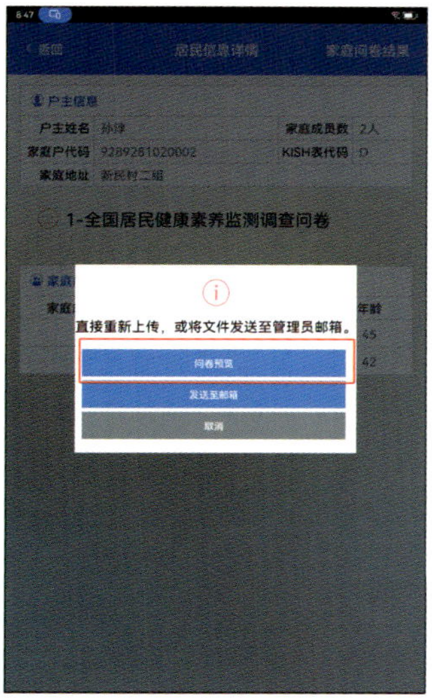

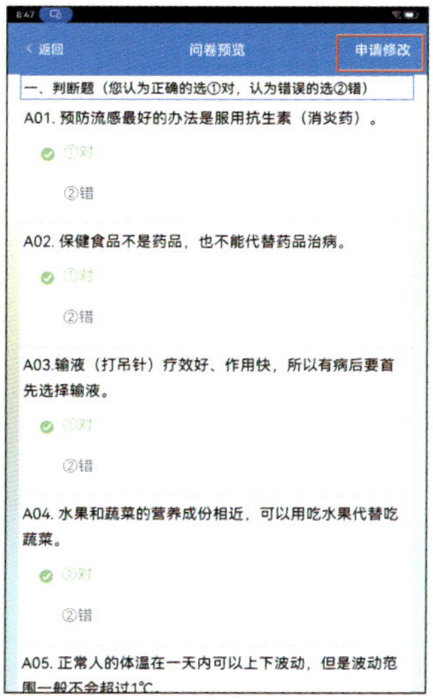

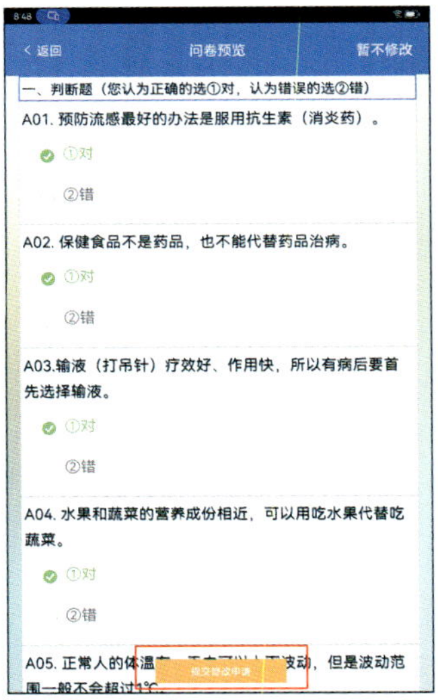
返回
问卷预览
暂不修改
一、判断题（您认为正确的选①对，认为错误的选②错）
A01. 预防流感最好的办法是服用抗生素（消炎药）。
①对
②错
A02. 保健食品不是药品，也不能代替药品治病。
①对
②错
A03.输液（打吊针）疗效好、作用快，所以有病后要首先选择输液。
①对
②错
A04. 水果和蔬菜的营养成份相近，可以用吃水果代替吃蔬菜。
①对
②错
提交修改申请

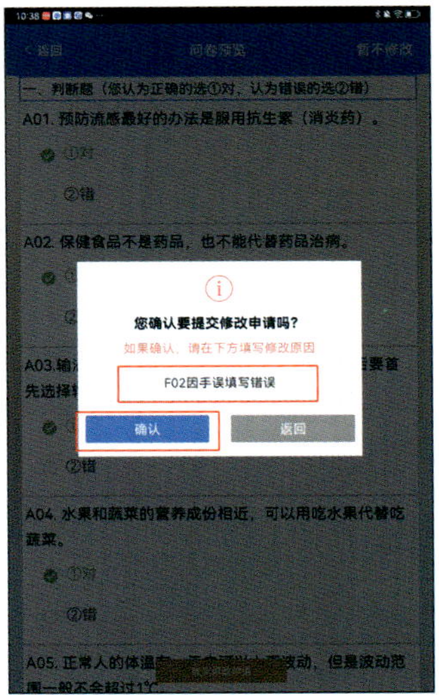
您确认要提交修改申请吗？
如果确认，请在下方填写修改原因
F02因手误填写错误
确认
返回

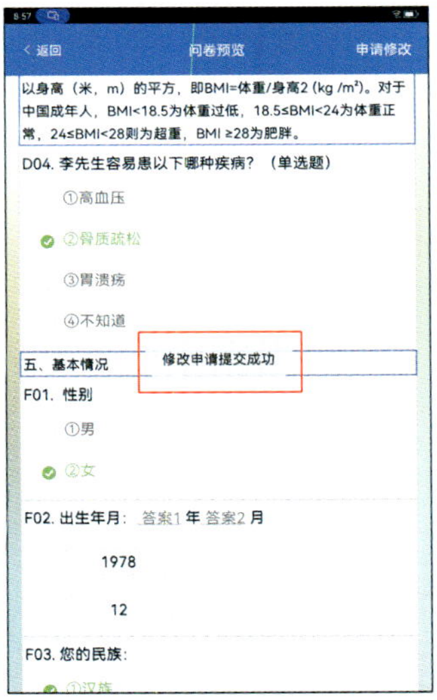
返回
问卷预览
申请修改
以身高（米，m）的平方，即BMI=体重/身高2 (kg /m²)。对于中国成年人，BMI<18.5为体重过低，18.5≤BMI<24为体重正常，24≤BMI<28则为超重，BMI ≥28为肥胖。
D04. 李先生容易患以下哪种疾病？（单选题）
①高血压
②骨质疏松
③胃溃疡
④不知道
五、基本情况
修改申请提交成功
F01. 性别
①男
②女
F02. 出生年月：答案1 年 答案2 月
1978
12
F03. 您的民族：

HEALTH LITERACY

10

数据整理

现场调查获得的数据经过质量控制后从管理后台导出，即可得到健康素养监测数据文件。此后，需要对数据进行必要的整理，包括数据的编辑处理、数据结构的调整、数据变量的转换计算以及生成辅助变量等操作。养成良好的数据整理习惯，保证高质量的数据文件，是最终得到准确分析结果的基础。

10.1 数据导入

通过江苏省健康素养监测管理系统后台导出江苏省健康素养监测数据，原始数据为 Excel 的 xlsx 格式。在得到原始数据后可以进行初步的数据整理工作。

第 1 步：将数据变量名称所在行调整为第 1 行。

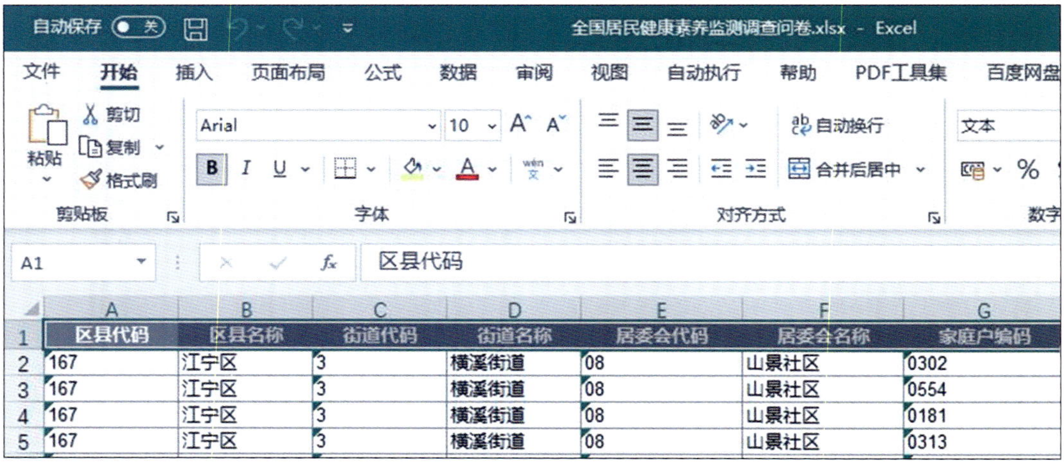

第 2 步：对完成情况所在列进行筛选操作。

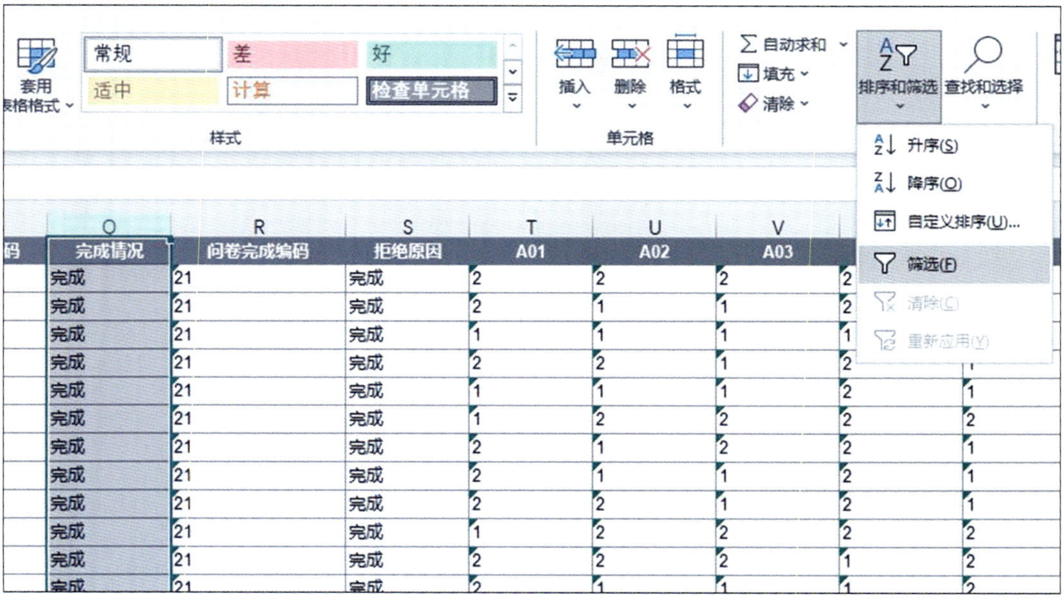

第 3 步：点击筛选条件下拉按钮，选择“拒绝”并确定。

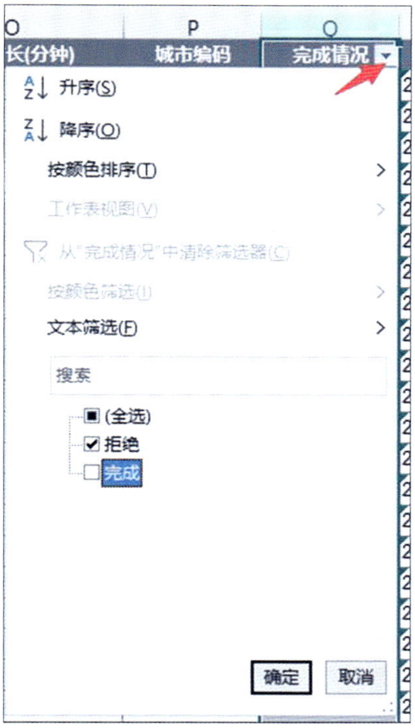

第 4 步：选中并删除所有完成情况为“拒绝”的数据。然后取消筛选。

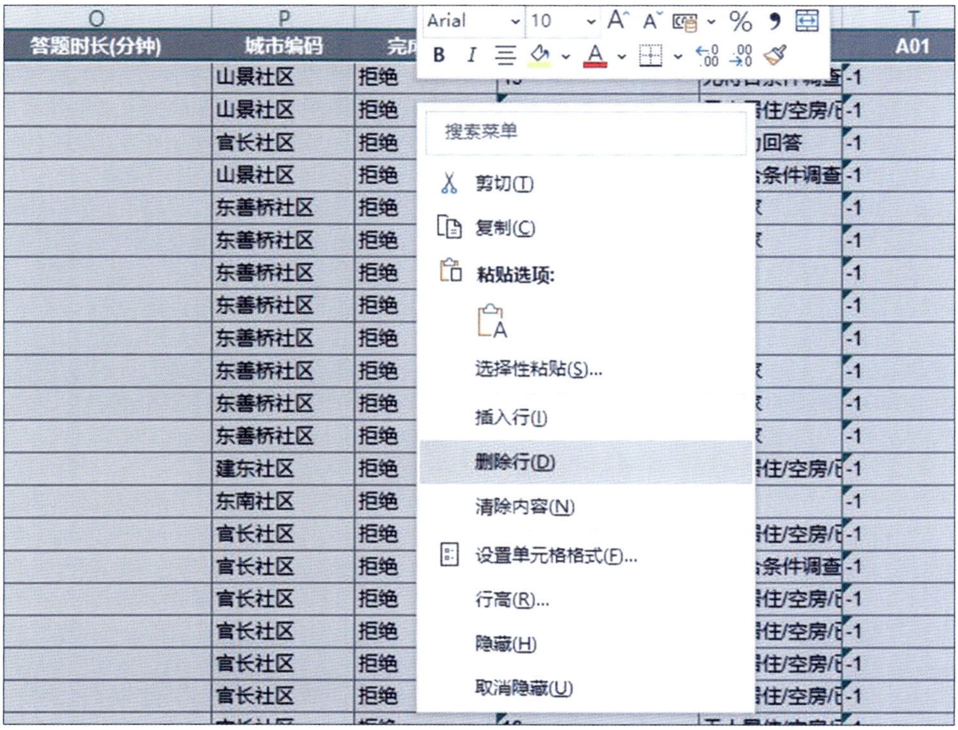

第 5 步：选中“问卷编码”所在列，点击功能区中“条件格式”→点击“突出显示单元格规则”→点击“重复值”→直接点击“确定”按钮，软件会默认将编码重复数据标红。

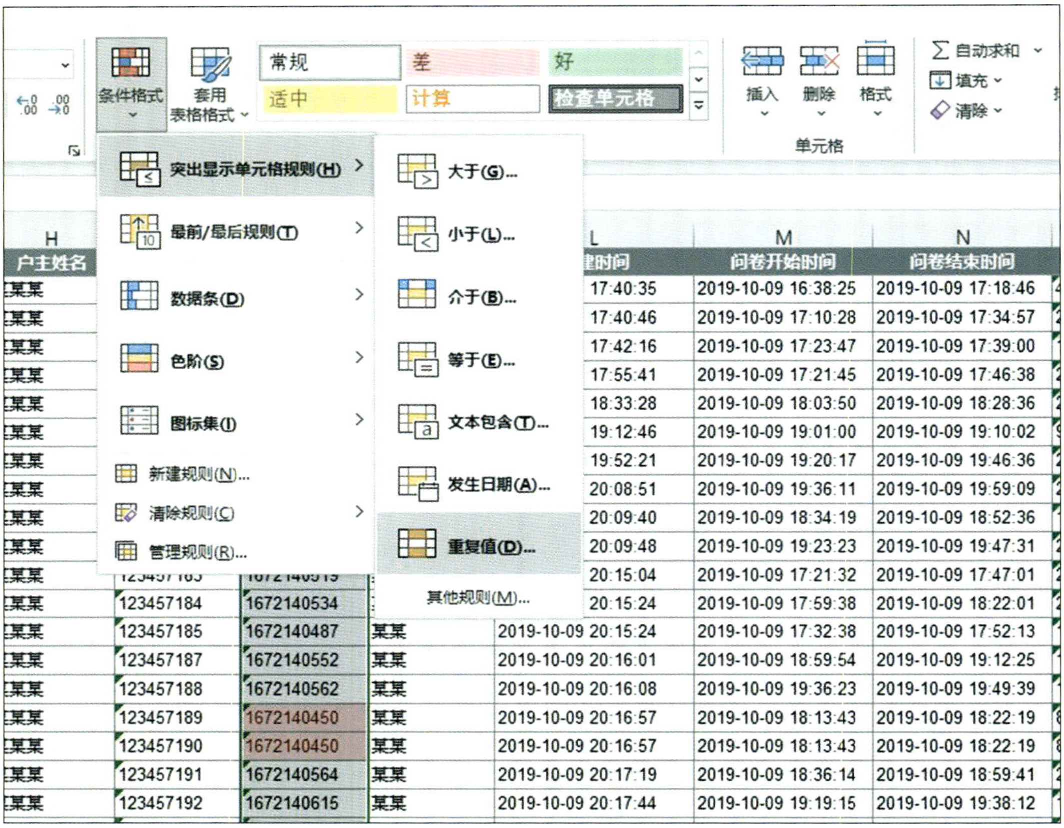

此时应核查问卷编码重复的数据的问卷开始结束时间和答题内容，确认是否为同一问卷重复上传，若为相同问卷，则可自行删除；若问卷内容不相同，则必须进入监测管理系统核查原因或者询问上级管理人员，确定后对问题数据进行修正或删除。

第 6 步：对“F01”(问卷中为性别)所在列进行筛选操作。步骤同前，若筛选后发现出现 1、2 以外的赋值，则必须进入监测管理系统核查原因或者询问上级管理人员，确定后对问题数据进行修正或删除。

除以上步骤外，也可根据其他基本情况的要求进行数据的整理。数据的初步整理结束并保存后，可将数据导入统计软件，进行下一步核查。

第 1 步：打开统计软件→点击菜单栏“文件”→选择“导入数据”→点击格式“Excel”。

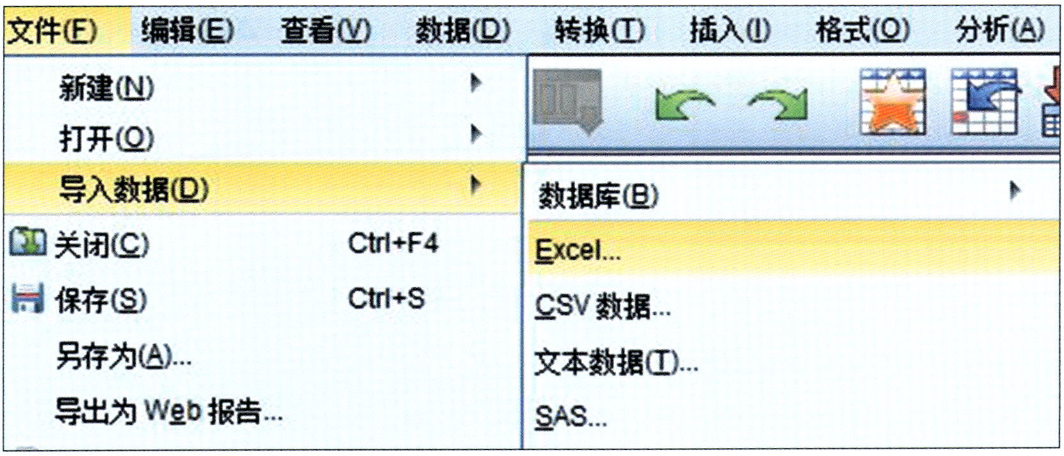

第 2 步：选择初步整理好的 Excel 格式的数据，点击“打开”。

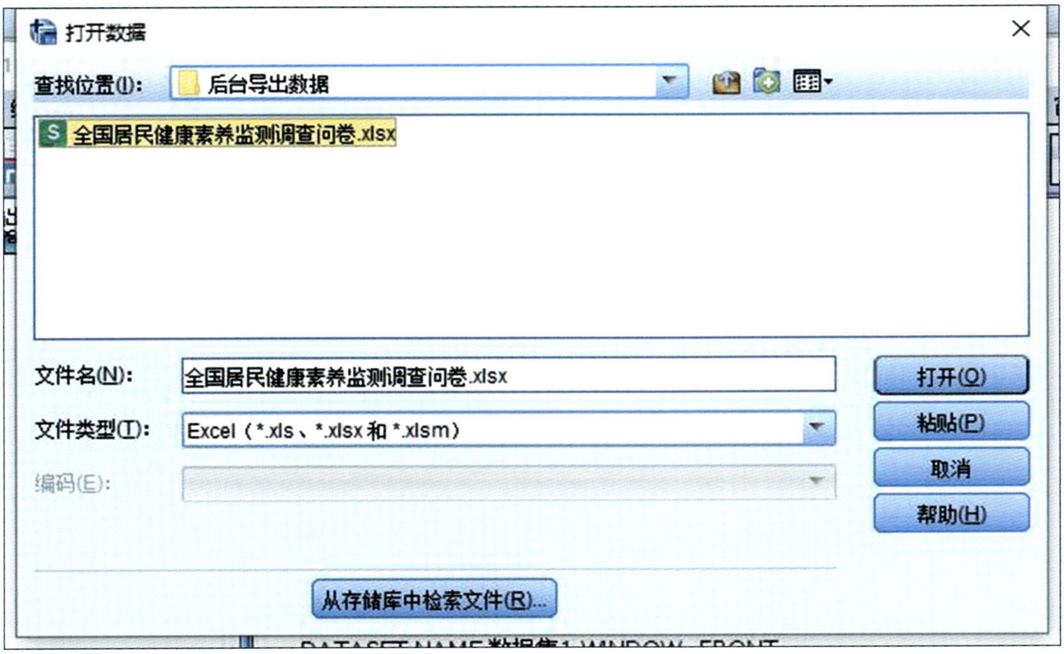

第 3 步：勾选“从第一行数据中读取变量名称”，“用于确定数据类型的值所占的百分比”和“忽略隐藏的行和列”两个选项默认勾选即可，可以查看预览窗口，核对数据与变量名称有无错位的情况。然后点击“确定”。

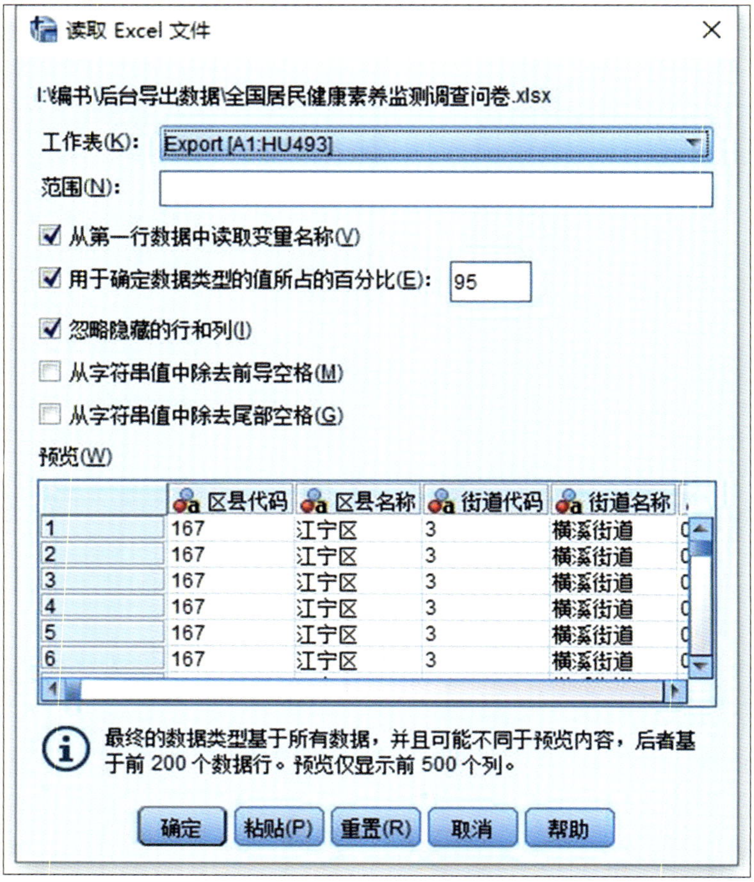

第 4 步：拉动右边和下边的滚动条，大致查看数据是否完整，变量和数据数量有无缺失。

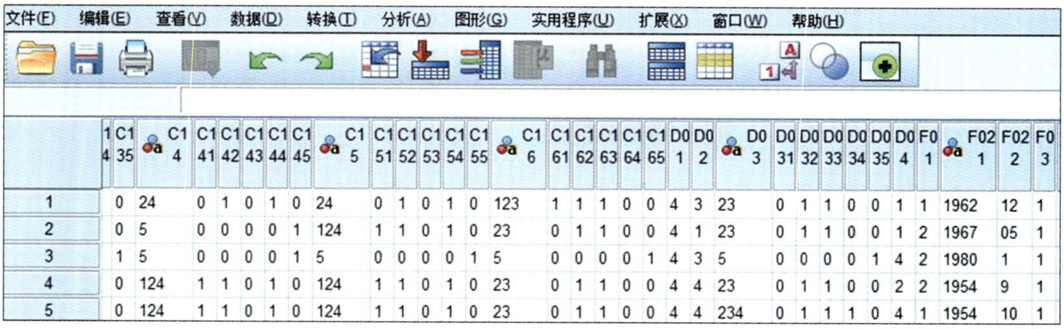

10.2 数据的核查、修正或删除

原始数据的初步整理在 Excel 中能够比较方便地实现。在数据导入统计软件后，进行后期的数据整理。主要的数据处理方式是对数据进行排序，排序的变量包括但不限于问卷编码、问卷主体内容中的非跳转题目等，排序后删除有遗漏或者异常的数据记录。比如对年龄的处理，因为健康素养监测的对象为 15～69 岁的城乡居民，可通过年龄排序，删除超过此年龄段的数据记录，年龄计算及处理操作步骤如下：

第 1 步：选择菜单栏中“转换”→打开“日期和时间向导”。

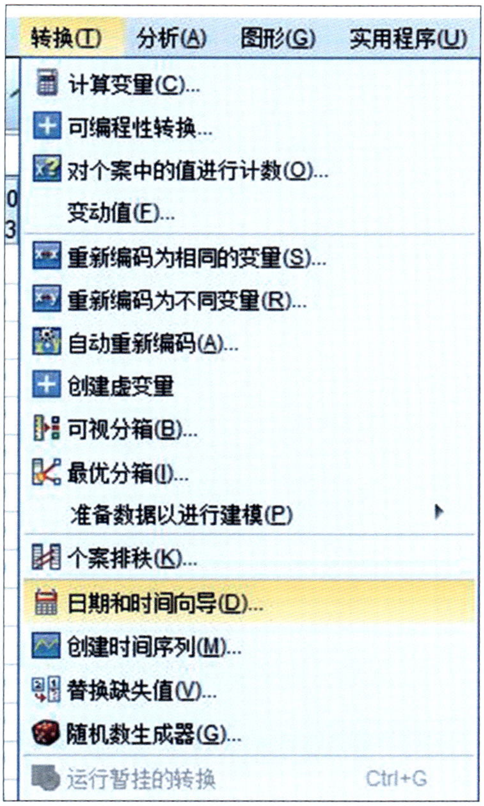

第 2 步：选择“使用包含日期或时间的字符串创建日期/时间变量”。点击下一步。

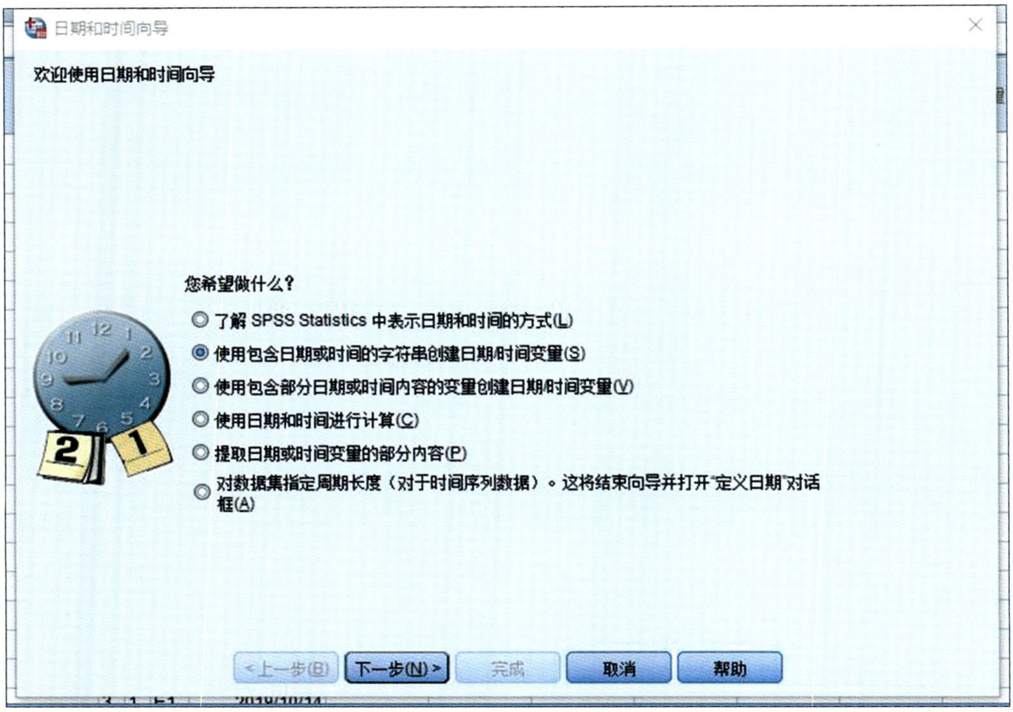

第 3 步：变量选择“创建时间”，模式选择“yyyy/mm/dd”。点击下一步。

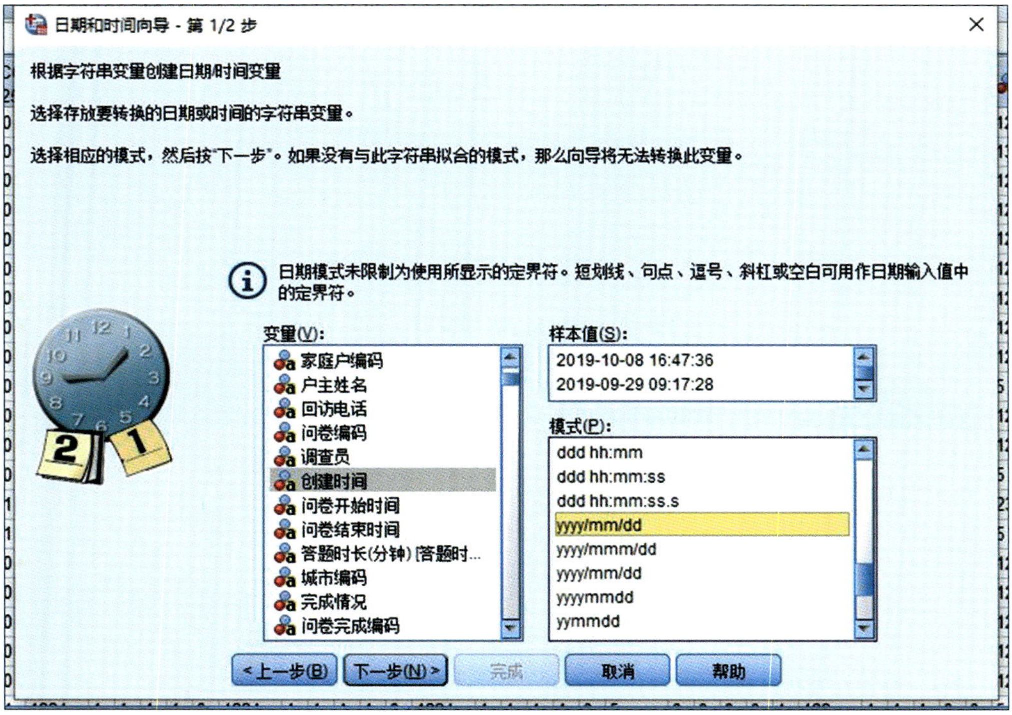

第 4 步：结果变量名称按自己喜好设置成英文缩写或者中文，比如“答题日期”。点击完成。

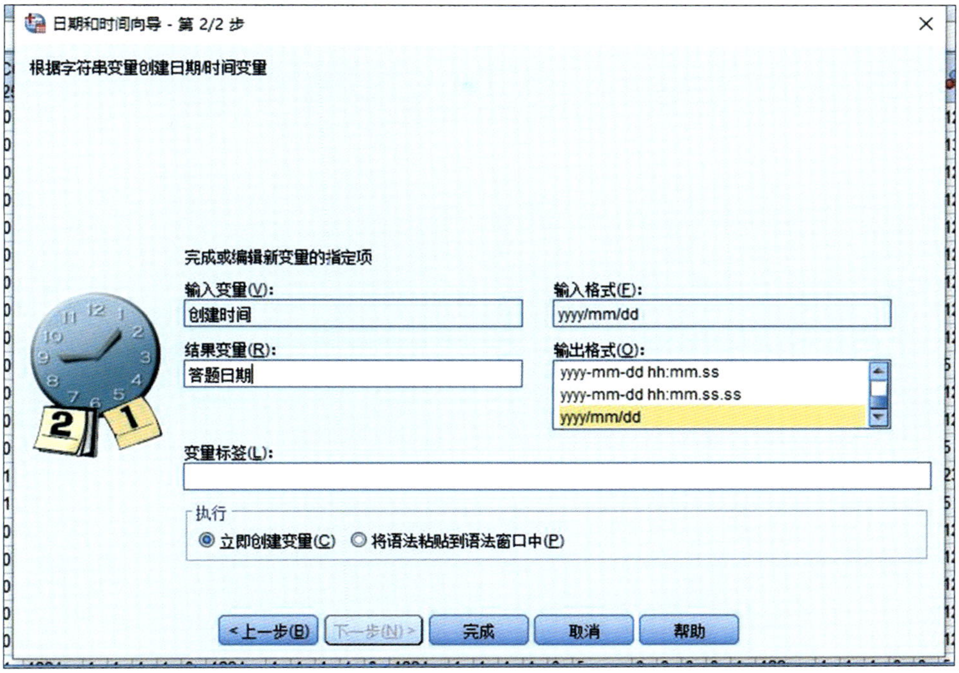

第 5 步：同第 1 步选择菜单栏中“转换”→打开“日期和时间向导”→选择“使用包含部分日期或时间内容的变量创建日期/时间变量”。点击下一步。

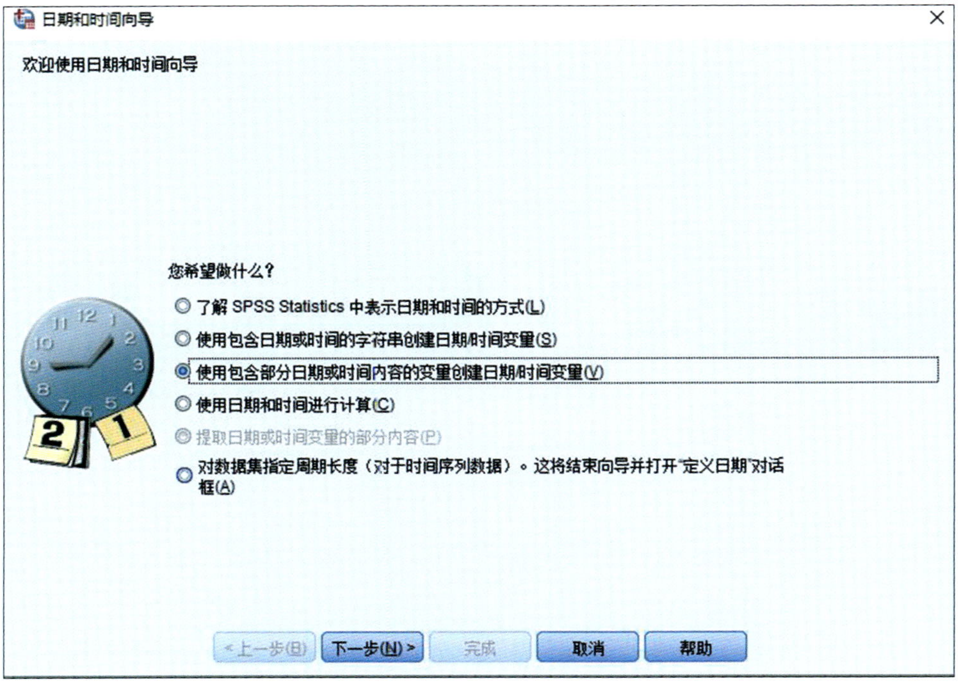

第 6 步：将变量“F021”和“F022”分别填入年份和月份。点击下一步。

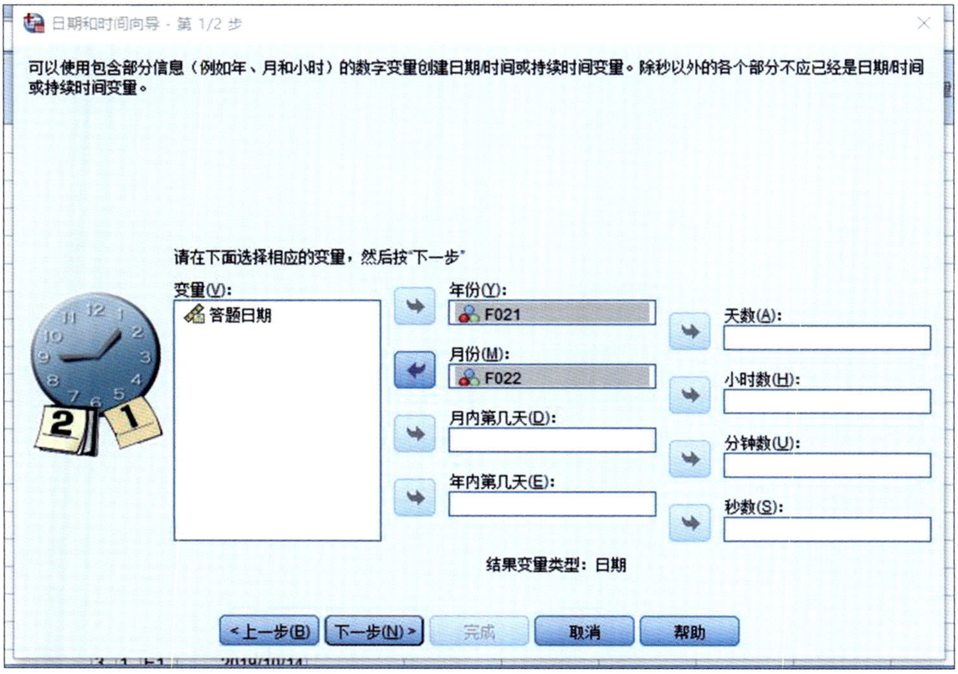

第 7 步：结果变量名称按自己喜好设置成英文缩写或者中文，比如“出生日期”→输出格式选择“yyyy/mm/dd”。点击完成。

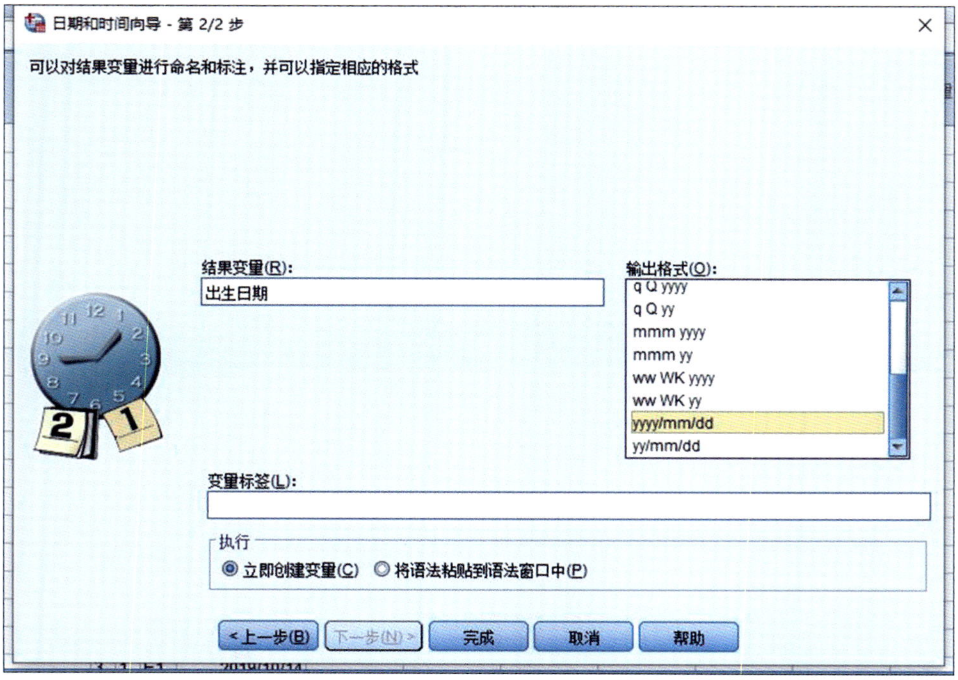

第 8 步：同第 1 步选择菜单栏中“转换”→打开“日期和时间向导”→选择“使用日期和时间进行计算”。点击下一步。

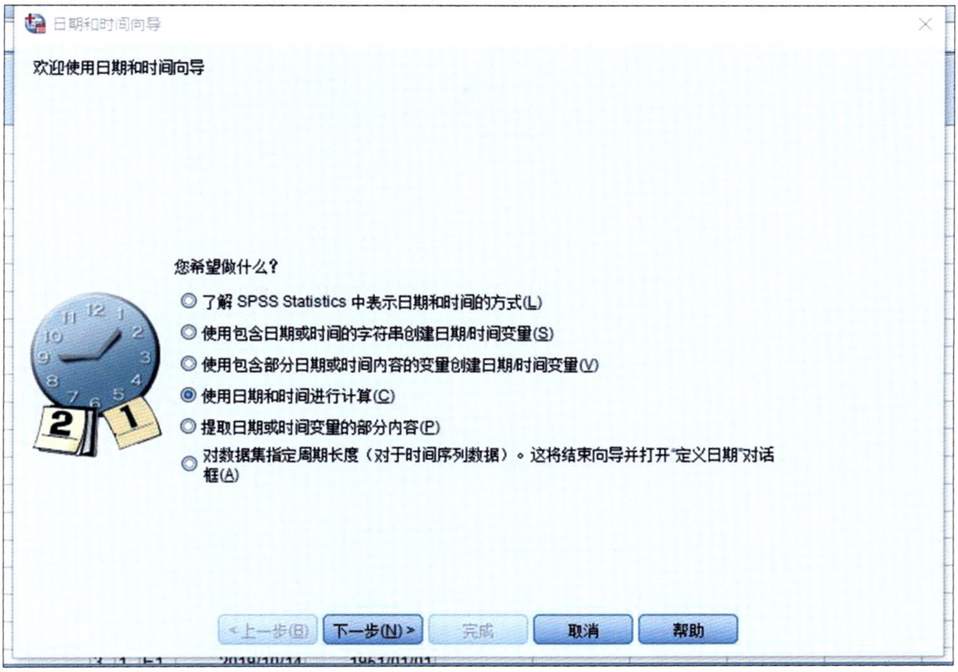

第 9 步：选择“计算两个日期之间的时间单位数”。点击下一步。

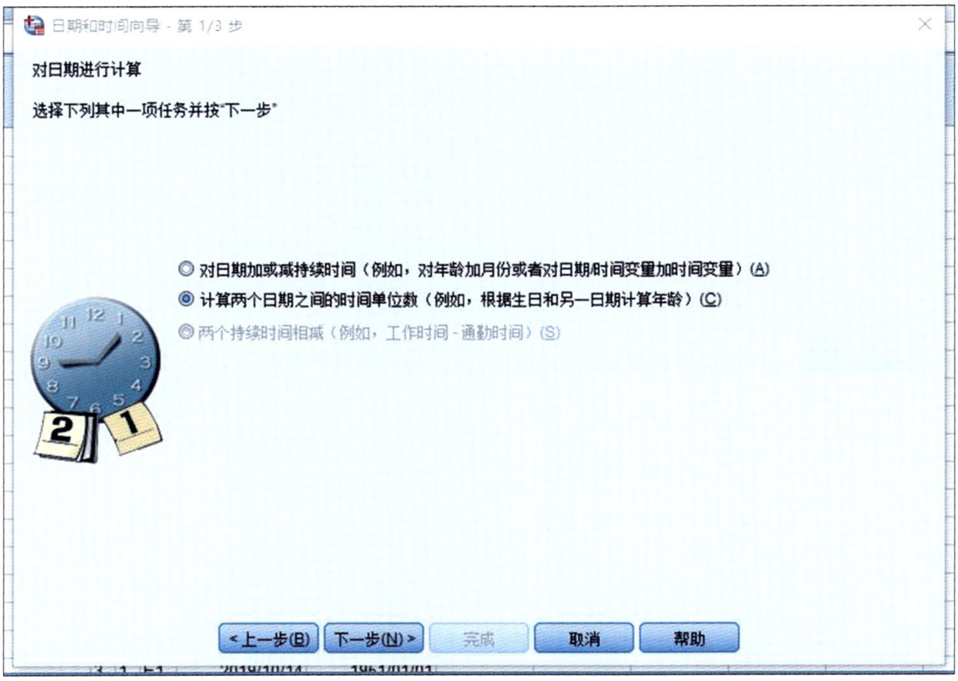

第 10 步：分别将“答题日期”和“出生日期”填入“日期 1”和“日期 2”→单位选择年，结果处理选择“截断取整”。点击下一步。

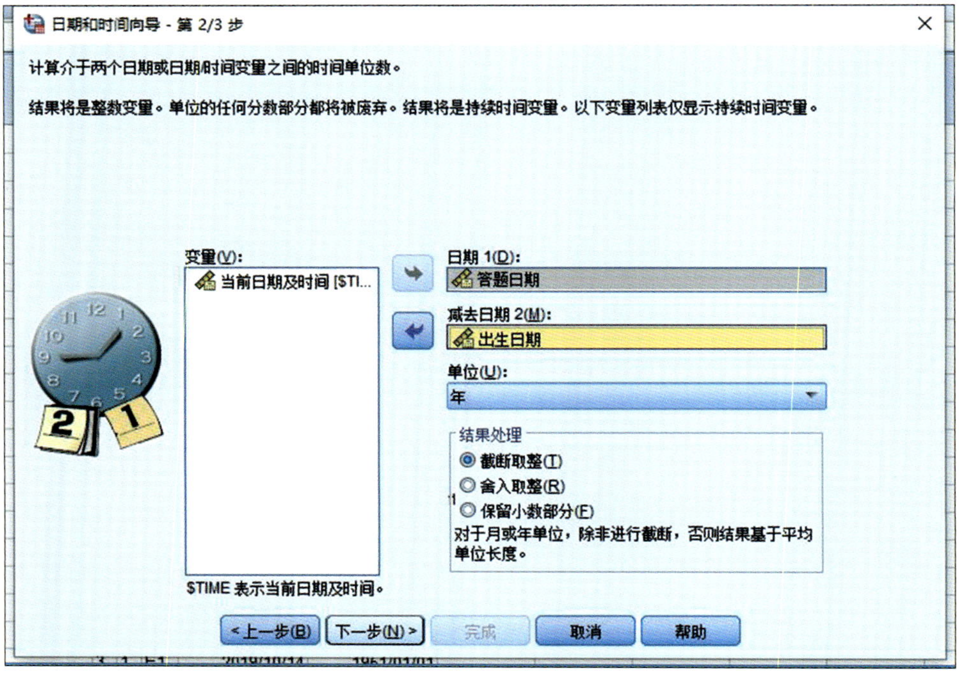

第 11 步：结果变量填入“age”或者“年龄”→执行处选择立即创建变量。点击完成。

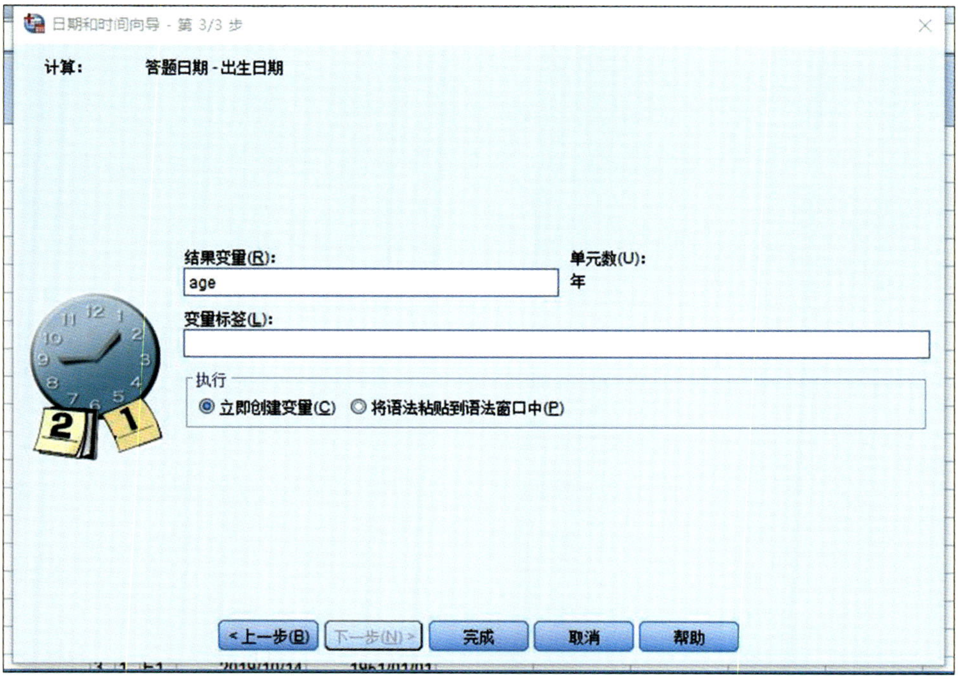

第 12 步：对“age”变量所在列分别进行降序排列和升序排列，整行删除≥70 周岁和<15 周岁的数据。

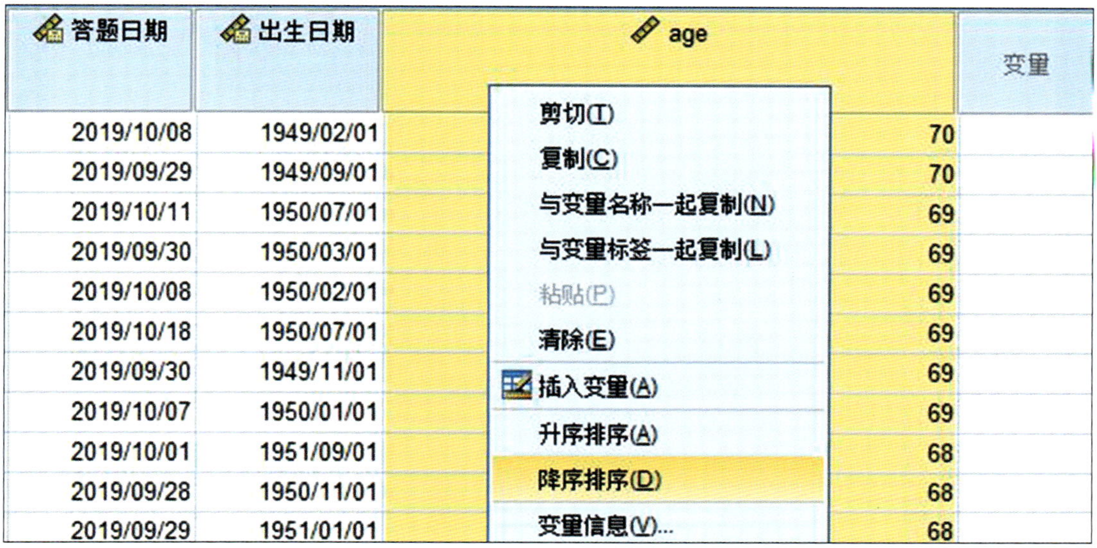

10.3 根据研究需要，转换变量类型和生成辅助变量 ▶

数据导入统计软件后，所有的变量类型均为字符串。为了方便分析，需要将部分变量转换为数值型变量。此外，一些必要的辅助变量也可以在健康素养水平计算分析之前统一生成，比如将年龄每 5 岁一组分成 11 组、将年龄每 10 岁一组分成 6 组、将 F10(烟草使用题)的 4 个选项分成现在吸烟和不吸烟两组、划分城乡、将本科学历和硕士研究生及以上学历合并成本科及以上学历等。

10.3.1 转换变量类型

将变量 A01 至 D04 转换成数值型变量，步骤如下：

第 1 步：点击界面左下角的“变量视图”。变量的定义就是在数据编辑器的变量视图中进行的。

37	B08	字符串	1	0		无
38	B09	字符串	1	0		无
39	B10	字符串	1	0		无
40	B11	字符串	1	0		无
41	B12	字符串	1	0		无
42	B13	字符串	1	0		无
43	B14	字符串	1	0		无
44	B15	字符串	1	0		无
45	B16	字符串	1	0		无
46	B17	字符串	1	0		无
47	B18	字符串	1	0		无
48	B19	字符串	1	0		无
49	B20	字符串	1	0		无
50	B21	字符串	1	0		无
51	B22	字符串	1	0		无

数据视图 变量视图

第 2 步：定义变量类型。选中变量 A01 的变量类型单元格→点击右边出现的按钮弹出“变量类型”对话框。

20	A01	字符串 ...	1
21	A02	字符串	1
22	A03	字符串	1
23	A04	字符串	1

第 3 步：选择“数字”。点击确定，即可完成变量类型的选择。

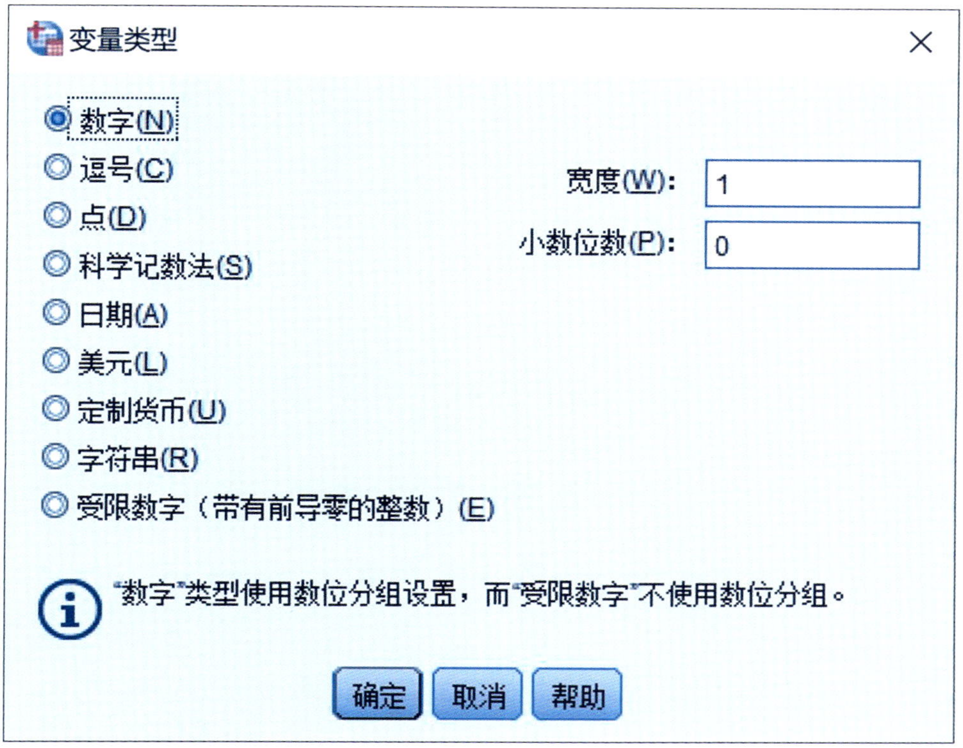

第 4 步：变量类型可以复制，鼠标右键点击“数字”单元格。

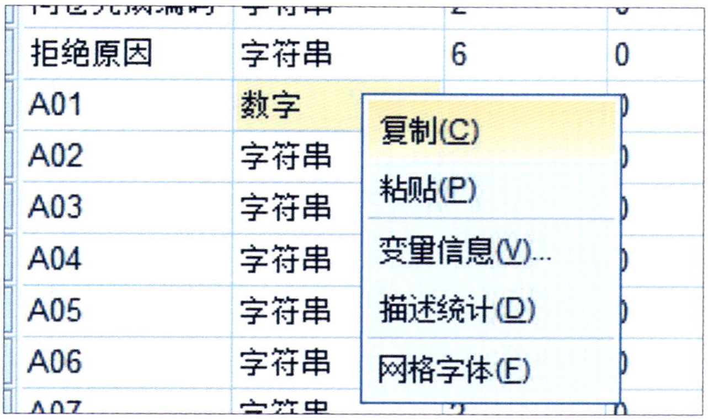

第 5 步：鼠标下拉选择 A02 至 D04 的数据类型单元格→鼠标右键点击选择粘贴，即可批量更改为数值类型变量。

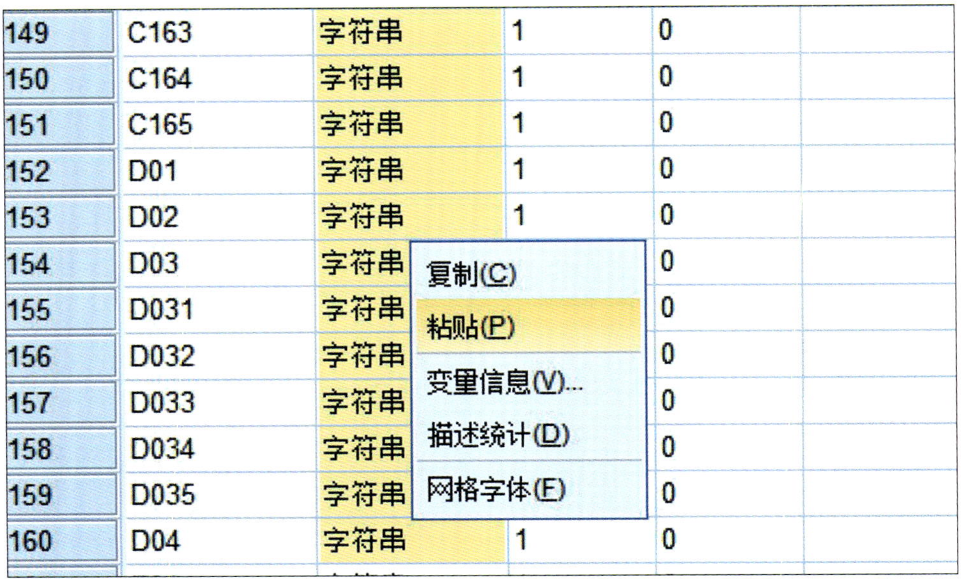

以后在分析计算时可能需要随时更改某个变量的数据类型，需要熟练掌握。

10.3.2 生成辅助变量

生成辅助变量时经常用到“重新编码为不同变量”，比如将年龄每 10 岁一组分成 6 组，操作如下：

第 1 步：在菜单栏中选择“转换”→“重新编码为不同变量”。打开对话框。

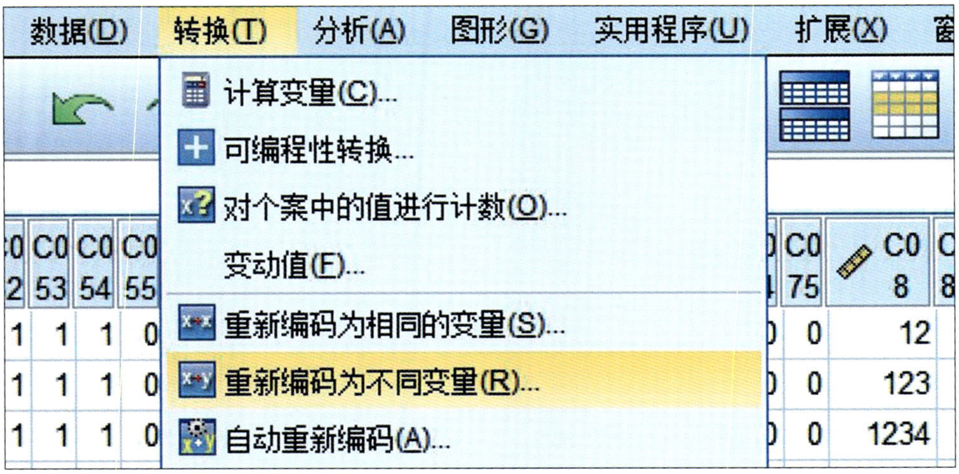

第 2 步：选择需要重新赋值的变量，比如“age”→双击或者选中后点击向右按键将其选入“数字变量→输出变量”列表框中→在“输出变量”选项组中按自己喜好输入需要的输出变量名称，比如“年龄 11 组”→点击“变化量”按钮→点击“旧值和新值”按钮→弹出“旧值和新值”对话框。

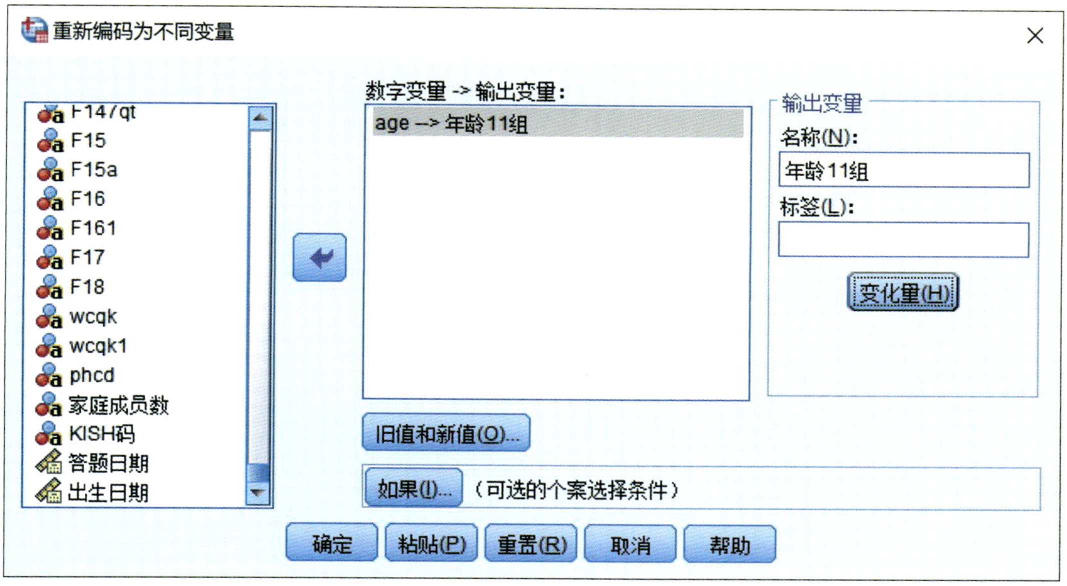

第 3 步：将旧值或者旧值的范围输入→在“新值”中将该范围所属的组别输入→点击“添加”按钮→11 组全部添加完毕后点击“继续”按钮→回到“重新编码为不同变量”对话框。

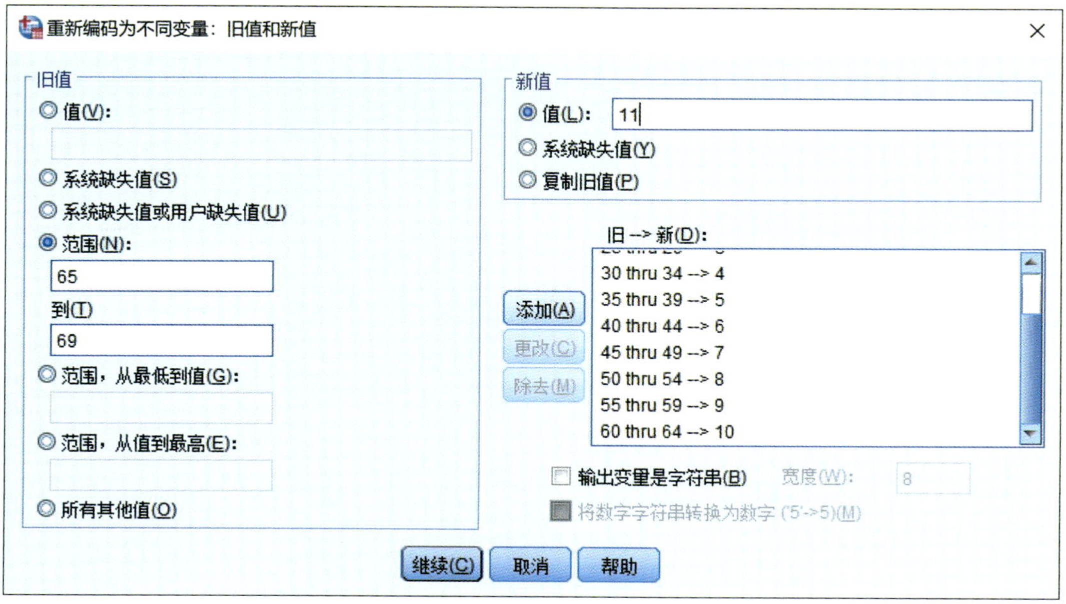

第 4 步：点击“确定”按钮，就可以对变量重新赋值。可以对此变量进行正反排序等，核查是否重新赋值正确及有无缺失项。

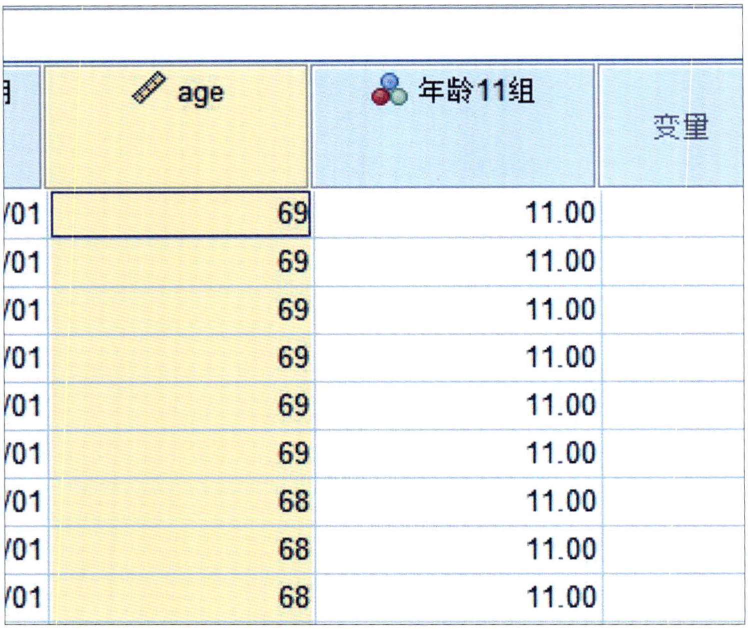

以上为生成“年龄 11 组”辅助变量的方法，同理可以按需求生成“年龄 6 组”“是否现在吸烟”等其他辅助变量。此外，在问卷题目正误评判中也需要用到“重新编码为不同变量”的方法。

10.4 调查对象基本情况描述

数据整理完毕后，可进行调查对象基本情况描述，主要就调查对象的人口学特征和社会学特征进行统计描述，一般包括性别、年龄、文化程度等内容；也可按需对问卷中其他基本情况进行描述分析。下面以年龄和文化程度分布为例来展示实现过程。

10.4.1 年龄分布

第 1 步：选择菜单栏“分析”→“描述统计”→“描述”→打开“描述”对话框。

第 2 步：将变量列表中的“age”变量选入“变量”框。

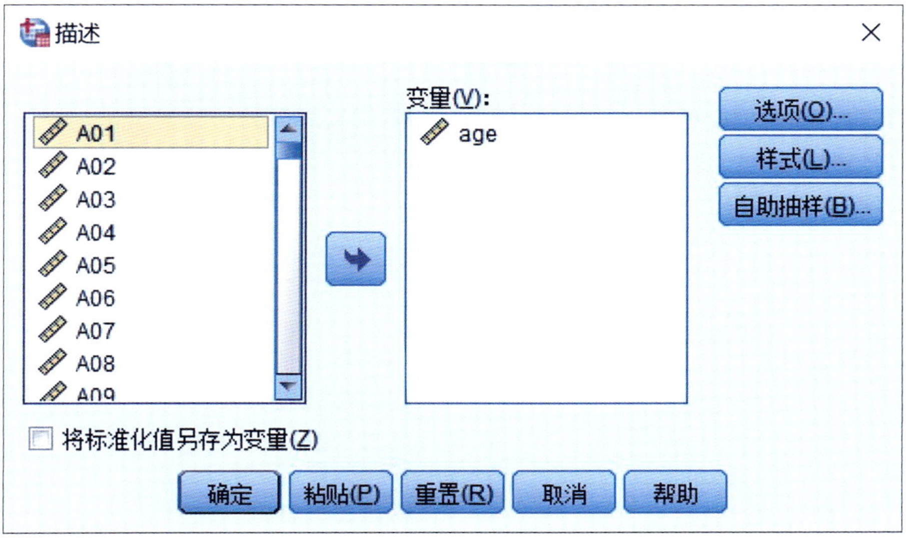

第 3 步：点击“选项”按钮，打开“描述：选项”对话框→勾选“平均值”“标准差”“最小值”“最大值”→点击“继续”按钮→点击“确定”按钮。

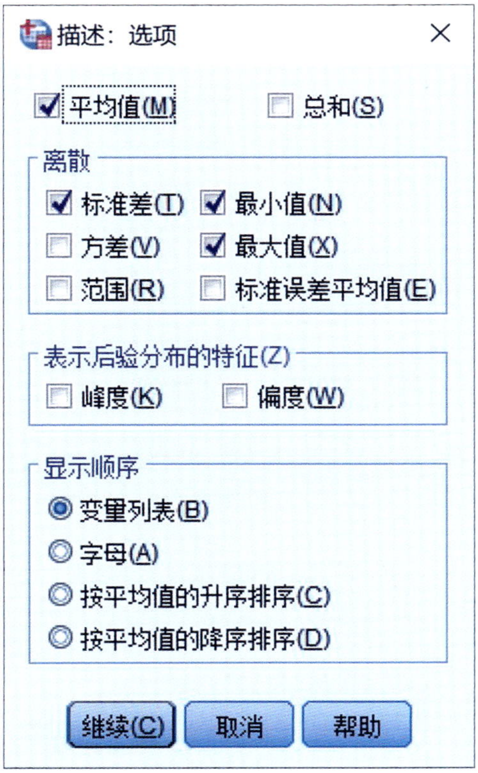

第 4 步：得到以下结果。年龄最大为 69 周岁，最小为 15 周岁，平均年龄为 48.18±13.339 岁。

描述

描述统计

	N	最小值	最大值	均值	标准 偏差
age	3118	15	69	48.18	13.339
有效个案数（成列）	3118				

10.4.2 文化程度分布

第 1 步：选择菜单栏“分析”→“描述统计”→“频率”→打开“频率”对话框。

第 2 步：在“变量”列表栏中选择 F05(文化程度)加入“变量”栏。

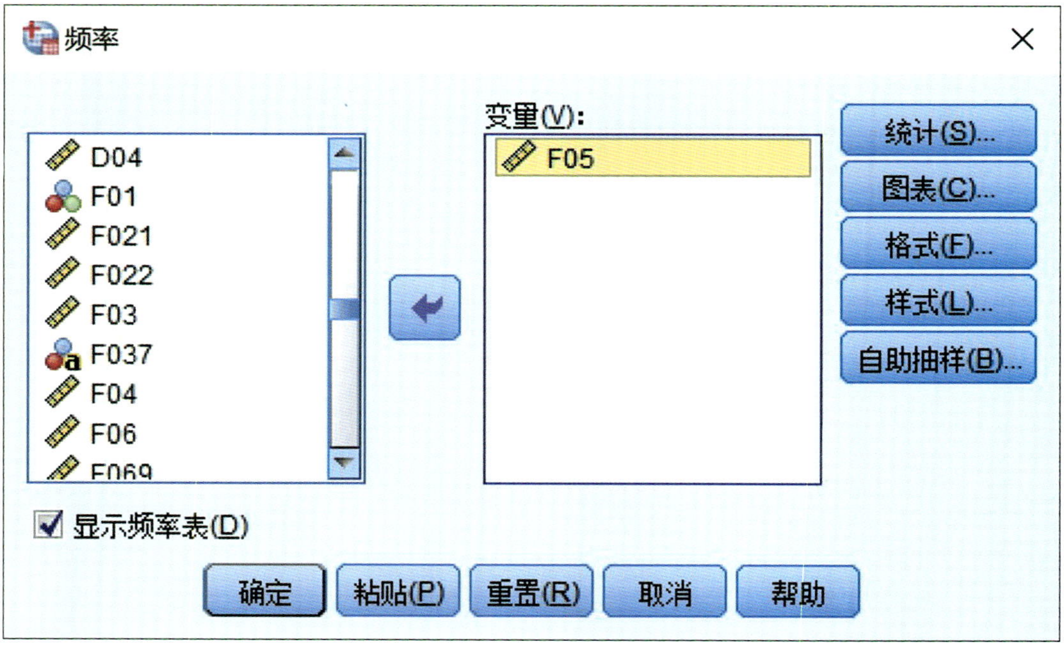

第 3 步：点击“确定”按钮，即可得到文化程度分布情况。

F05					
		频率	百分比	有效百分比	累积百分比
有效	1	277	8.9	8.9	8.9
	2	324	10.4	10.4	19.3
	3	775	24.9	24.9	44.1
	4	700	22.5	22.5	66.6
	5	482	15.5	15.5	82.0
	6	495	15.9	15.9	97.9
	7	65	2.1	2.1	100.0
	总计	3118	100.0	100.0	

11

健康素养水平计算

HEALTH LITERACY

通过健康素养问卷标准答案进行正误评判，算出每一份问卷的合计得分及三个方面、六类健康问题的得分后，即可计算出样本人群的健康素养水平。也可对数据进行加权处理，让结果更好地反映目标地区总体人群的真实情况。

11.1 相关定义

11.1.1 健康素养水平

健康素养水平指具备基本健康素养的人在总人群中所占的比例。

判定具备基本健康素养的标准：问卷得分达到总分的 80％及以上者，被判定为具备基本健康素养。

11.1.2 三个方面健康素养水平

依据《中国公民健康素养——基本知识与技能(试行)》，结合健康教育知—信—行理论，将健康素养划分为三个方面，即基本健康知识和理念、健康生活方式与行为、基本健康技能。

某方面健康素养水平，指具备某方面健康素养的人在总人群中所占的比例。

判定具备某方面健康素养的标准：以考察某方面素养所有题目的分值之和为总分，实际得分达到该总分的 80％及以上者，被判定为具备该方面的健康素养。

11.1.3 六类健康问题素养水平

依据《中国公民健康素养——基本知识与技能（试行)》，结合主要公共卫生问题，将健康素养划分为六类健康问题素养，即科学健康观素养、传染病防治素养、慢性病防治素养、安全与急救素养、基本医疗素养和健康信息素养。

某类健康问题素养水平，指具备某类健康问题素养的人在总人群中所占的比例。

判定具备某类健康问题素养的标准：以考察某类健康问题素养所有题目的分值之和为总分，实际得分达到该总分的 80％及以上者，被判定为具备该类健康问题素养。

11.2 知识点正误评判

11.2.1 评判标准

知识点的正误评判是健康素养结果统计分析的基础。以 2022 年健康素养监测为例，判断题和单选题答对得 1 分，多选题完全答对得 2 分，多选、少选、错选、空缺均不得分。

2022 年居民素养监测问卷答案

一、判断题

A01＝2　A02＝1　A03＝2　A04＝2　A05＝1　A06＝1　A07＝1
A08＝1　A09＝2　A10＝2

二、单选题

B01＝3　B02＝2　B03＝2　B04＝3　B05＝3　B06＝3
B07＝2　B08＝2　B09＝3　B10＝2　B11＝3　B12＝1　B13＝2
B14＝1　B15＝2　B16＝3　B17＝3　B18＝3　B19＝3　B20＝2
B21＝1　B22＝3　B23＝2　B24＝3　B25＝3　B26＝2

三、多选题

C01＝123　C02＝14　C03＝123　C04＝123　C05＝34　C06＝1234
C07＝123　C08＝123　C09＝123　C10＝1234　C11＝13　C12＝23
C13＝23　C14＝124　C15＝124　C16＝23

四、情景题

D01＝2　D02＝3　D03＝23　D04＝1

11.2.2 维度划分

维度即三个方面健康素养和六类健康问题素养，将相应题目划分至三个方面或者六类问题中，每个维度都有一定的题目，可以计算某维度总分和判断是否具备该维度的健康素养。2022 年维度划分见表 11－1 和表 11－2。

表 11－1　2022 年健康素养三个方面维度划分表

3 个方面	判断题	单选题	多选题	情景题	题数	总分	界分
基本健康知识和理念	A01、A02、A03、A05、A10	B01、B03、B04、B06、B07、B08、B09、B10、B13、B17	C02、C03、C06、C07、C15	D03、D04	22	28	22
健康生活方式与行为	A04、A06、A09	B05、B11、B12、B14、B15、B19、B21	C01、C04、C09、C10、C12、C13		16	22	18
基本健康技能		B16、B18、B20、B22、B25、B26	C08、C11、C14、C16	D01、D02	12	16	13
合计	8	23	15	4	50	66	53

表 11－2　2022 年健康素养六类健康问题维度划分表

6 类问题	判断题	单选题	多选题	情景题	题数	总分	界分
科学健康观	A02、A10	B01、B10、B11	C01、C02、C14		8	11	8
传染病防治	A01	B03、B08、B13、B21	C12		6	7	6
慢性病防治	A04、A06	B04、B05、B06	C09、C10	D03、D04	9	12	10
安全与急救	A03	B07、B09、B17、B25、B26	C07、C08、C15、C16		10	14	11
基本医疗	A05、A09	B12、B14、B15、B19、B20、B22	C03、C04、C13		11	14	11
健康信息		B16、B18	C06、C11	D01、D02	6	8	6
合计	8	23	15	4	50	66	53

11.2.3　正误评判操作

在统计软件中实现某题的正误评判时，为了使判定后的结果更容易与原始记录相区分，可以新增一个变量名，作为判定后的结果，如单选题 A01 重新编码为 AA01，A01 为原始记录变量名，AA01 为判定后的变量名。操作步骤参照本书 10.3.1 节。

下面以单选题 B01 和多选题 C01 为例。

B01 正确答案为 3。将输出变量设为 BB01。旧值 3 重新编码为得分 1，旧值错误选项"所有其他值"重新编码为得分 0。

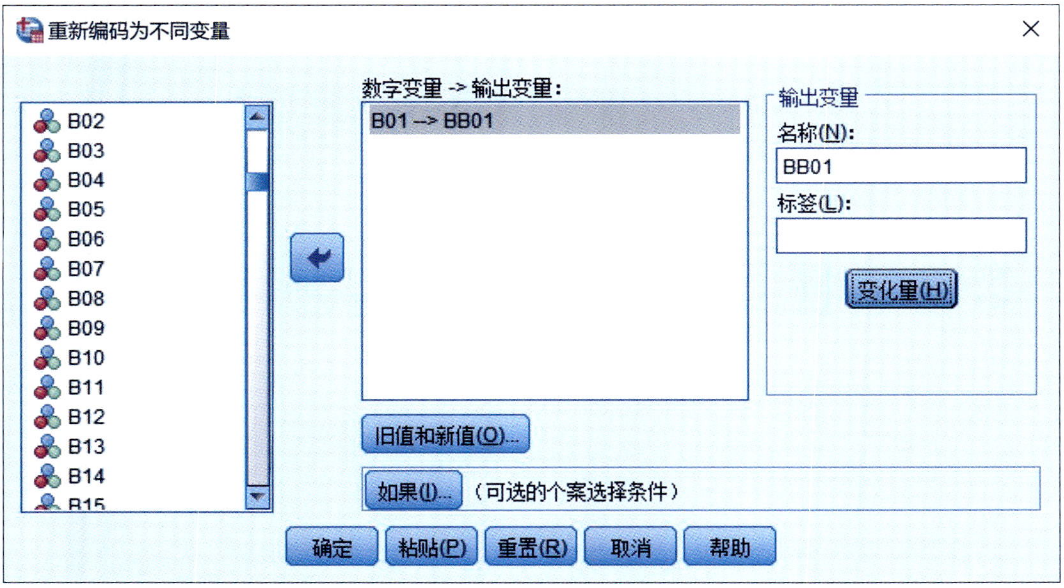

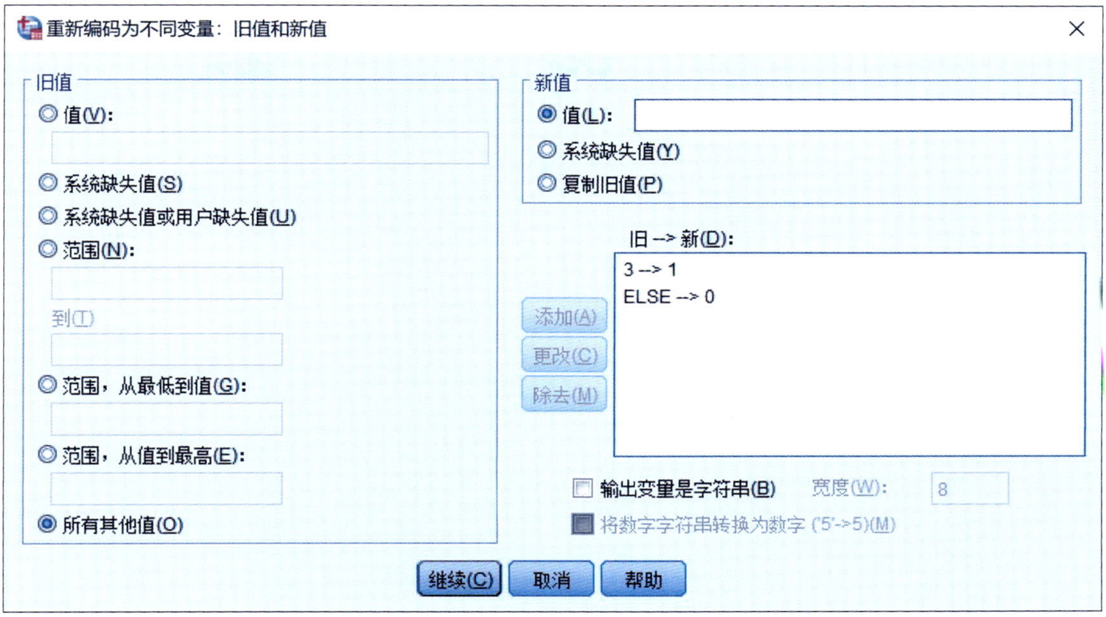

C01 答案为 123。将输出变量设为 CC01。旧值 123 重新编码为得分 2，旧值错误选项“所有其他值”重新编码为得分 0。

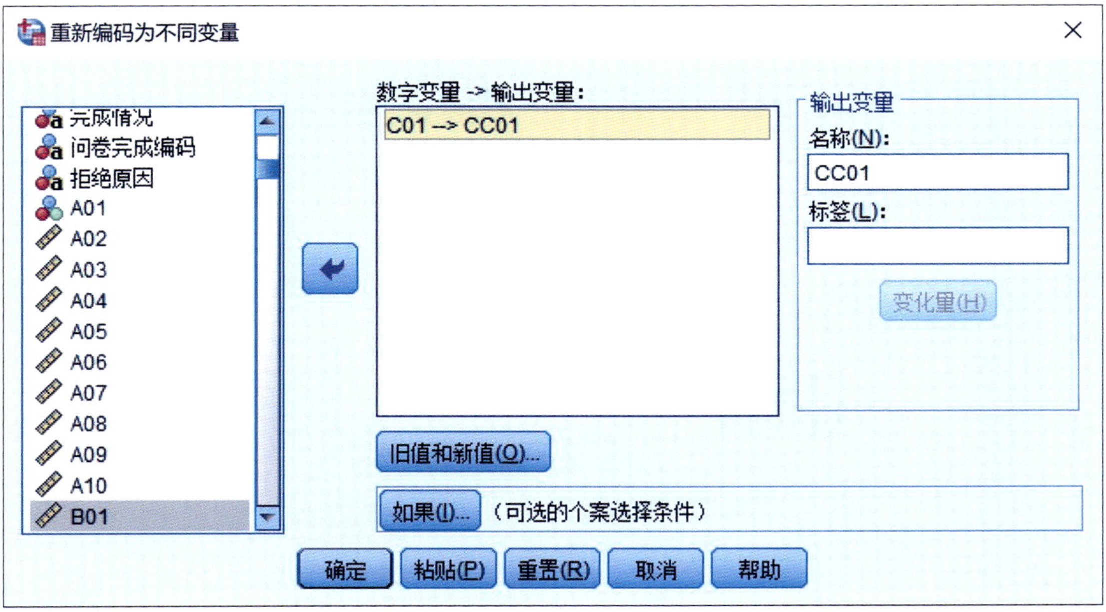

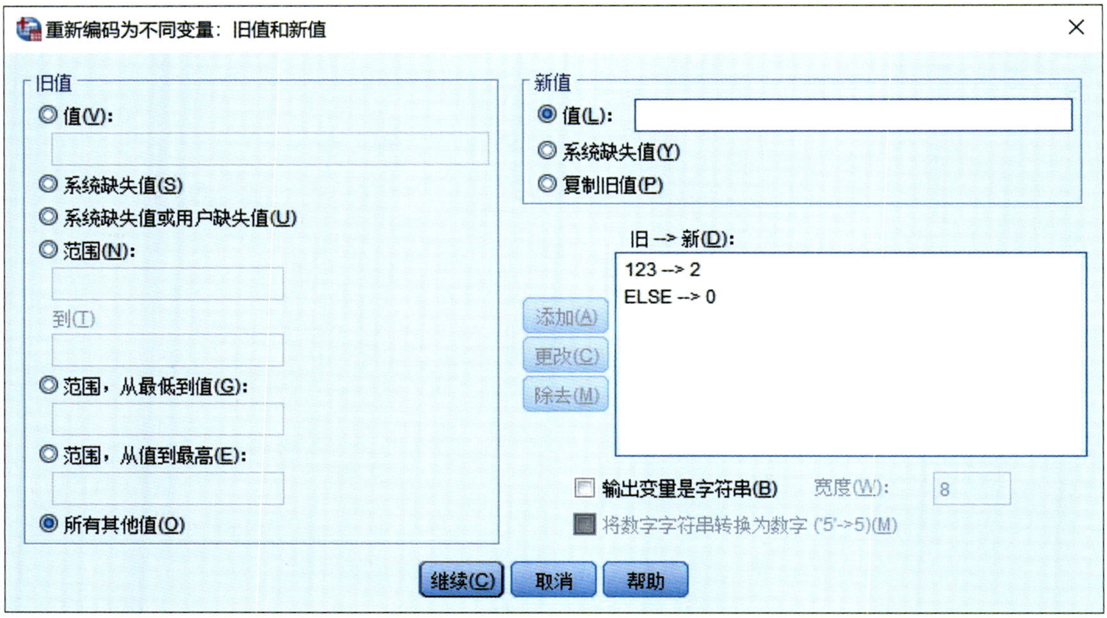

同理，使用“重新编码为不同变量”功能将所有题目答案重新编码为得分变量。

BB24	BB25	BB26	CC01	CC02	CC03	CC04	CC05	CC06
1.00	1.00	1.00	2.00	2.00	.00	2.00	.00	2.00
1.00	1.00	.00	2.00	2.00	2.00	2.00	.00	2.00
1.00	.00	.00	2.00	.00	.00	2.00	.00	2.00
1.00	1.00	1.00	.00	.00	.00	2.00	.00	2.00
.00	1.00	.00	.00	.00	.00	.00	.00	2.00
1.00	.00	.00	2.00	2.00	.00	2.00	.00	2.00
1.00	1.00	.00	2.00	2.00	.00	.00	.00	.00
1.00	1.00	1.00	2.00	.00	.00	2.00	.00	2.00
1.00	1.00	.00	.00	2.00	.00	2.00	.00	2.00
1.00	1.00	.00	2.00	2.00	2.00	2.00	.00	2.00
1.00	1.00	.00	2.00	2.00	2.00	2.00	.00	2.00
1.00	1.00	1.00	2.00	2.00	2.00	2.00	.00	2.00
1.00	1.00	.00	2.00	.00	2.00	2.00	.00	2.00
1.00	1.00	.00	2.00	2.00	.00	2.00	.00	2.00
1.00	1.00	1.00	.00	2.00	2.00	.00	.00	2.00
1.00	1.00	.00	2.00	.00	.00	2.00	.00	.00
1.00	1.00	.00	2.00	2.00	.00	2.00	.00	.00
1.00	.00	.00	.00	2.00	.00	2.00	.00	2.00
1.00	1.00	1.00	.00	.00	.00	2.00	.00	.00
1.00	1.00	1.00	.00	2.00	.00	2.00	.00	2.00

11.3 健康素养水平计算

选择菜单栏“转换”→“计算变量”→“目标变量”输入总分，“数字表达式”列表框里建立表达式将正误评判得出的相关变量相加(注意严格按照维度划分表，部分题目不算在总分中)→点击“确定”按钮，即可算出总分。

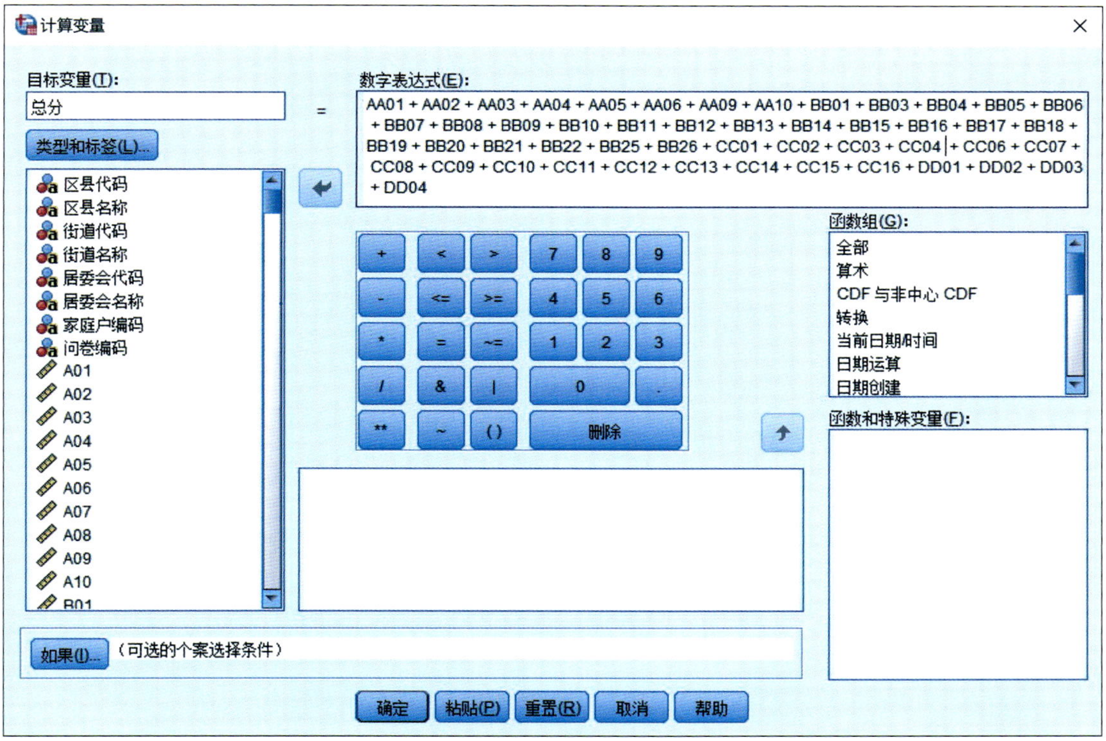

判定具备基本健康素养的标准：问卷得分达到总分80%及以上者，被判定为具备基本健康素养。根据维度划分表，总分66分，80%及以上的界分为53分。

选择菜单栏“转换”→“重新编码为不同变量”→打开对话框→将变量列表中“总分”选出→输出变量“具备素养”→点击“旧值和新值”→旧值选择“范围，从值到最高”，填入53，新值处输入1→点击“添加”→旧值选择所有其他值，新值处填0→点击“添加”→点击“继续”按钮→点击“确定”按钮。

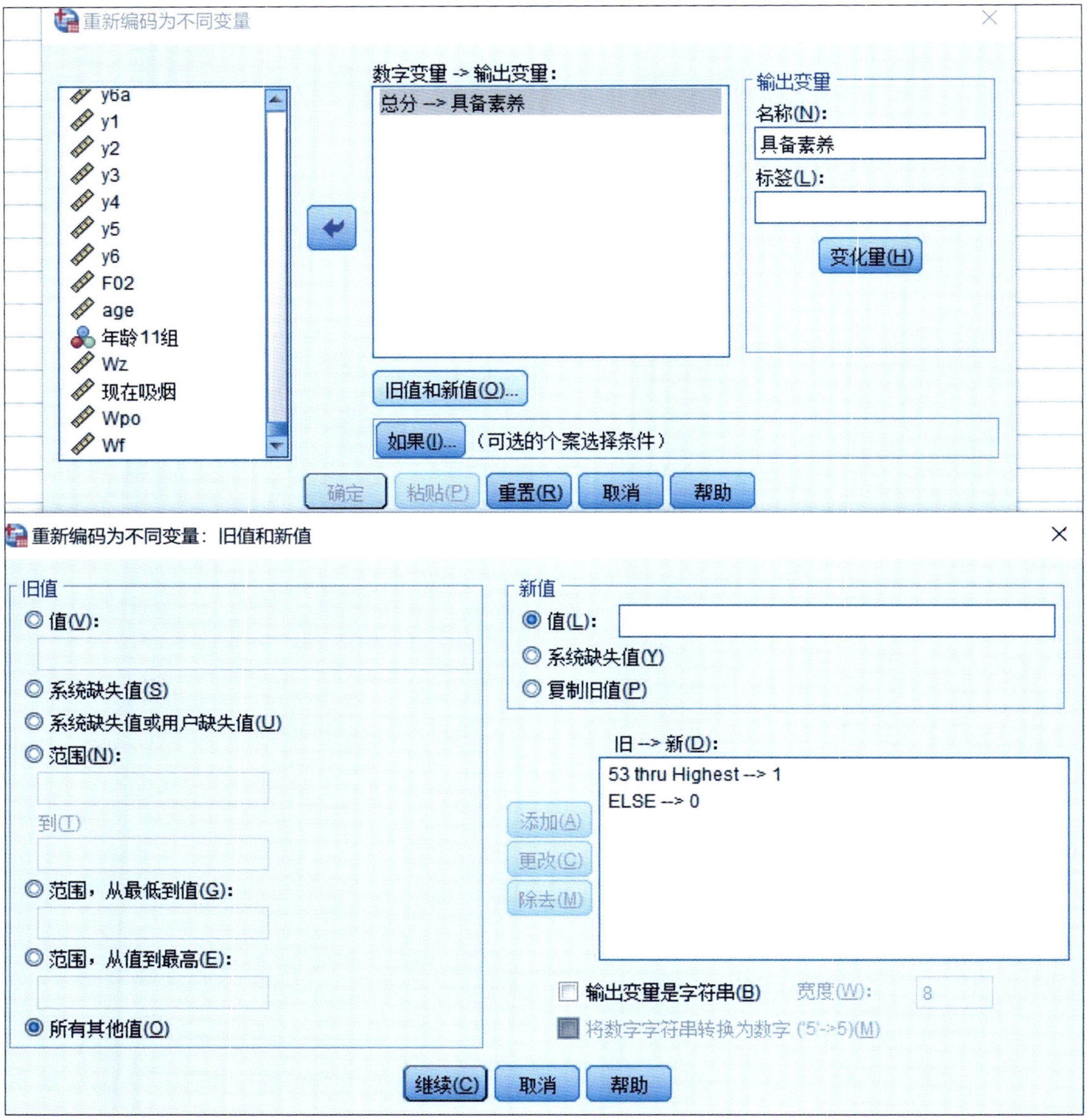

与计算健康素养水平相同，对照维度划分表，使用“计算变量”算出三个方面的得分“basic1a”“basic2a”“basic3a”，使用“重新编码为不同变量”将得分变量重新编码为“basic1”“basic2”“basic3”，界分及以上的分数转换为新值1，界分以下转换为新值0。

basic1a	basic2a	basic3a	basic1	basic2	basic3
26.00	20.00	15.00	1.00	1.00	1.00
23.00	21.00	9.00	1.00	1.00	.00
10.00	11.00	4.00	.00	.00	.00
13.00	13.00	8.00	.00	.00	.00
11.00	6.00	1.00	.00	.00	.00
20.00	16.00	10.00	.00	.00	.00

与计算健康素养水平相同，对照维度划分表，使用“计算变量”算出六类健康问题的得分“y1a”“y2a”“y3a”“y4a”“y5a”“y6a”，使用“重新编码为不同变量”将得分变量重新编码为“y1”“y2”“y3”“y4”“y5”“y6”，界分及以上的分数转换为新值 1，界分以下转换为新值 0。

y1a	y2a	y3a	y4a	y5a	y6a	y1	y2	y3	y4	y5	y6
12.00	5.00	12.00	13.00	11.00	8.00	1.00	.00	1.00	1.00	1.00	1.00
9.00	5.00	12.00	10.00	11.00	6.00	1.00	.00	1.00	.00	1.00	1.00
6.00	3.00	4.00	5.00	5.00	2.00	.00	.00	.00	.00	.00	.00
4.00	2.00	9.00	10.00	5.00	4.00	.00	.00	.00	.00	.00	.00
4.00	3.00	3.00	3.00	3.00	2.00	.00	.00	.00	.00	.00	.00
9.00	3.00	8.00	12.00	9.00	5.00	.00	.00	.00	1.00	.00	.00

选择菜单栏“分析”→“描述统计”→“频率”→打开“频率对话框”→将变量列表栏中“具备素养”“basic1”“basic2”“basic3”“y1”“y2”“y3”“y4”“y5”“y6”选入“变量”列表→点击“确定”按钮。

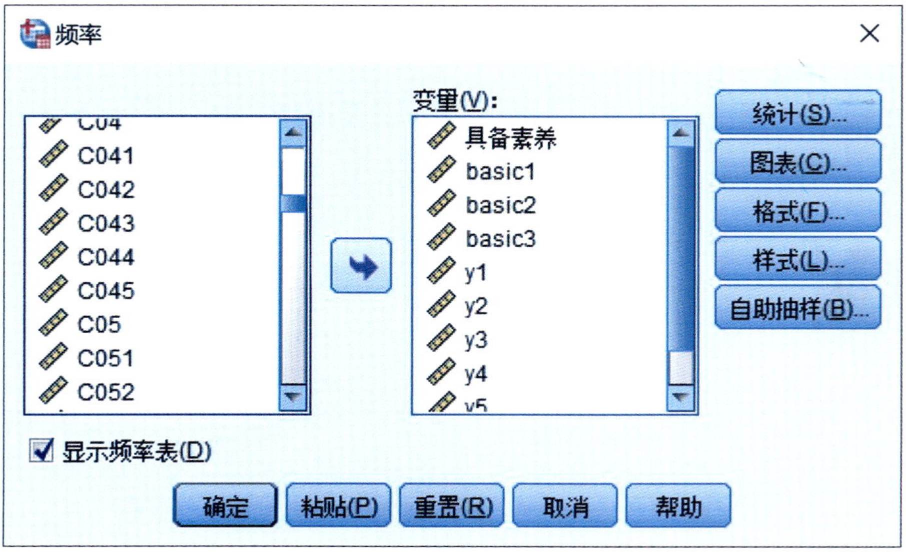

在输出窗口可以看到健康素养水平、三个方面健康素养水平以及六类健康问题素养水平。鼠标双击表格激活编辑模式，再双击单元格，可以看到小数点后几位数字。

具备素养

		频率	百分比	有效百分比	累积百分比
有效	.00	2221	71.2	71.2	71.2
	1.00	897	28.8	28.8	100.0
	总计	3118	100.0	100.0	

basic1

		频率	百分比	有效百分比	累积百分比
有效	.00	2029	65.1	65.1	65.1
	1.00	1089	34.9	34.9	100.0
	总计	3118	100.0	100.0	

basic2

		频率	百分比	有效百分比	累积百分比
有效	.00	2105	67.5	67.5	67.5
	1.00	1013	32.5	32.5	100.0
	总计	3118	100.0	100.0	

basic3

		频率	百分比	有效百分比	累积百分比
有效	.00	1905	61.1	61.1	61.1
	1.00	1213	38.9	38.9	100.0
	总计	3118	100.0	100.0	

y1

		频率	百分比	有效百分比	累积百分比
有效	.00	1505	48.3	48.3	48.3
	1.00	1613	51.7	51.7	100.0
	总计	3118	100.0	100.0	

具备素养

		频率	百分比	有效百分比	累积百分比
有效	.00	2221	71.2	71.2	71.2
	1.00	897	28.768441	28.8	100.0
	总计	3118	100.0	100.0	

因健康素养监测调查问卷题量较大，在统计软件中进行正误评判和健康素养水平计算时会存在大量重复性操作，实际操作时不仅耗时而且容易出错。使用语法命令进行正误评判和健康素养水平计算会更加准确高效。统计软件中的每一次操作，在输出窗口中都会留下这次操作的语法命令。如果不会编写语法命令，则只需将操作过一次后输出窗口中的语法命令复制下来，按照相同模式进行修改，就能够顺利地使用了。收集好全套语法命令后，处理新一年度的健康素养监测数据可以节省大量时间。不过使用语法命令时要谨慎操作，需要注意运行的语法命令是否对应正确的数据集，前后命令有无冲突，部分运行还是全部运行等。建议理解每条命令的本质含义后再使用。

选择菜单栏“文件”→“新建”→“语法”→打开语法编辑器窗口→将各种操作的语法命令复制进语法编辑器→选择菜单栏“运行”“全部”即可执行全部命令。下面列出正误评判及健康素养水平计算需要的语法命令，仅供参考。

```
RECODE A01 (2=1) (ELSE=0) INTO AA01.
RECODE A02 (1=1) (ELSE=0) INTO AA02.
RECODE A03 (2=1) (ELSE=0) INTO AA03.
RECODE A04 (2=1) (ELSE=0) INTO AA04.
RECODE A05 (1=1) (ELSE=0) INTO AA05.
RECODE A06 (1=1) (ELSE=0) INTO AA06.
RECODE A07 (1=1) (ELSE=0) INTO AA07.
RECODE A08 (1=1) (ELSE=0) INTO AA08.
RECODE A09 (2=1) (ELSE=0) INTO AA09.
RECODE A10 (2=1) (ELSE=0) INTO AA10.
EXECUTE.
RECODE B01 (3=1) (ELSE=0) INTO BB01.
RECODE B02 (2=1) (ELSE=0) INTO BB02.
RECODE B03 (2=1) (ELSE=0) INTO BB03.
RECODE B04 (3=1) (ELSE=0) INTO BB04.
RECODE B05 (3=1) (ELSE=0) INTO BB05.
RECODE B06 (3=1) (ELSE=0) INTO BB06.
RECODE B07 (2=1) (ELSE=0) INTO BB07.
```

```
RECODE B08 (2=1) (ELSE=0) INTO BB08.
RECODE B09 (3=1) (ELSE=0) INTO BB09.
RECODE B10 (2=1) (ELSE=0) INTO BB10.
RECODE B11 (3=1) (ELSE=0) INTO BB11.
RECODE B12 (1=1) (ELSE=0) INTO BB12.
RECODE B13 (2=1) (ELSE=0) INTO BB13.
RECODE B14 (1=1) (ELSE=0) INTO BB14.
RECODE B15 (2=1) (ELSE=0) INTO BB15.
RECODE B16 (3=1) (ELSE=0) INTO BB16.
RECODE B17 (3=1) (ELSE=0) INTO BB17.
RECODE B18 (3=1) (ELSE=0) INTO BB18.
RECODE B19 (3=1) (ELSE=0) INTO BB19.
RECODE B20 (2=1) (ELSE=0) INTO BB20.
RECODE B21 (1=1) (ELSE=0) INTO BB21.
RECODE B22 (3=1) (ELSE=0) INTO BB22.
RECODE B23 (2=1) (ELSE=0) INTO BB23.
RECODE B24 (3=1) (ELSE=0) INTO BB24.
RECODE B25 (3=1) (ELSE=0) INTO BB25.
RECODE B26 (2=1) (ELSE=0) INTO BB26.
EXECUTE.
RECODE C01 (123=2) (ELSE=0) INTO CC01.
RECODE C02 (14=2) (ELSE=0) INTO CC02.
RECODE C03 (123=2) (ELSE=0) INTO CC03.
RECODE C04 (123=2) (ELSE=0) INTO CC04.
RECODE C05 (34=2) (ELSE=0) INTO CC05.
RECODE C06 (1234=2) (ELSE=0) INTO CC06.
RECODE C07 (123=2) (ELSE=0) INTO CC07.
RECODE C08 (123=2) (ELSE=0) INTO CC08.
RECODE C09 (123=2) (ELSE=0) INTO CC09.
RECODE C10 (1234=2) (ELSE=0) INTO CC10.
RECODE C11 (13=2) (ELSE=0) INTO CC11.
RECODE C12 (23=2) (ELSE=0) INTO CC12.
RECODE C13 (23=2) (ELSE=0) INTO CC13.
RECODE C14 (124=2) (ELSE=0) INTO CC14.
RECODE C15 (124=2) (ELSE=0) INTO CC15.
RECODE C16 (23=2) (ELSE=0) INTO CC16.
EXECUTE.
```

```
RECODE D01 (2=1) (ELSE=0) INTO DD01.
RECODE D02 (3=1) (ELSE=0) INTO DD02.
RECODE D03 (23=2) (ELSE=0) INTO DD03.
RECODE D04 (1=1) (ELSE=0) INTO DD04.
EXECUTE.
COMPUTE zongfen=AA01+AA02+AA03+AA04+AA05+AA06+AA09+AA10+BB01+BB03+BB04+BB05+BB06+BB07+BB08+BB09+BB10+BB11+BB12+BB13+BB14+BB15+BB16+BB17+BB18+BB19+BB20+BB21+BB22+BB25+BB26+CC01+CC02+CC03+CC04+CC06+CC07+CC08+CC09+CC10+CC11+CC12+CC13+CC14+CC15+CC16+DD01+DD02+DD03+DD04.
EXECUTE.
RECODE zongfen (53 thru Highest=1) (ELSE=0) INTO suyang.
EXECUTE.
COMPUTE basic1a=AA01+AA02+AA03+AA05+AA10+BB01+BB03+BB04+BB06+BB07+BB08+BB09+BB10+BB13+BB17+CC02+CC03+CC06+CC07+CC15+DD03+DD04.
COMPUTE basic2a=AA04+AA06+AA09+BB05+BB12+BB11+BB15+BB14+BB19+BB21+CC01+CC04+CC09+CC10+CC13+CC12.
COMPUTE basic3a=BB18+BB16+BB20+BB22+BB25+BB26+CC08+CC11+CC14+CC16+DD01+DD02.
EXECUTE.
RECODE basic1a (22 thru Highest=1) (ELSE=0) INTO basic1.
RECODE basic2a (18 thru Highest=1) (ELSE=0) INTO basic2.
RECODE basic3a (13 thru Highest=1) (ELSE=0) INTO basic3.
EXECUTE.
COMPUTE y1a=AA02+AA10+BB01+BB10+BB11+CC01+CC02+CC14.
COMPUTE y2a=AA01+BB03+BB08+BB13+BB21+CC12.
COMPUTE y3a=AA04+AA06+BB04+BB05+BB06+CC09+CC10+DD03+DD04.
COMPUTE y4a=AA03+BB07+BB09+BB17+BB25+BB26+CC07+CC08+CC16+CC15.
COMPUTE y5a=AA05+AA09+BB12+BB14+BB15+BB19+BB20+BB22+CC03+CC04+CC13.
COMPUTE y6a=BB16+BB18+CC06+CC11+DD01+DD02.
EXECUTE.
RECODE y1a (8 thru Highest=1) (ELSE=0) INTO y1.
RECODE y2a (6 thru Highest=1) (ELSE=0) INTO y2.
RECODE y3a (10 thru Highest=1) (ELSE=0) INTO y3.
RECODE y4a (11 thru Highest=1) (ELSE=0) INTO y4.
RECODE y5a (11 thru Highest=1) (ELSE=0) INTO y5.
RECODE y6a (6 thru Highest=1) (ELSE=0) INTO y6.
EXECUTE.
```

11.4 分组健康素养水平计算

在计算整体健康素养水平及各维度健康素养水平之后，还可以计算不同分组的健康素养水平，步骤如下：

第 1 步：选择菜单栏“分析”→“描述统计”→“交叉表”→进入“交叉表”对话框→在变量列表栏里选择感兴趣的分组变量，比如性别、文化程度、职业、年龄、现在吸烟等加入“行”列表框→选择变量“具备素养”加入“列”列表框。

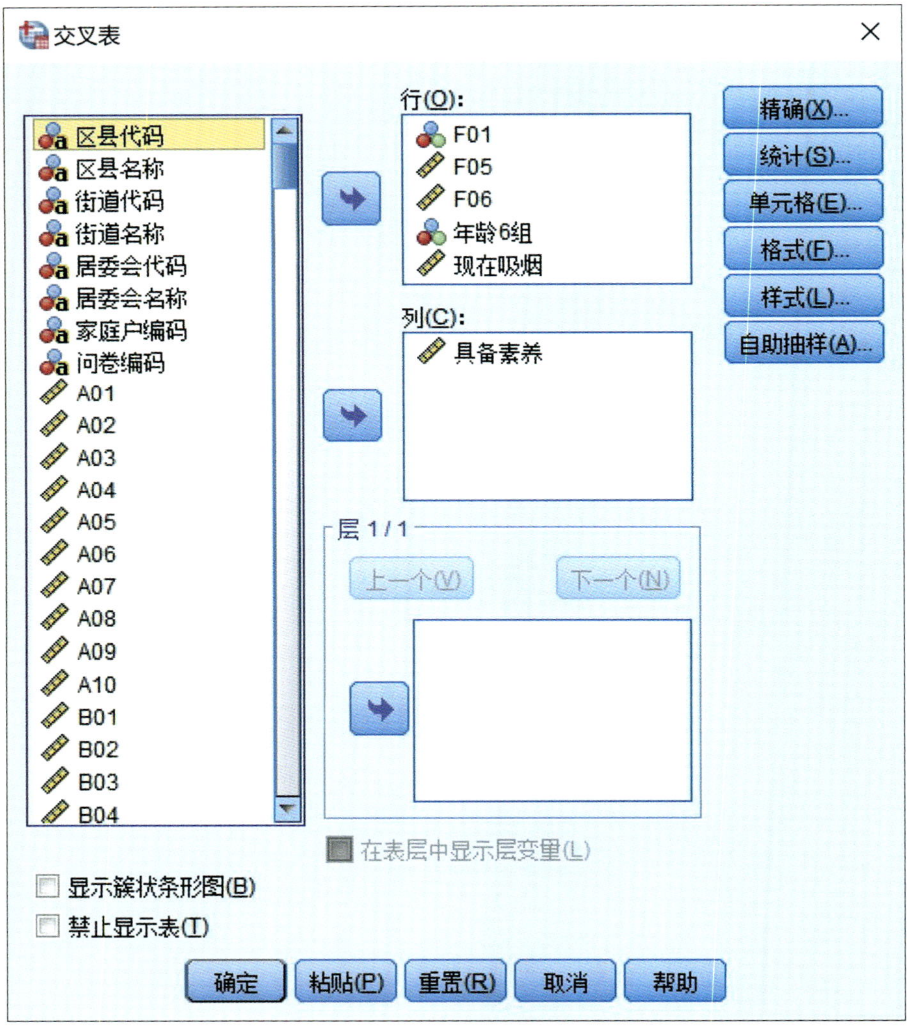

第 2 步：点击“单元格”按钮→打开“交叉表：单元格显示”对话框→勾选“百分比”栏目中的“行”→点击“继续”按钮→点击“确定”按钮。

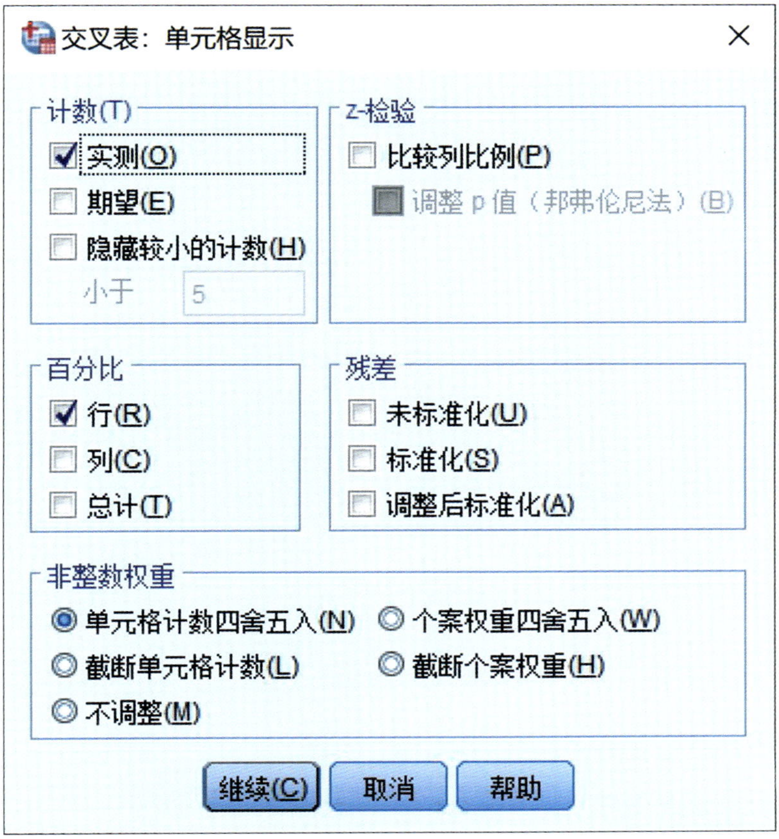

第 3 步：打开输出窗口→查看各类分组健康素养水平。图中表格显示男性健康素养水平为 28.5%，女性健康素养水平为 29.0%。

F01 * 具备素养 交叉表

			具备素养 .00	具备素养 1.00	总计
F01	1	计数	987	393	1380
		占 F01 的百分比	71.5%	28.5%	100.0%
	2	计数	1234	504	1738
		占 F01 的百分比	71.0%	29.0%	100.0%
总计		计数	2221	897	3118
		占 F01 的百分比	71.2%	28.8%	100.0%

下图中表格显示不同文化程度的健康素养水平。

F05 * 具备素养 交叉表

			具备素养		
			.00	1.00	总计
F05	1	计数	274	3	277
		占 F05 的百分比	98.9%	1.1%	100.0%
	2	计数	298	26	324
		占 F05 的百分比	92.0%	8.0%	100.0%
	3	计数	661	114	775
		占 F05 的百分比	85.3%	14.7%	100.0%
	4	计数	502	198	700
		占 F05 的百分比	71.7%	28.3%	100.0%
	5	计数	256	226	482
		占 F05 的百分比	53.1%	46.9%	100.0%
	6	计数	211	284	495
		占 F05 的百分比	42.6%	57.4%	100.0%
	7	计数	19	46	65
		占 F05 的百分比	29.2%	70.8%	100.0%
总计		计数	2221	897	3118
		占 F05 的百分比	71.2%	28.8%	100.0%

下图中表格显示现在吸烟者健康素养水平为 23.4%，不吸烟者健康素养水平为 30.3%。

现在吸烟 * 具备素养 交叉表

			具备素养		
			.00	1.00	总计
现在吸烟	1.00	计数	539	165	704
		占 现在吸烟 的百分比	76.6%	23.4%	100.0%
	2.00	计数	1682	732	2414
		占 现在吸烟 的百分比	69.7%	30.3%	100.0%
总计		计数	2221	897	3118
		占 现在吸烟 的百分比	71.2%	28.8%	100.0%

11.5 权重计算

11.5.1 数据加权的意义

在大型抽样调查中，通常是多阶段多种抽样方法结合使用，产生的样本称为复杂样本。每个样本的入选概率并不相等，这时通常需要进行加权。加权可以让调查数据更接近实际情况。

权重，也称权、权数，是每个样本单元代表总体中的单元数目。在对总体指标进行估计时，需要对每个样本单元的数据进行加权，即用每个样本单元的调查值乘该样本单元的权重。

对于大型抽样调查的权重，一般需要计算抽样权重、无应答调整权重和事后分层调整权重。在多阶段抽样条件下，抽样权重由每个样本单元在不同阶段的抽样权重相乘而得。存在无应答时，需要对基础权重进行修正，以校正无应答造成的偏倚。调查人群实际的分布可能与推算所得总体的分布存在偏差，那么对总体指标的估计影响较大，此时，可采用事后分层调整权重对权数再次进行调整。

最终权重＝抽样权重×无应答调整权重×事后分层调整权重

11.5.2　抽样权重的计算

设区市级的抽样需经历抽取县/县级市/区、街道/乡镇、居委会/村、家庭户 4 个步骤，假设 A 市有 2 464 426 个家庭户，抽取 6 个县/县级市/区开展调查，每个县/县级市/区抽 3 个街道/乡镇，每个街道/乡镇抽 2 个居委会/村，每个居委会/村抽取 60 个家庭户，每户有符合调查要求的家庭成员数 N，抽样权重 $W_{s1\text{-}5}=[2\ 464\ 426/(6\times3\times2\times60)]\times N=1\ 140.938\ 0\times N$。如果需要分城乡，可以分别计算城市和农村的抽样权重。在数据库中 N 即为变量“家庭成员数”，抽样权重 $W_{s1\text{-}5}$ 的计算方法如下：

第 1 步：在菜单栏中选择“转换”→“计算变量”。打开“计算变量”对话框。

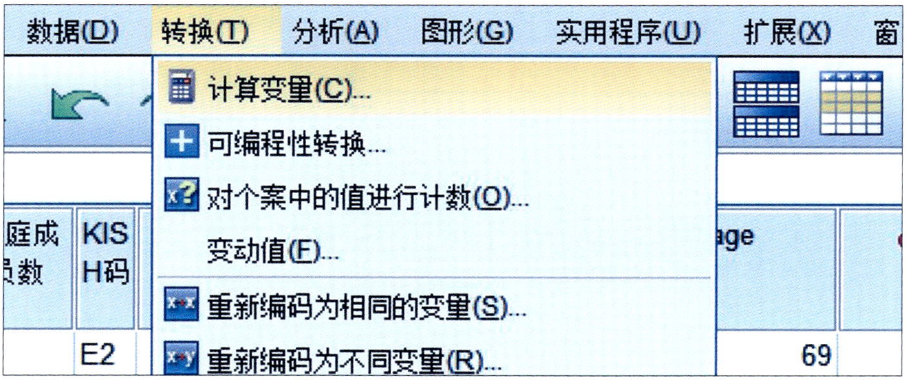

第 2 步：在目标变量输入“W15”代表 $W_{s1\text{-}5}$→在“数字表达式”列表框中构建表达式，这边输入上文得出的 1 140.938 0→点击下方键盘中的 * 号(乘法符号)→从源变量列表框中选择变量“家庭成员数”(注意将此变量修改为数值型变量)双击此变量或者选中后单击箭头按钮，将其选入“数字表达式”→完成表达式构建。点击确定按钮完成计算变量

（前文的年龄计算也可以使用“计算变量”功能完成）。

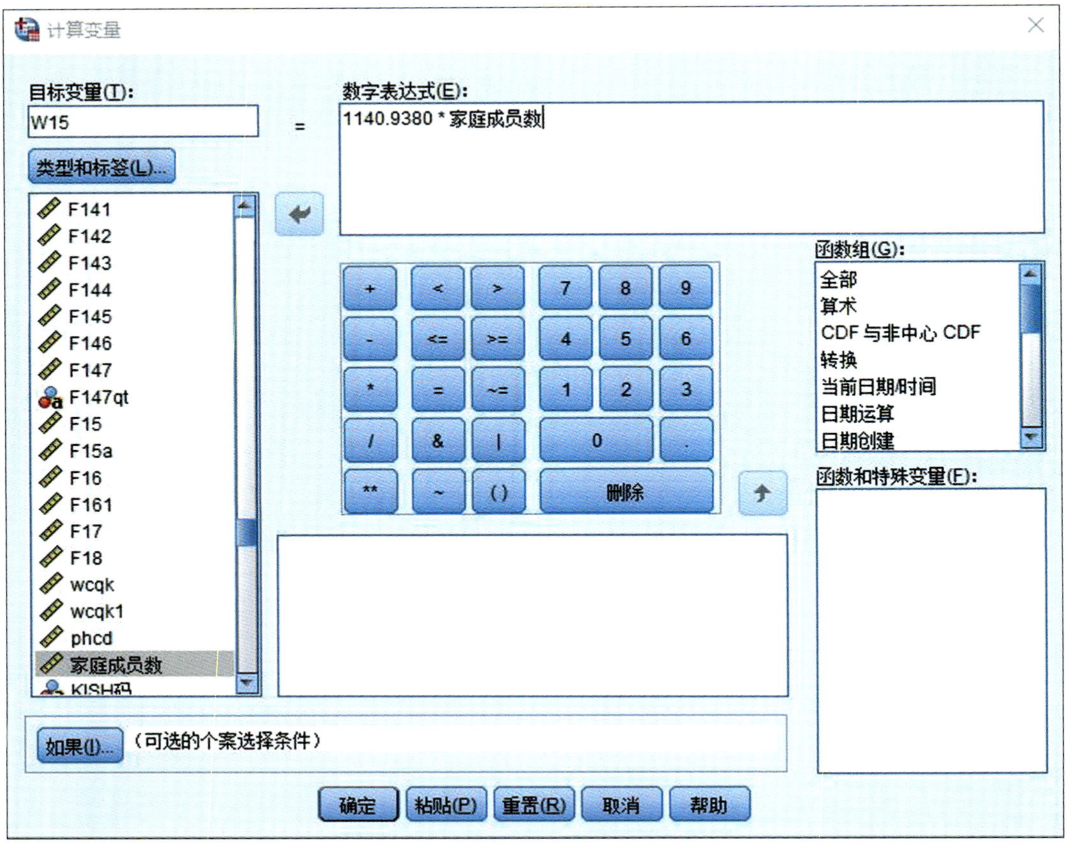

分层可以得到更为精细的抽样权重，需要分别计算不同层的抽样权重，此时每一层的抽样权重都不一样，可将前四步算出的不同层的权重使用“重新编码为不同变量”功能赋不同值给 W，然后使用“计算变量”功能计算 $W15=W*$家庭成员数。假设按照城市和农村的总户数分别计算出城市的 4 个区县 $W=2\ 120$，农村的 2 个区县 $W=1\ 815$。前期数据整理阶段应使用“重新编码为不同变量”将变量“区县代码”重新编码为变量“城乡”，旧值城市的编码转换为新值 1，旧值农村的编码转换为新值 2。此时 $W_{s1\text{-}5}$ 的计算步骤如下：

第 1 步：在菜单栏中选择“转换”→“重新编码为不同变量”，打开对话框→在数字变量选择“城乡”→“输出变量”设置为 W→点击“旧值和新值”按钮→旧值 1 转换为新值 2 120，旧值 2 转换为新值 1 815→点击“继续”→点击“确定”。

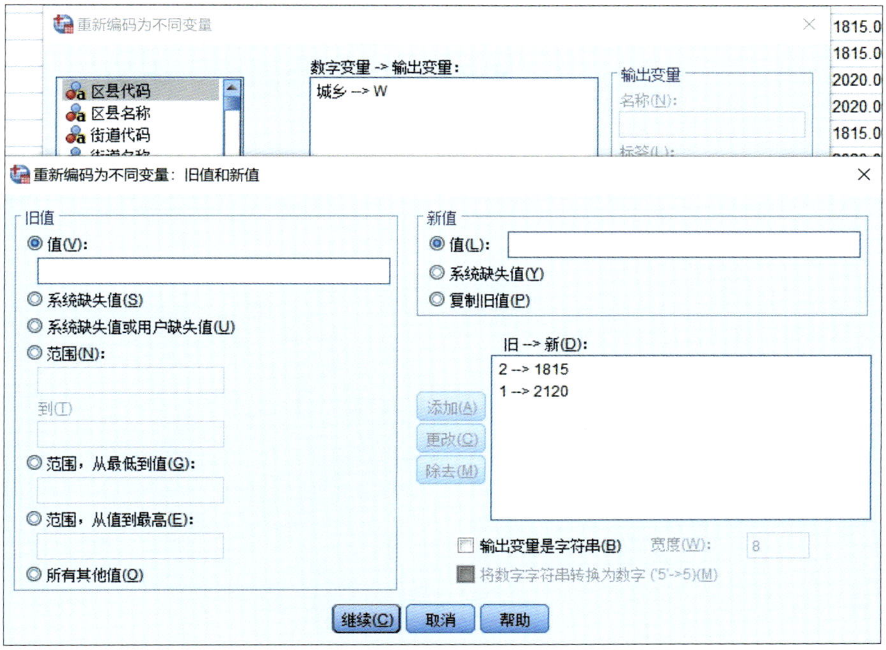

第 2 步：在菜单栏中选择“转换”→“计算变量”，打开“计算变量”对话框→“目标变量”中输入 W15→从源变量列表框中选择变量“W”→点击下方键盘中的 * 号(乘法符号)→从源变量列表框中选择变量“家庭成员数”→点击“确定”按钮。

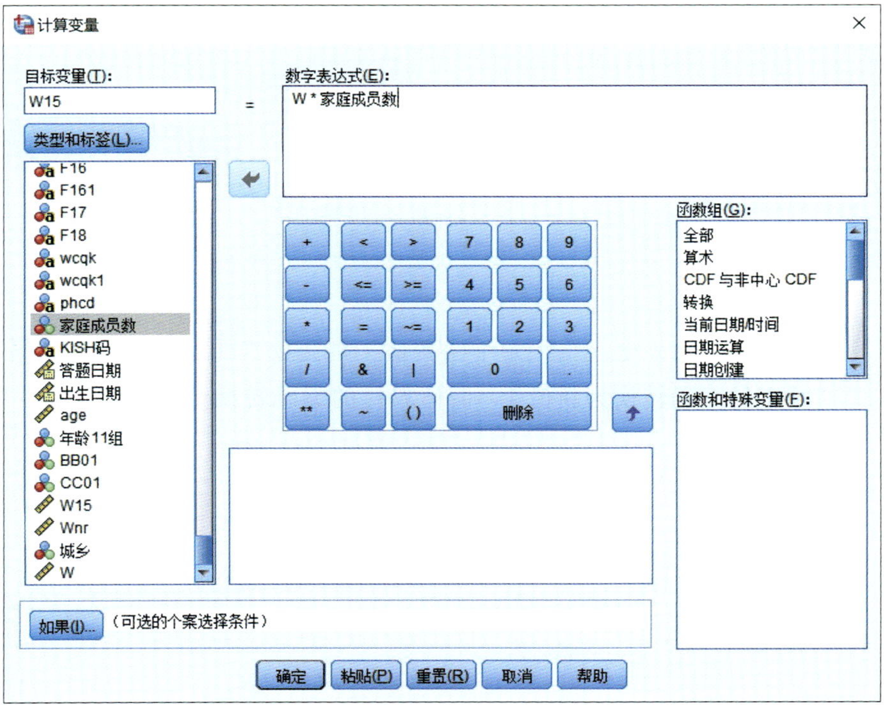

11.5.3 无应答调整权重的计算

无应答调整权重 Wnr，即用完成的调查对象代表所有抽取的调查对象，Wnr＝抽取的调查对象数/完成调查的调查对象数。假设 A 市在每个社区抽 60 个家庭户，最终完成 40 个家庭户，可以粗略认为每个社区有 20 户无应答。实际上 A 市共抽取 36 个社区，即 2 160 户，最终完成 1 445 户，Wnr＝2 160/1 445＝1.494 8。可以使用“计算变量”功能将无应答调整权重赋值给 Wnr，步骤如下：

在菜单栏中选择“转换”→“计算变量”，打开“计算变量”对话框→输入“目标变量”为 Wnr→“数字表达式”中输入上文计算好的粗略 Wnr 数值 1.494 8→点击“确定”按钮即可。

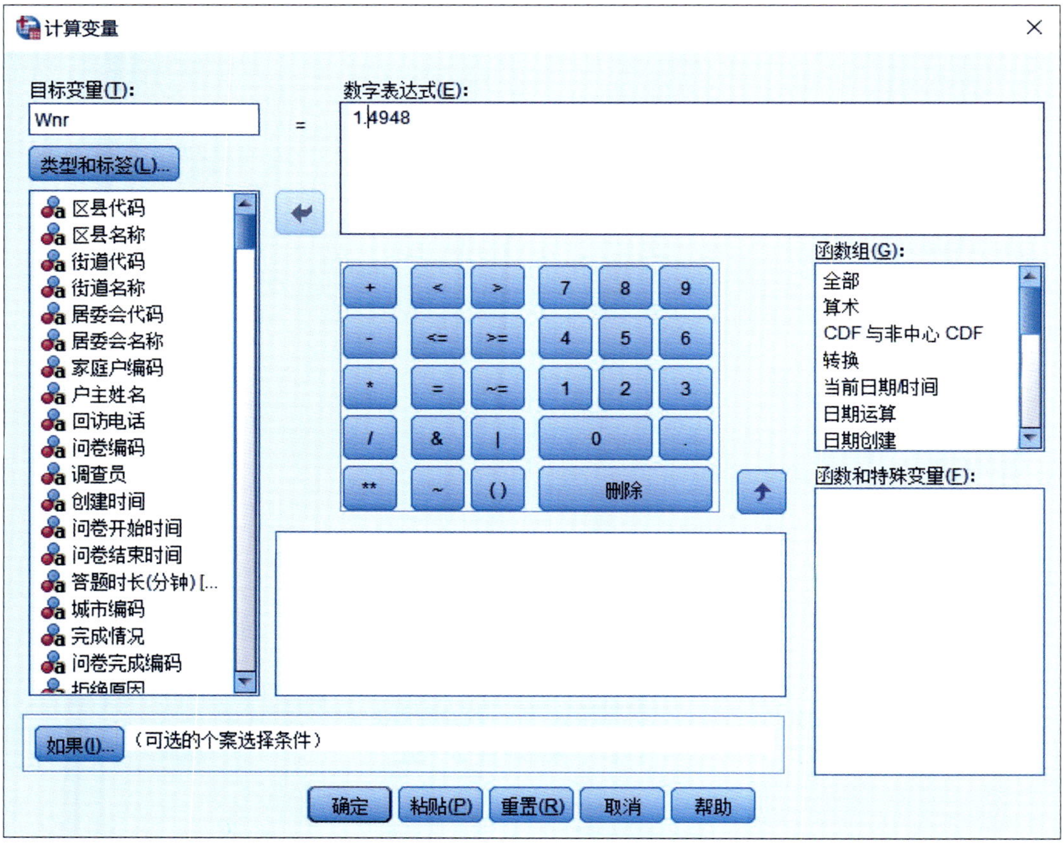

当然，如果数据质量良好，对入户调查的每一户(包括拒绝户)都进行了登记，则应当以实际入户数/完成调查的调查对象数得出 Wnr。甚至可以以街道或居委会为单位进行计算，可以得到更为精准的无应答调整权重。

11.5.4 事后分层调整权重的计算

首先应得到样本对应总体的分性别、年龄组的人口数据。以表 11－3 为例。

表 11－3 ××市分性别、年龄组常住人口数

年龄组/岁	男性人口数	女性人口数
15～19	129 985	113 878
20～24	335 934	291 799
25～29	513 001	438 524
30～34	424 551	419 317
35～39	340 175	316 860
40～44	308 393	277 081
45～49	410 179	365 619
50～54	401 099	364 736
55～59	271 926	255 450
60～64	267 321	255 861
65～69	206 818	210 803

其次使用“计算变量”功能计算出总权重 $Wz = W15 * Wnr$。方法同前。

最后对数据库进行加权和分层，步骤如下：

第 1 步：选择菜单栏“数据”→“个案加权”→打开“个案加权”对话框→选择“个案加权系数”→从变量列表中选择 Wz 并将其选入“频率变量”列表框→点击“确定”按钮，即可进行加权操作。

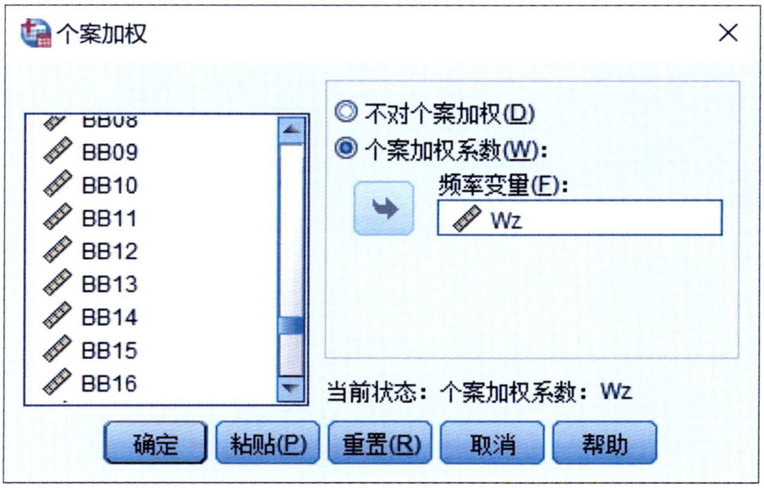

加权成功后窗口右下角会显示“权重开启”。

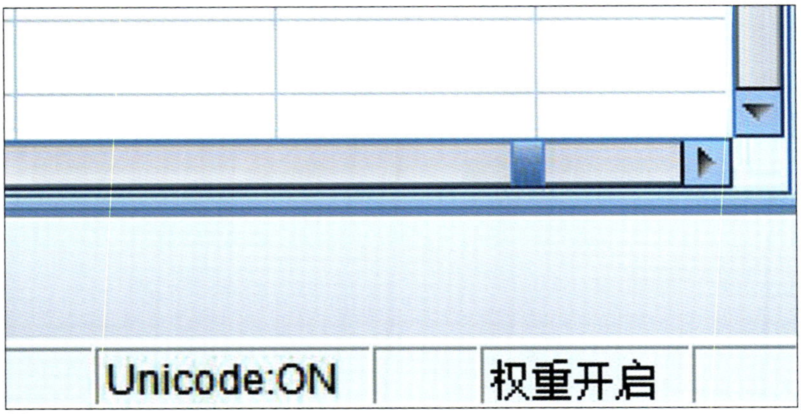

第 2 步：选择菜单栏“分析”→“描述统计”→“交叉表”。

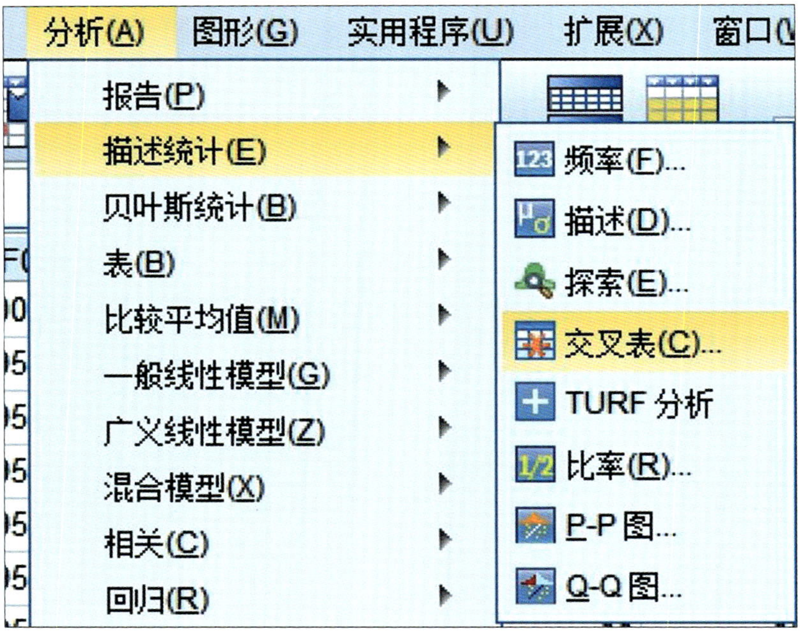

第 3 步：打开“交叉表”对话框→分别从变量列表中选中“年龄 11 组”和“F01”(性别)放入“行”和“列”列表框→点击“确定”按钮。

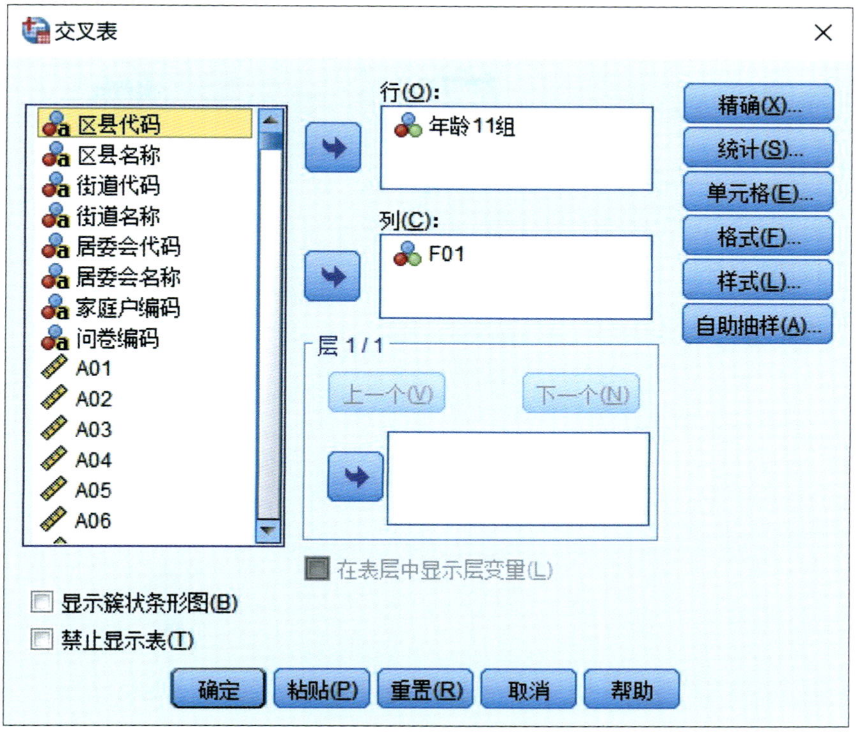

第 4 步：将输出窗口中生成的“年龄 11 组 * F01 交叉表”（加权后的样本数据的 22 层人口数）复制到前文提到的人口数据表格中，建议按年龄分组一一对齐。

年龄11组 * F01 交叉表

计数

		F01		
		1	2	总计
年龄11组	1	73335	121089	194424
	2	129616	175664	305280
	3	305280	392259	697539
	4	440012	736765	1176777
	5	436601	530402	967003
	6	433190	477533	910723
	7	515053	702655	1217708
	8	666840	741881	1408721
	9	646375	654902	1301277
	10	607149	663429	1270578
	11	530402	583272	1113674
总计		4783853	5779851	10563704

			年龄11组 * F01 交叉表				
			计数				
XX市分性别年龄常住人口数					F01		总计
年龄组/岁	男性人口数	女性人口数			1	2	
15~19	129985	113878	年龄11组	1	73335	121089	194424
20~24	335934	291799		2	129616	175664	305280
25~29	513001	438524		3	305280	392259	697539
30~34	424551	419317		4	440012	736765	1176777
35~39	340175	316860		5	436601	530402	967003
40~44	308393	277081		6	433190	477533	910723
45~49	410179	365619		7	515053	702655	1217708
50~54	401099	364736		8	666840	741881	1408721
55~59	271926	255450		9	646375	654902	1301277
60~64	267321	255861		10	607149	663429	1270578
65~69	206818	210803		11	530402	583272	1113674
			总计		4783853	5779851	10563704

第 5 步：将人口数据中 22 层的每个数据分别除以交叉表中 22 层数据，从而得到 22 个事后分层调整权重(Wpo)的值。

L8 fx =C8/H8

B	C	D	F	G	H	I	J	L	M
			年龄11组 * F01 交叉表						
			计数						
XX市分性别年龄常住人口数					F01		总计		
年龄组/岁	男性人口数	女性人口数			1	2			
15~19	129985	113878	年龄11组	1	73335	121089	194424	1.772482444	0.940448761
20~24	335934	291799		2	129616	175664	305280	2.591763363	1.661120093
25~29	513001	438524		3	305280	392259	697539	1.680427804	1.117945031
30~34	424551	419317		4	440012	736765	1176777	0.964862322	0.569132627
35~39	340175	316860		5	436601	530402	967003	0.779143887	0.597395937
40~44	308393	277081		6	433190	477533	910723	0.711911632	0.580234246
45~49	410179	365619		7	515053	702655	1217708	0.79638212	0.520339285
50~54	401099	364736		8	666840	741881	1408721	0.601492112	0.491636799
55~59	271926	255450		9	646375	654902	1301277	0.42069387	0.39005836
60~64	267321	255861		10	607149	663429	1270578	0.440288957	0.38566448
65~69	206818	210803		11	530402	583272	1113674	0.389926886	0.361414572
			总计		4783853	5779851	10563704		

第 6 步：选择“转换”→“计算变量”→“目标变量”输入 Wpo，“数字表达式”列表框里把第 5 步中 22 层 Wpo 中第一个值输进去(该值对应男性，15～24 岁年龄组)→点击“如果”→弹出“计算变量：if 个案”对话框→选择变量列表中的“F01”加入条件框→点击键盘中的“=”→输入 1→点击键盘中的 &→选择变量列表中的“年龄 11 组”→点击键盘中的“=”→输入 1→点击“继续”按钮→点击“确定”按钮。

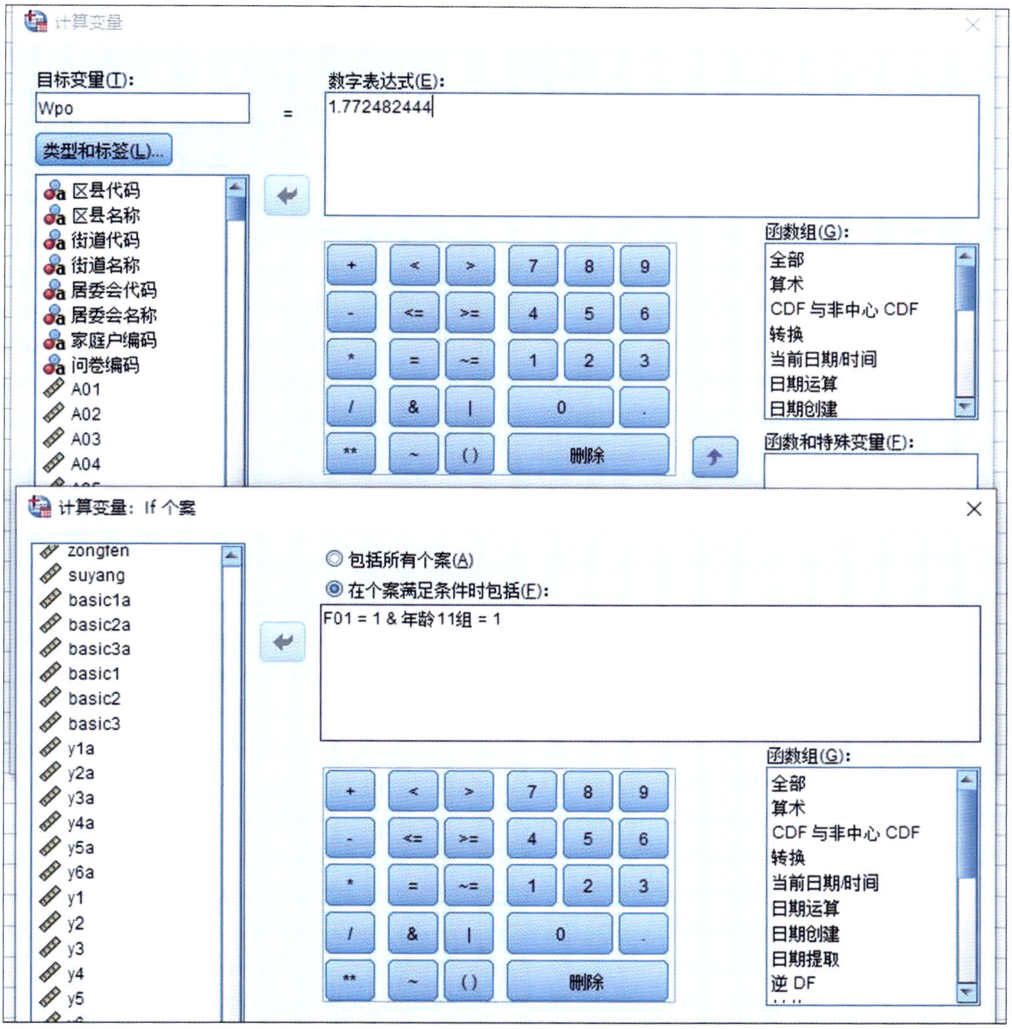

该步表示当 $F01=1$ 且年龄 11 组 $=1$ 时，$Wpo=1.772\ 482\ 444$。按照 22 层 Wpo 的数据，使用相同方法继续操作 21 次，直至当 $F01=2$ 且年龄 11 组 $=11$ 时，$Wpo=0.361\ 414\ 572$。

由于 22 次操作比较烦琐，因此可以复制输出窗口中这次操作的语法命令。见下图。

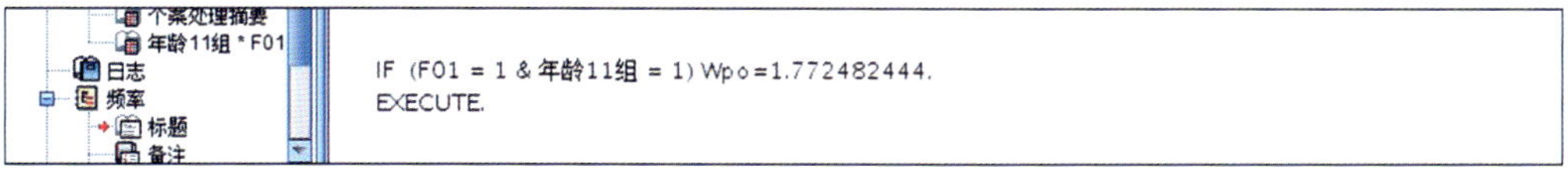

选择菜单栏“文件”→“新建”→“语法”→打开语法编辑器窗口→将整条语法命令粘贴到语法编辑器→复制其格式稍做修改并将 22 层数据填到相应位置→选择菜单栏“运行”→“全部”即可执行全部命令。

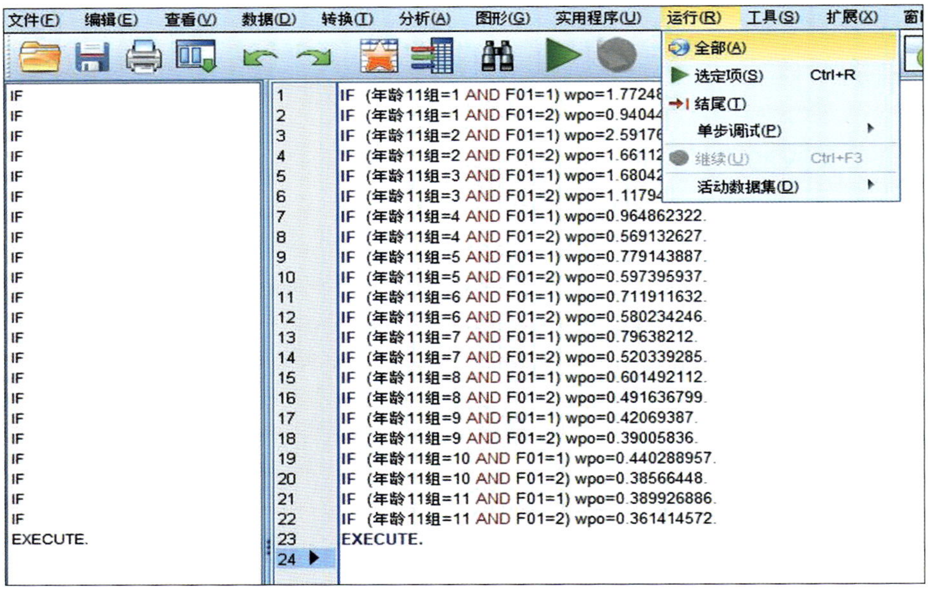

11.5.5 最终权重的计算

选择“转换”→“计算变量”→“目标变量”输入 Wf，“数字表达式”列表框里建立表达式“Wz” * “Wpo” →点击“确定”按钮，即可算出最终权重 Wf。

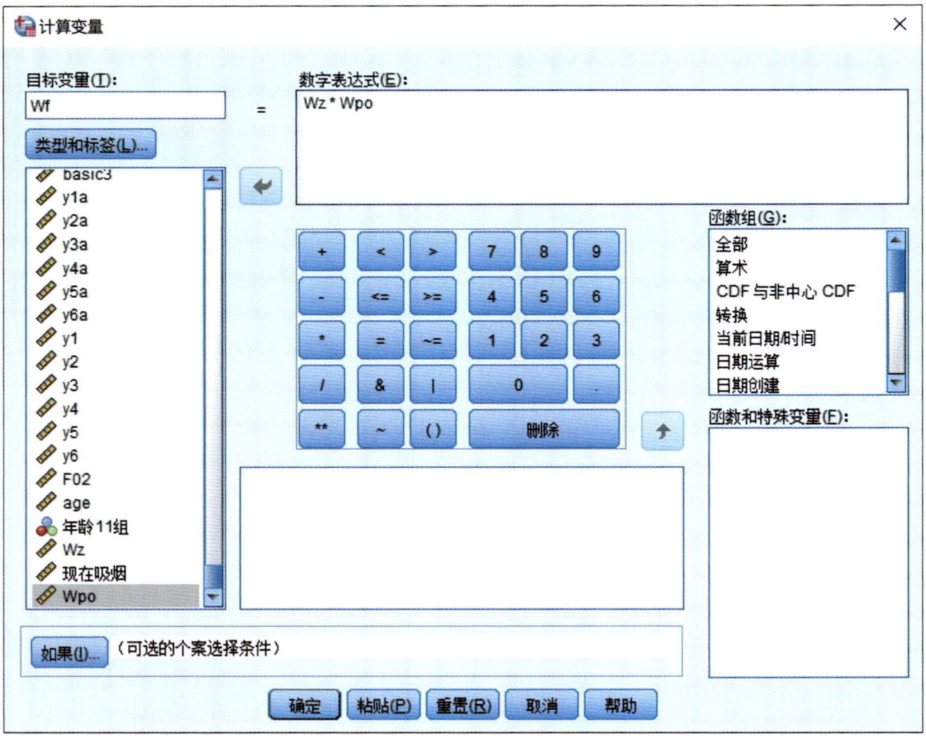

11.5.6 加权后健康素养水平计算

对数据加权后，即可查看加权后的各类健康素养水平，选择菜单栏“数据”→“个案加权”→打开“个案加权”对话框，若“频率变量”中有变量“*Wz*”，点击箭头将其移除→在变量列表中选择变量“*Wf*”→点击箭头移入“频率变量”→点击“确定”按钮，完成加权。

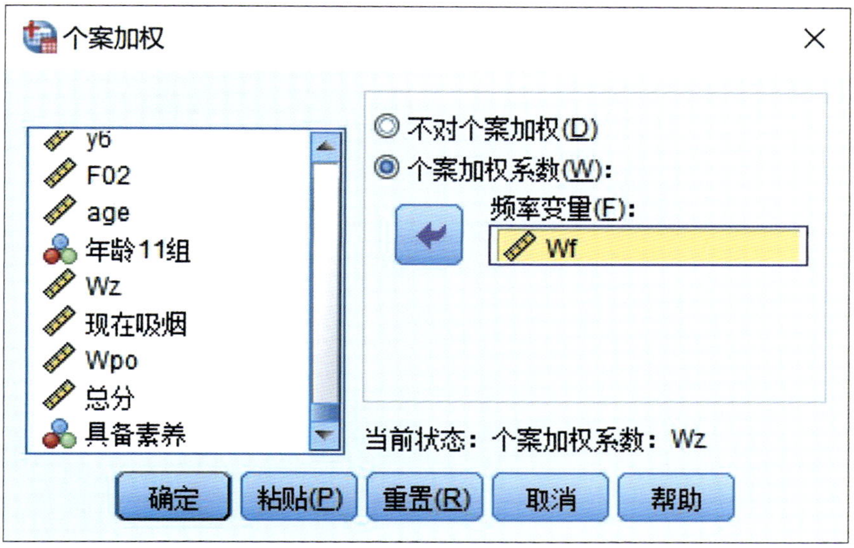

选择菜单栏“分析”→“描述统计”→“频率”→打开“频率对话框”→将变量列表栏中“具备素养”“basic1”“basic2”“basic3”“y1”“y2”“y3”“y4”“y5”“y6”选入“变量”列表→点击“确定”按钮。

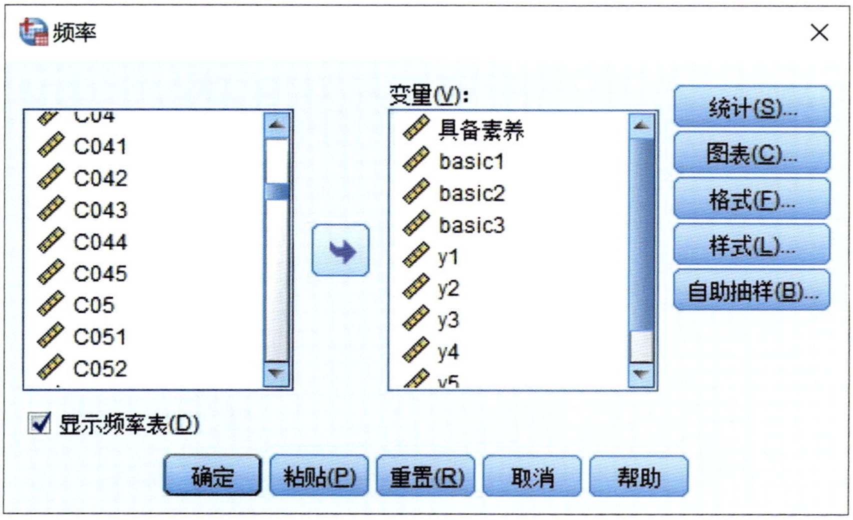

在输出窗口可以看到加权后的健康素养水平、三个方面健康素养水平以及六类健康问题素养水平。

具备素养

		频率	百分比	有效百分比	累积百分比
有效	.00	4726028	68.3	68.3	68.3
	1.00	2193284	31.7	31.7	100.0
	总计	6919312	100.0	100.0	

basic1

		频率	百分比	有效百分比	累积百分比
有效	.00	4263521	61.6	61.6	61.6
	1.00	2655791	38.4	38.4	100.0
	总计	6919312	100.0	100.0	

basic2

		频率	百分比	有效百分比	累积百分比
有效	.00	4401640	63.6	63.6	63.6
	1.00	2517672	36.4	36.4	100.0
	总计	6919312	100.0	100.0	

basic3

		频率	百分比	有效百分比	累积百分比
有效	.00	3983854	57.6	57.6	57.6
	1.00	2935458	42.4	42.4	100.0
	总计	6919312	100.0	100.0	

y1

		频率	百分比	有效百分比	累积百分比
有效	.00	3018576	43.6	43.6	43.6
	1.00	3900736	56.4	56.4	100.0
	总计	6919312	100.0	100.0	

y2

		频率	百分比	有效百分比	累积百分比
有效	.00	5070697	73.3	73.3	73.3
	1.00	1848615	26.7	26.7	100.0
	总计	6919312	100.0	100.0	

y3

		频率	百分比	有效百分比	累积百分比
有效	.00	4805097	69.4	69.4	69.4
	1.00	2114215	30.6	30.6	100.0
	总计	6919312	100.0	100.0	

y4

		频率	百分比	有效百分比	累积百分比
有效	.00	1721884	24.9	24.9	24.9
	1.00	5197428	75.1	75.1	100.0
	总计	6919312	100.0	100.0	

y5

		频率	百分比	有效百分比	累积百分比
有效	.00	4800755	69.4	69.4	69.4
	1.00	2118557	30.6	30.6	100.0
	总计	6919312	100.0	100.0	

y6

		频率	百分比	有效百分比	累积百分比
有效	.00	2829673	40.9	40.9	40.9
	1.00	4089639	59.1	59.1	100.0
	总计	6919312	100.0	100.0	

同理，加权后分组健康素养水平计算方法也与未加权的计算方法一致。需要注意的是，分析计算过程中只在计算各种素养水平时加权，其他操作时需要解除加权。步骤为：选择菜单栏“数据”→“个案加权”→打开“个案加权”对话框，选择“不对个案加权”→点击“确定”，即可解除加权。

12

监测数据统计分析

健康素养监测数据除了用来计算健康素养水平之外，还可以使用各种数据统计分析方法进行处理，得到更多更有意义的结果，用来分析工作效果和撰写论文等。在这里，有必要解释一下，由于在居民健康素养监测多阶段抽样过程中，每一阶段均采用等容抽样设计，因此次级抽样单元的个体会以不等概率入样，导致每个个体的抽样权重不同。如果应用传统的统计分析方法，而没有考虑由分层、整群及不等概率等因素所造成的设计效应降低，常常会导致统计推断结果的错误。为了解决这个问题，一般需要采用复杂抽样数据分析方法，有兴趣的读者可以参考相关统计学书籍。本章只介绍传统的统计分析方法。

12.1 健康素养监测数据中常见变量简述

在健康素养监测中，针对监测对象，会用不同的变量来反映其某一方面的特征，如性别、年龄、学历、职业、户籍地、健康素养水平等。通俗来说，就是我们研究的指标根据不同变量的特征属性，可以分为数值变量、分类变量和等级变量。

（1）数值变量。数值变量又称为计量变量或定量变量。数值变量是通过定量的方法检测出来的指标，通常以阿拉伯数字呈现，具有单位，并可以定量地进行比较，如身高（厘米，cm）、体重（千克，kg）、年龄（岁）等。数值变量支持加减法运算。

（2）分类变量。分类变量又称为计数变量，其反映的是互不相容的属性和类别，常通过计数的方式获得，如户籍地（本地户籍、非本地户籍）、性别（男、女）、职业（农民、工人、教师）、民族等。分类变量之间支持不等号（≠）。

（3）等级变量。等级变量具备分类变量的性质，同时又具有半定量比较的性质，如学历（小学、初中、高中、本科及以上）、健康状况（差、中、好）等。这类变量各水平之间互不相容，但又有级别上的轻重关系。等级变量支持大于号（>）和小于号（<）。

（4）变量之间的相互转化。同一个监测对象可以同时具有上述三种变量，三种变量反映监测对象信息的能力依次为数值变量、等级变量和分类变量。变量之间可以相互转化，但只能从数值变量转化为等级变量和分类变量，或者等级变量转化为分类变量，而不可逆向转化。例如，某人的收缩压是 160 mmHg（数值变量），可以转化为等级变量（高血压、正常、低血压），也可以转化为分类变量（正常、异常），但是如果只告诉某人的血压不正常，是无法知道某人血压是高还是低，以及具体的血压数值的。这也给我们一个提示，获取数据的时候，尽量获取数值变量资料，因为其信息含量更多，且可以向等级变量和分类变量转化。在健康素养监测中涉及的等级变量（如学历）因只作为分类变量来用，所以在本书后面的内容中，将主要介绍数值变量和分类变量两类数据的分析方法。

12.2 单因素统计分析方法与统计软件实现

12.2.1 分类变量单因素统计分析方法简介

在健康素养监测中，调查对象的问卷得分如果在总分的 80%以上，判为具备健康素养；反之，则判为不具备健康素养。具备或不具备健康素养，即是分类变量。全部调查对象中具备健康素养者所占的比例是该样本的健康素养水平。对于不同人群之间健康素养水平高低的比较，采用卡方检验的方法。

卡方检验被誉为 20 世纪科学技术所有分支中的二十大发明之一，它的发明者是卡尔·皮尔逊。其基本思想是真实频数与理论频数的吻合程度。如果读者想要更深入地了解卡方检验的思想，可以参考相关统计学书籍，本书仅介绍两组分类和多组分类变量之间健康素养水平比较的卡方检验。

12.2.2 两组之间健康素养水平比较的卡方检验

以二分类变量城乡(城市和农村)居民健康素养水平比较为例，其统计学软件实现步骤如下。

打开数据库“健康素养调查数据”。

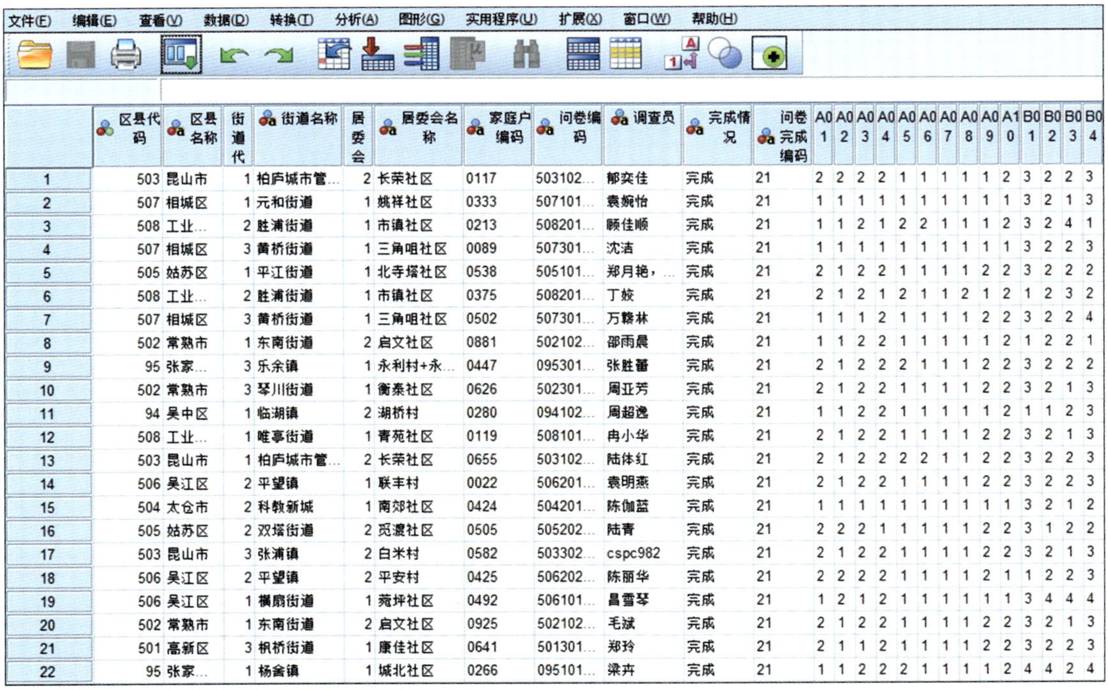

	区县代码	区县名称	街道代	街道名称	居委会	居委会名称	家庭户编码	问卷编码	调查员	完成情况	问卷完成编码	A01	A02	A03	A04	A05	A06	A07	A08	A09	A10	B01	B02	B03	B04
1	503	昆山市	1	柏庐城市管...	2	长荣社区	0117	503102...	郁奕佳	完成	21	2	2	2	2	1	1	1	1	1	2	3	2	2	3
2	507	相城区	1	元和街道	1	姚祥社区	0333	507101...	袁婉怡	完成	21	1	1	1	1	1	1	1	1	1	1	3	2	1	3
3	508	工业...	2	胜浦街道	1	市镇社区	0213	508201...	顾佳顺	完成	21	1	1	2	1	2	2	1	1	1	2	3	2	4	1
4	507	相城区	3	黄桥街道	1	三角咀社区	0089	507301...	沈洁	完成	21	1	1	1	1	1	1	1	1	1	1	3	2	2	3
5	505	姑苏区	1	平江街道	1	北寺塔社区	0538	505101...	郑月艳，...	完成	21	2	1	2	2	1	1	1	1	2	2	3	2	2	2
6	508	工业...	2	胜浦街道	1	市镇社区	0375	508201...	丁旋	完成	21	2	1	2	1	2	1	1	2	1	2	1	2	3	2
7	507	相城区	3	黄桥街道	1	三角咀社区	0502	507301...	万赣林	完成	21	1	1	1	2	1	1	1	1	2	2	3	2	2	4
8	502	常熟市	1	东南街道	2	启文社区	0881	502102...	邵雨晨	完成	21	1	1	2	2	1	1	1	1	1	2	1	2	2	1
9	95	张家...	3	乐余镇	1	永利村+永...	0447	095301...	张胜蕾	完成	21	2	1	2	2	2	1	1	1	2	2	3	2	2	2
10	502	常熟市	3	琴川街道	1	衡泰社区	0626	502301...	周亚芳	完成	21	2	1	2	2	1	1	1	1	2	2	3	2	1	3
11	94	吴中区	1	临湖镇	2	湖桥村	0280	094102...	周超逸	完成	21	1	1	2	2	1	1	1	1	1	2	1	1	2	3
12	508	工业...	1	唯亭街道	1	青苑社区	0119	508101...	冉小华	完成	21	2	1	2	2	1	1	1	1	2	2	3	2	1	3
13	503	昆山市	1	柏庐城市管...	2	长荣社区	0655	503102...	陆体红	完成	21	2	1	2	2	2	2	1	1	2	2	3	2	2	3
14	506	吴江区	2	平望镇	1	联丰村	0022	506201...	袁明燕	完成	21	2	1	2	2	1	1	1	1	2	2	3	2	2	3
15	504	太仓市	2	科教新城	1	南郊社区	0424	504201...	陈伽蓝	完成	21	1	1	1	1	1	1	1	1	1	1	3	2	1	2
16	505	姑苏区	2	双塔街道	2	觅渡社区	0505	505202...	陆青	完成	21	2	2	2	1	1	1	1	1	2	2	3	1	2	2
17	503	昆山市	3	张浦镇	2	白米村	0582	503302...	cspc982	完成	21	2	1	2	2	1	1	1	1	2	2	3	2	1	3
18	506	吴江区	2	平望镇	2	平安村	0425	506202...	陈丽华	完成	21	2	2	2	2	1	1	1	1	2	1	1	2	2	3
19	506	吴江区	1	横扇街道	1	菀坪社区	0492	506101...	昌雪琴	完成	21	1	2	1	2	1	1	1	1	1	1	3	4	4	4
20	502	常熟市	1	东南街道	2	启文社区	0925	502102...	毛斌	完成	21	2	1	2	2	1	1	1	1	2	2	3	2	1	3
21	501	高新区	3	枫桥街道	1	康佳社区	0641	501301...	郑玲	完成	21	2	1	1	2	1	1	1	1	2	2	3	2	2	3
22	95	张家...	1	杨舍镇	1	城北社区	0266	095101...	梁卉	完成	21	1	1	2	2	2	1	1	1	1	2	4	4	2	4

选择“分析→描述统计→交叉表”。

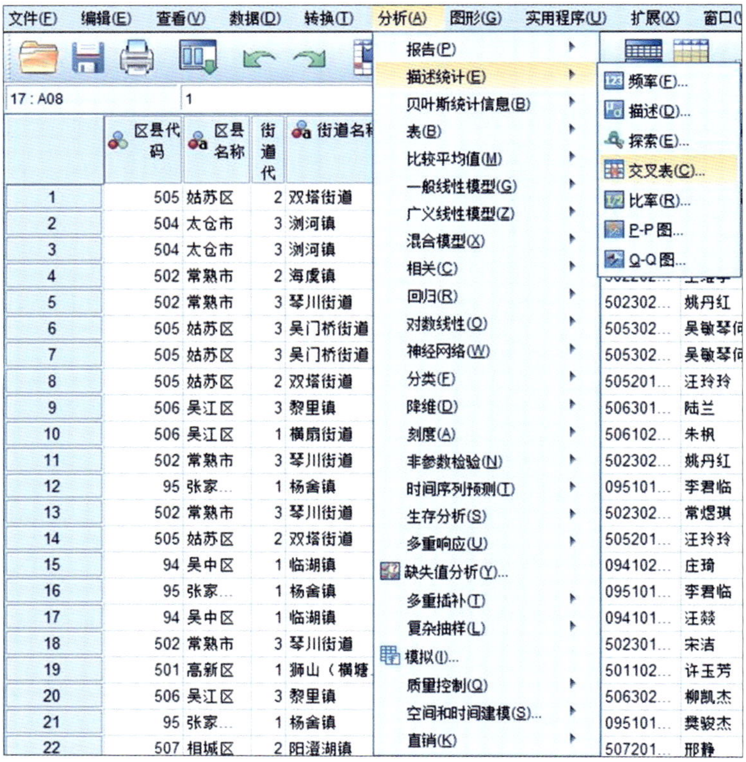
文件(F) 编辑(E) 查看(V) 数据(D) 转换(T) 分析(A) 图形(G) 实用程序(U) 扩展(X) 窗口
报告(P)
描述统计(E)
贝叶斯统计信息(B)
表(B)
比较平均值(M)
一般线性模型(G)
广义线性模型(Z)
混合模型(X)
相关(C)
回归(R)
对数线性(O)
神经网络(W)
分类(F)
降维(D)
刻度(A)
非参数检验(N)
时间序列预测(T)
生存分析(S)
多重响应(U)
缺失值分析(Y)...
多重插补(T)
复杂抽样(L)
模拟(I)...
质量控制(Q)
空间和时间建模(S)...
直销(K)
频率(F)...
描述(D)...
探索(E)...
交叉表(C)...
比率(R)...
P-P 图...
Q-Q 图...

交叉表界面如下。

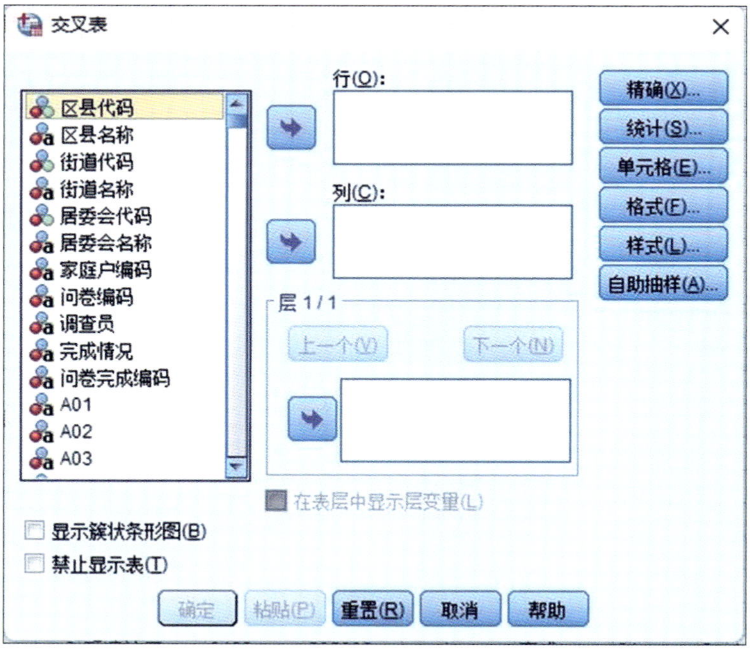
交叉表
行(O):
列(C):
层 1/1
上一个(V)
下一个(N)
精确(X)...
统计(S)...
单元格(E)...
格式(F)...
样式(L)...
自助抽样(A)...
区县代码
区县名称
街道代码
街道名称
居委会代码
居委会名称
家庭户编码
问卷编码
调查员
完成情况
问卷完成编码
A01
A02
A03
在表层中显示层变量(L)
显示簇状条形图(B)
禁止显示表(T)
确定
粘贴(P)
重置(R)
取消
帮助

将左侧变量框里的变量“城乡”选中后，点击按钮，将其选入“行”窗口。

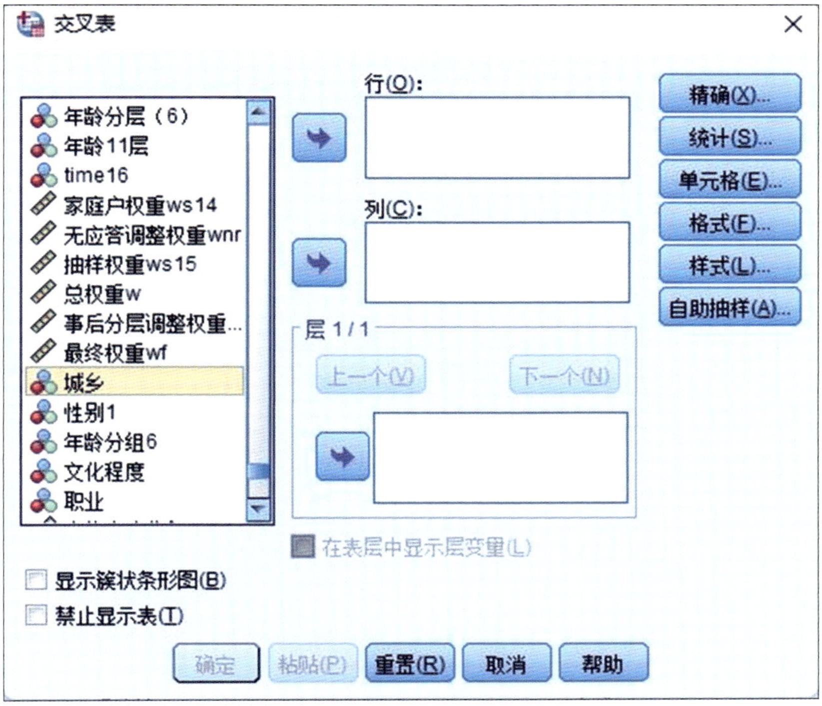

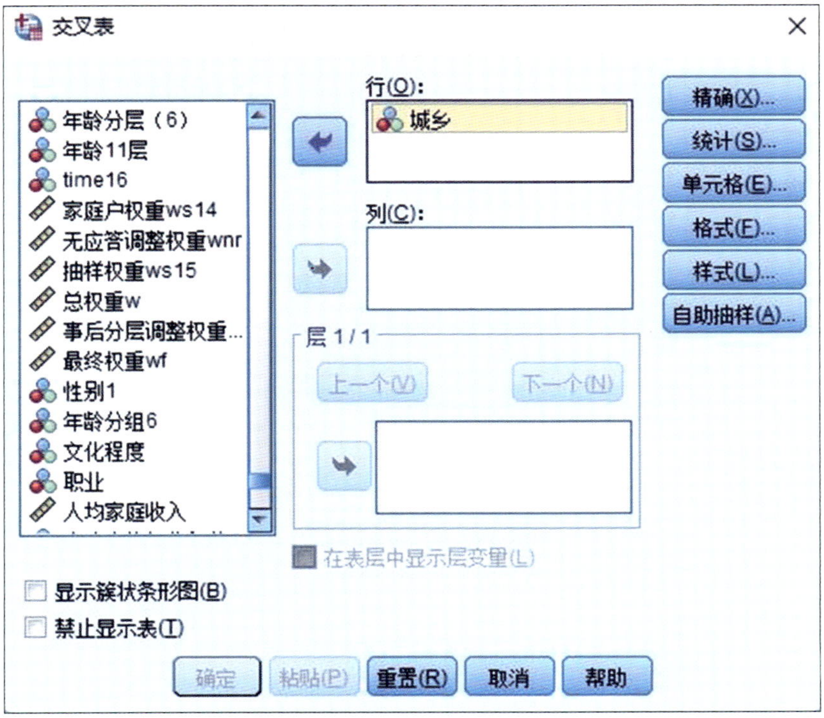

同上，将代表是否具备健康素养的变量“素养”选入列窗口。

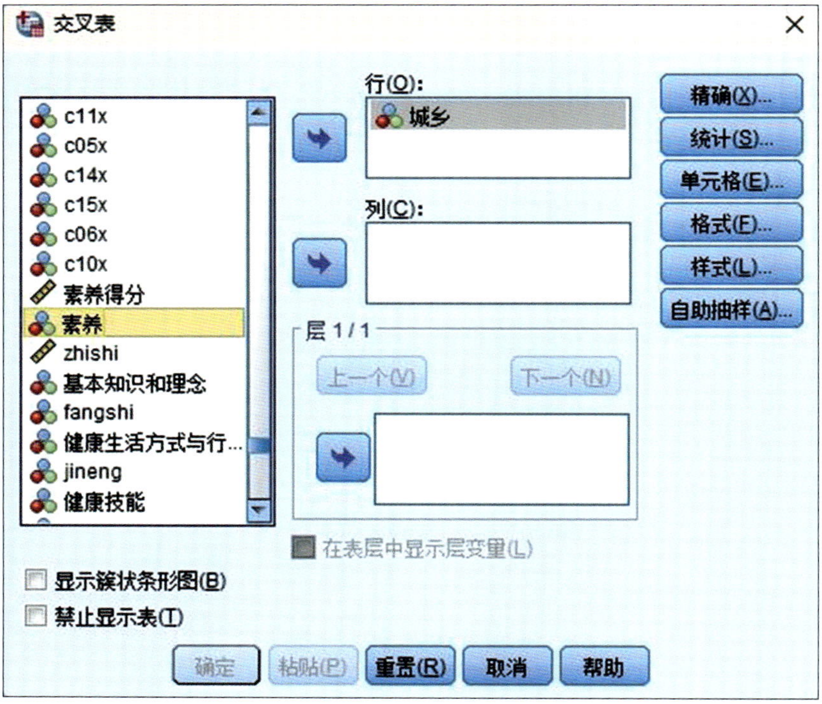

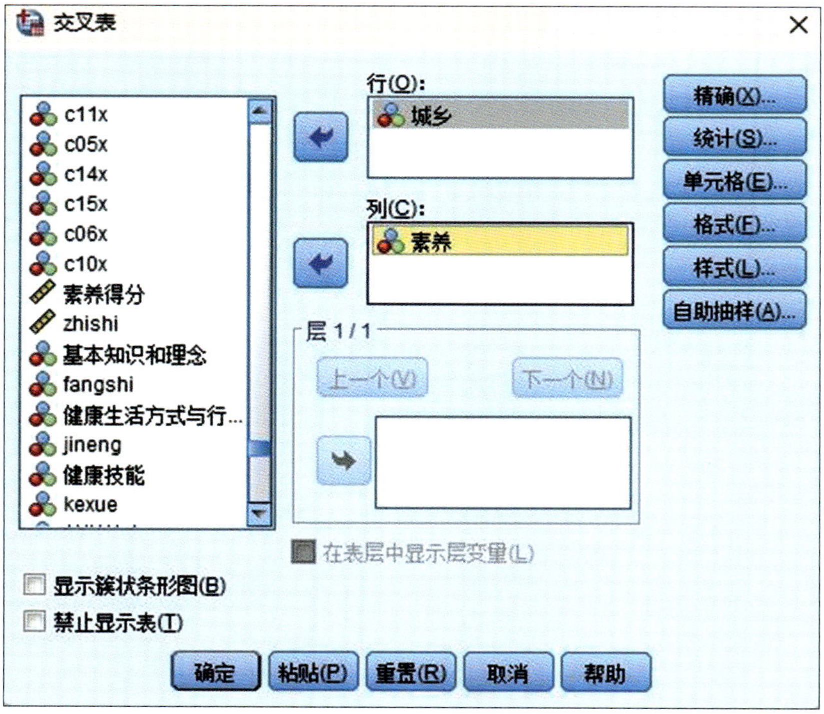

点击最右侧“单元格”选项，选择打钩选项，如下图。

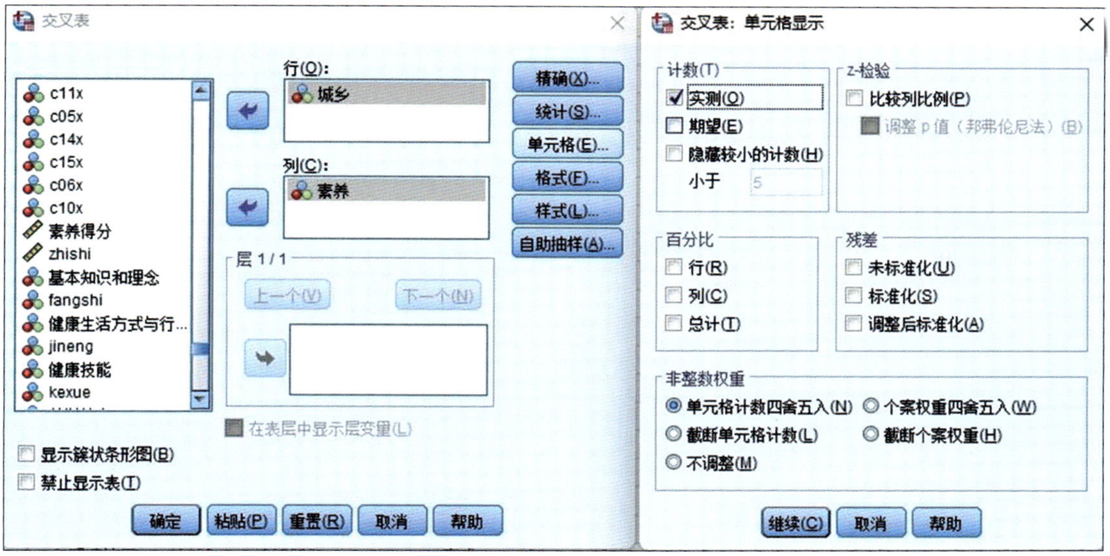

点击“继续”后，再点击“统计”选项，选择打钩选项，如下图。

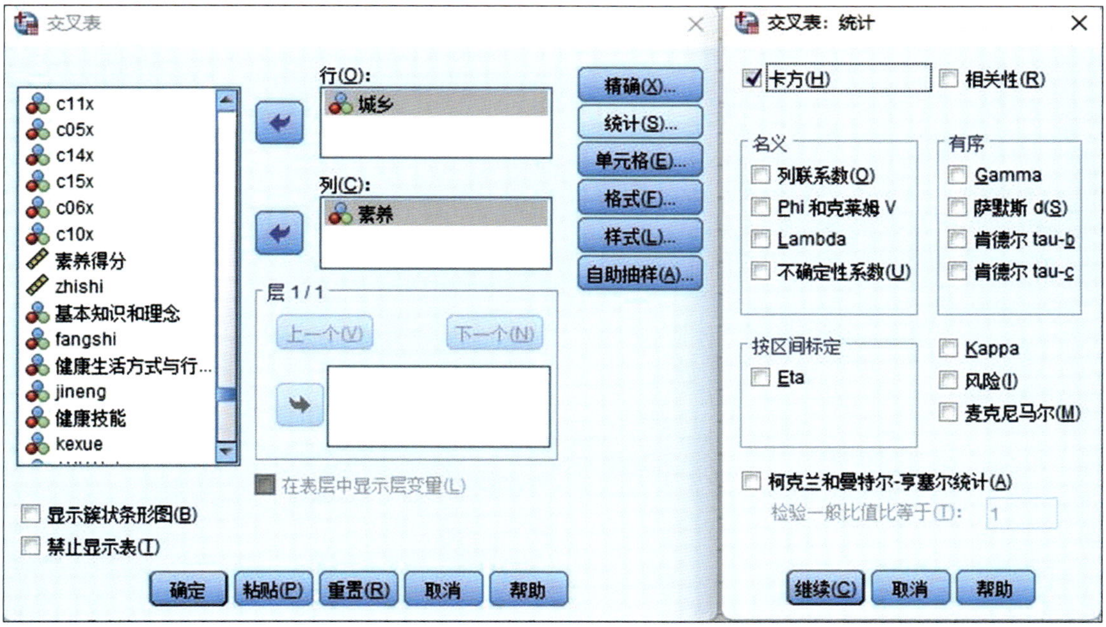

点击“继续”→“确定”。

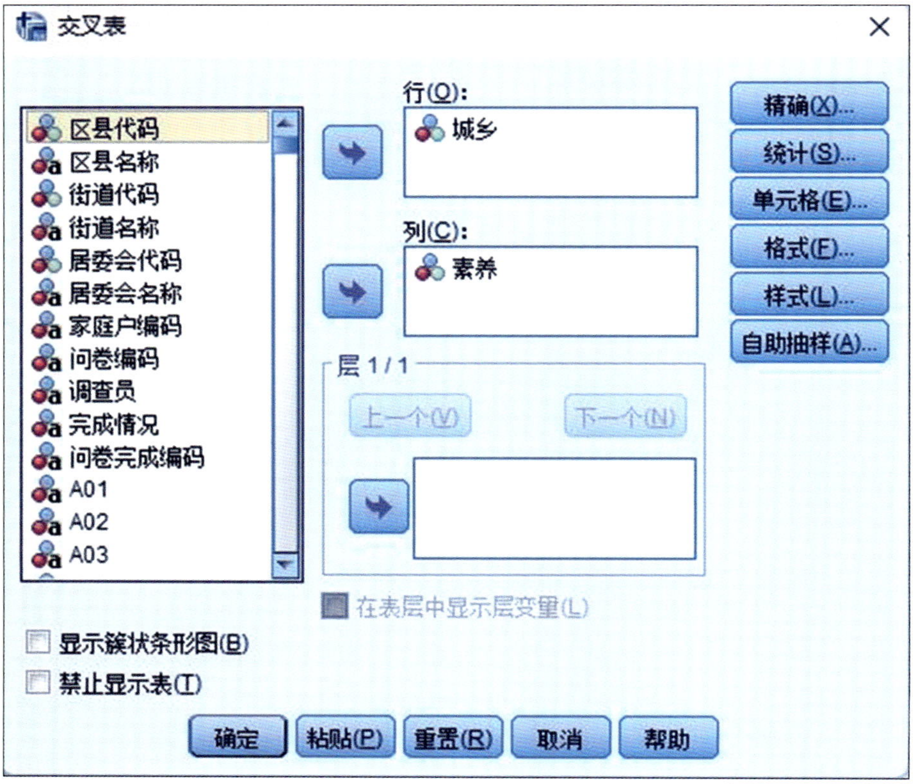

分析结果如下。

个案处理摘要

	个案					
	有效		缺失		总计	
	N	百分比	N	百分比	N	百分比
城乡 * 素养	1304	100.0%	0	0.0%	1304	100.0%

城乡 * 素养 交叉表

计数

		素养		
		0	1	总计
城乡	城市	384	251	635
	农村	435	234	669
总计		819	485	1304

卡方检验

	值	自由度	渐进显著性（双侧）	精确显著性（双侧）	精确显著性（单侧）
皮尔逊卡方	2.887[a]	1	.089		
连续性修正[b]	2.696	1	.101		
似然比	2.887	1	.089		
费希尔精确检验				.097	.050
线性关联	2.885	1	.089		
有效个案数	1304				

a. 0 个单元格 (0.0%) 的期望计数小于 5。最小期望计数为 236.18。

b. 仅针对 2x2 表进行计算

个案处理摘要中，主要看总样本量为 1 304 例健康素养调查对象。城乡 * 素养交叉表，主要看城市居民的健康素养水平为 39.5%，农村居民的健康素养水平为 35.0%。如果想要看小数点后面几位的数据，可以直接双击显示框的数据即可。卡方检验结果主要看第一行皮尔逊卡方的结果，显示 χ^2 值为 2.887，P 值＝0.089(>0.05)，认为城市和农村居民健康素养水平的差异不具有统计学意义。

12.2.3　多组之间健康素养水平比较的卡方检验

以不同职业人群之间的健康素养水平比较为例，其统计学软件实现步骤如下。

所有操作步骤同前，只是将之前行选项的“城乡”替换为“职业”。

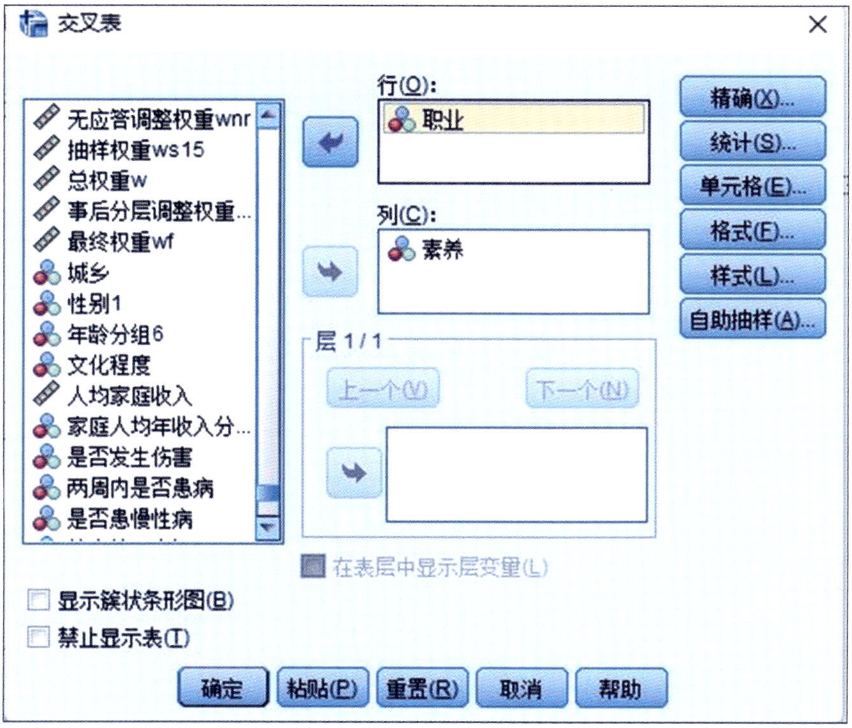

其分析结果如下。

个案处理摘要

	个案					
	有效		缺失		总计	
	N	百分比	N	百分比	N	百分比
职业 * 素养	1304	100.0%	0	0.0%	1304	100.0%

职业 * 素养 交叉表

计数

		素养		
		0	1	总计
职业	公务员	5	7	12
	教师	10	20	30
	医务人员	6	18	24
	其他事业单位人员	52	48	100
	学生	19	8	27
	农民	112	8	120
	工人	226	88	314
	其他企业人员	267	243	510
	其他	122	45	167
总计		819	485	1304

卡方检验

	值	自由度	渐进显著性（双侧）
皮尔逊卡方	124.331[a]	8	.000
似然比	136.631	8	.000
线性关联	5.162	1	.023
有效个案数	1304		

a. 1 个单元格 (5.6%) 的期望计数小于 5。最小期望计数为 4.46。

对统计结果的解释为其 χ^2 值为 124.331，P 值 <0.001，认为不同职业群体居民健康素养水平的差异具有统计学意义。但若想知道任意两组居民之间健康素养水平的差异是否具有统计学意义，尚需要再进行成组 $R\times C$ 表效应指标比较。其实现步骤如下。

所有操作步骤同前，只需将“职业”和“素养”交换一下位置。点击单元格，选择“比较列比例”。

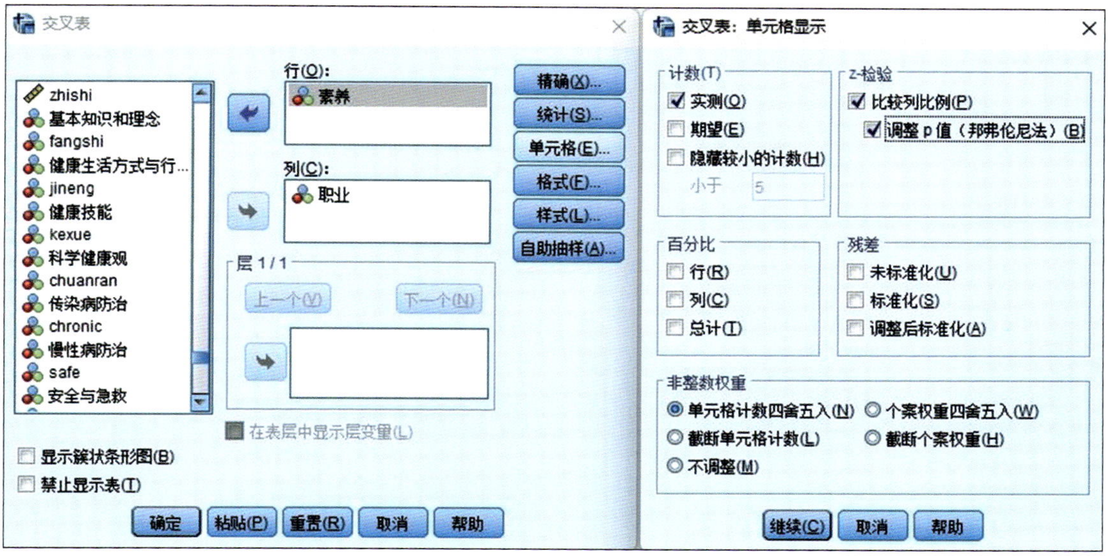

点击“继续”→“确定”，主要结果如下。

分析结果基本与前面的步骤相同，不同之处为下图。结果可见在是否具备健康素养分组中，产生了众多的下标，依据下标的不同，进一步可以看出，主要是农民的健康素养水平与其他职业人群的不同。

素养 * 职业 交叉表

计数

		职业									
		公务员	教师	医务人员	其他事业单位人员	学生	农民	工人	其他企业人员	其他	总计
素养	0	$5_{a,b,c,d,e,f,g,h,i,j}$	$10_{e,f,i,j}$	$6_{g,h,i,j}$	$52_{d,f,h,j}$	$19_{a,b,c,d,e,f}$	112_{k}	226_{c}	$267_{b,d,e,f,g,h,i,j}$	$122_{a,c}$	819
	1	$7_{a,b,c,d,e,f,g,h,i,j}$	$20_{e,f,i,j}$	$18_{g,h,i,j}$	$48_{d,f,h,j}$	$8_{a,b,c,d,e,f}$	8_{k}	88_{c}	$243_{b,d,e,f,g,h,i,j}$	$45_{a,c}$	485
总计		12	30	24	100	27	120	314	510	167	1304

每个下标字母都指示 职业 类别的子集，在 .05 级别，这些类别的列比例相互之间无显著差异。

12.2.4 数值变量单因素统计分析方法简介

前面我们介绍过，将数值变量转化为分类变量之后，所携带的信息量会减少，我们也可以直接对调查出来的健康素养得分（数值变量）进行统计分析。针对不同群体间健康素养得分的比较，常用到以下两种方法。

一是针对如城乡、性别等两分类变量分组之间的比较，一般采用两独立样本资料 t 检验的方法来进行健康素养得分水平的比较；二是针对如不同学历水平、不同职业等多分类变量分组之间的比较，采用单因素方差分析的方法来进行统计比较。两独立样本资料，也可以采用单因素方差分析方法进行比较，它可以看作是单因素方差分析的特殊形式。

12.2.5 两组之间健康素养得分比较的 t 检验

打开数据库的操作同前。

选择“分析→比较平均值→独立样本 t 检验”。

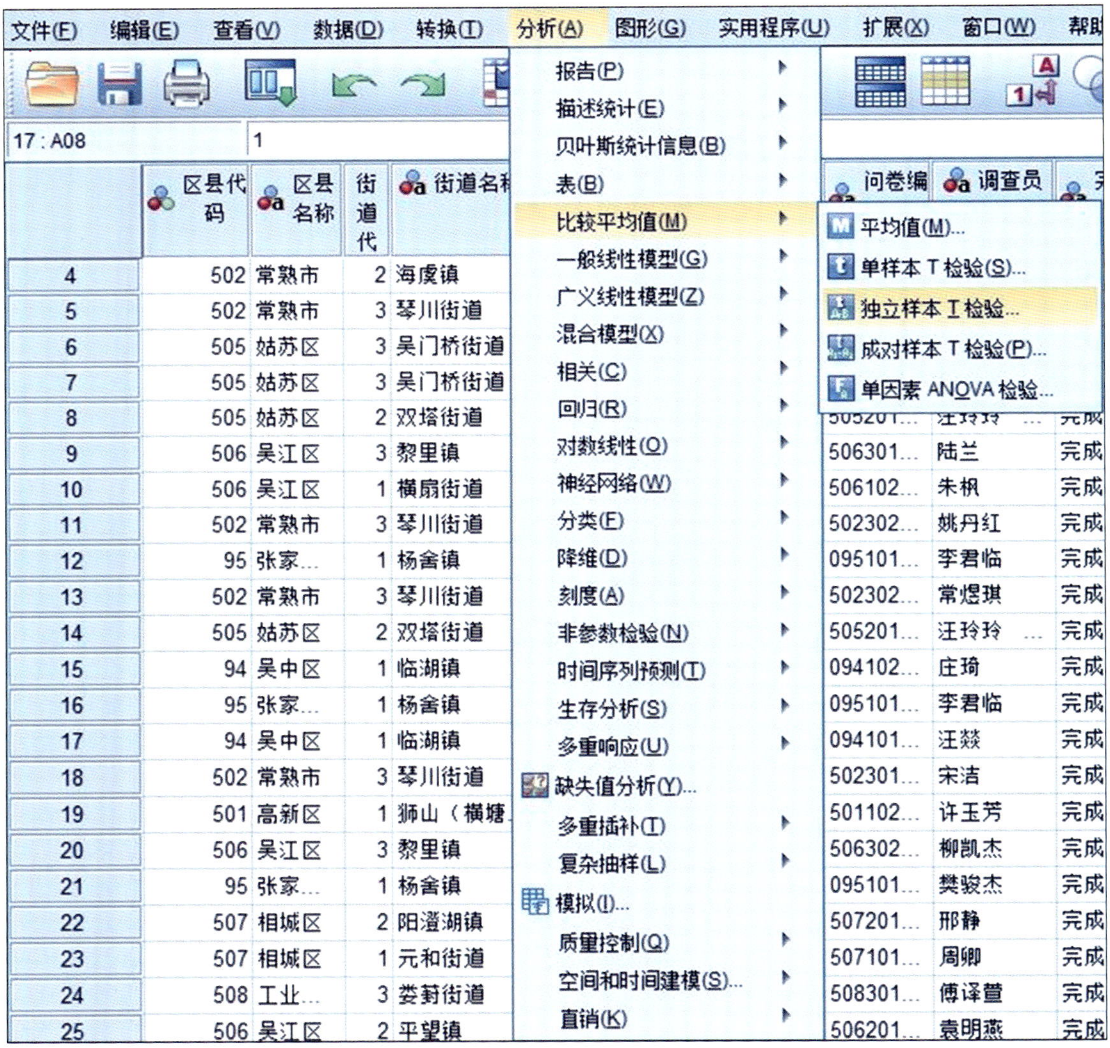

检验变量选择代表样本健康素养得分的变量“素养得分”，分组变量选择“城乡”。

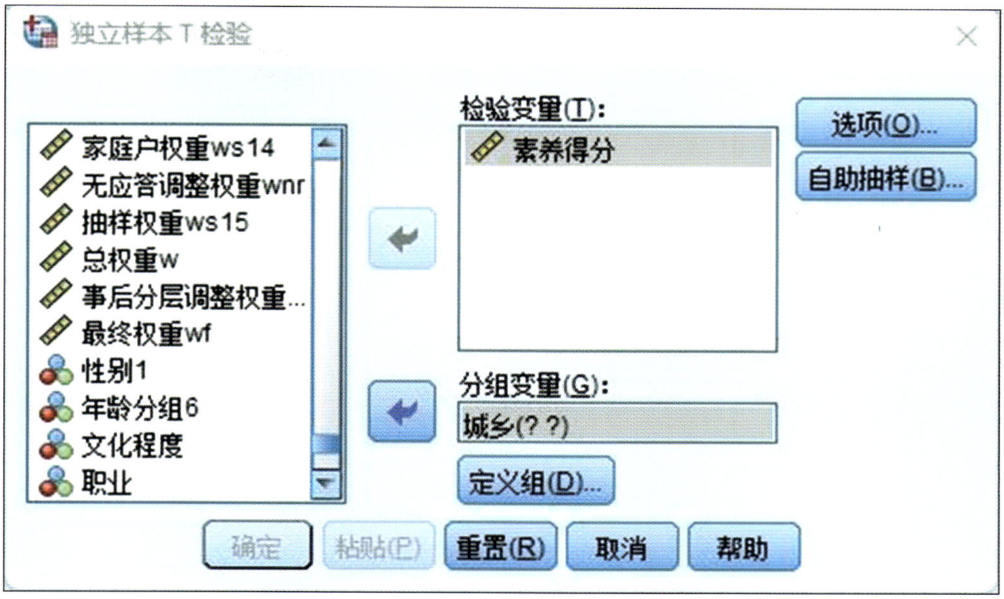

点击“定义组”，弹出定义组对话框。

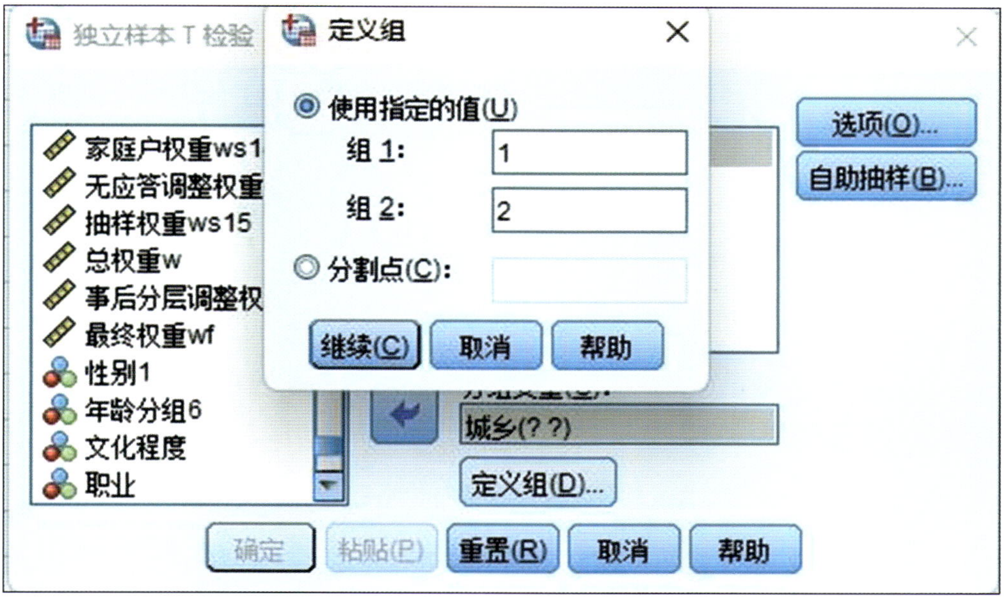

点击“继续”。

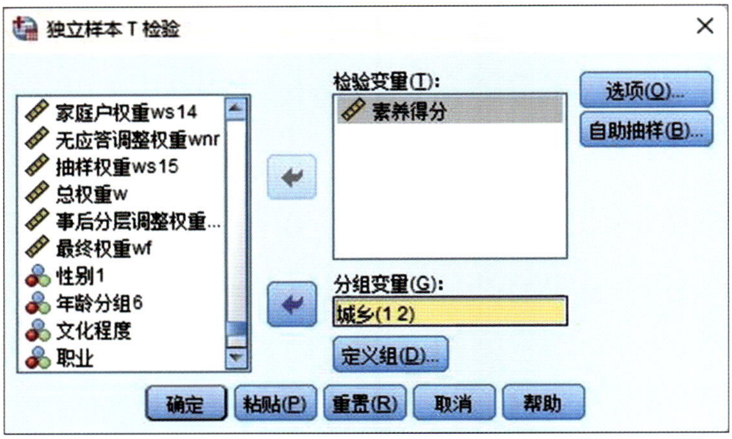

点击“确定”后，得出分析结果如下。

组统计

	城乡	个案数	平均值	标准 偏差	标准 误差平均值
素养得分	城市	635	50.60	10.271	.408
	农村	669	48.45	11.584	.448

独立样本检验

		莱文方差等同性检验		平均值等同性 t 检验						
									差值 95% 置信区间	
		F	显著性	t	自由度	Sig.（双尾）	平均值差值	标准误差差值	下限	上限
素养得分	假定等方差	12.471	.000	3.542	1302	.000	2.152	.607	.960	3.343
	不假定等方差			3.553	1296.032	.000	2.152	.606	.964	3.340

首先看城市和农村数据的三个核心统计量，即样本量(N)、均值和标准差，产生一个主观的基本认识。其中城市居民的素养得分均数为 50.60 分，农村居民得分均数为 48.45 分，表面上看城市居民的得分高于农村居民，但由于都是抽样的样本，差别可能是由抽样误差导致的，因此需要根据后续假设检验来证实。

两个抽样均数之间比较，要求两个样本所属总体 t 分布方差相差不大才可以。根据莱文方差等同性检验结果，$F=12.471$，$P<0.001$，因此两组 t 分布形态有差异，不适合直接比较，但是可以进行校正的两独立 t 检验。

见上图 t 检验部分结果的第二行，根据第二行的结果，$t=3.553$，$P<0.001$，城乡居民之间的素养得分差异具有统计学意义。

注意：在本书 12.2.2 节中用二分类变量是否具备健康素养进行比较时，结果是城乡居民之间的素养水平差异不具有统计学意义；但是在用数值变量健康素养得分直接进行比较时，发现城乡居民之间的健康素养得分差异具有统计学意义。用同样的数据，得出了不一样的结果，也说明了数值变量携带的数据信息量是多于转化后的分类变量的。

12.2.6 多组之间健康素养得分比较的单因素方差分析

打开数据库的操作同前。

选择“分析→比较平均值→单因素 ANOVA 检验”。

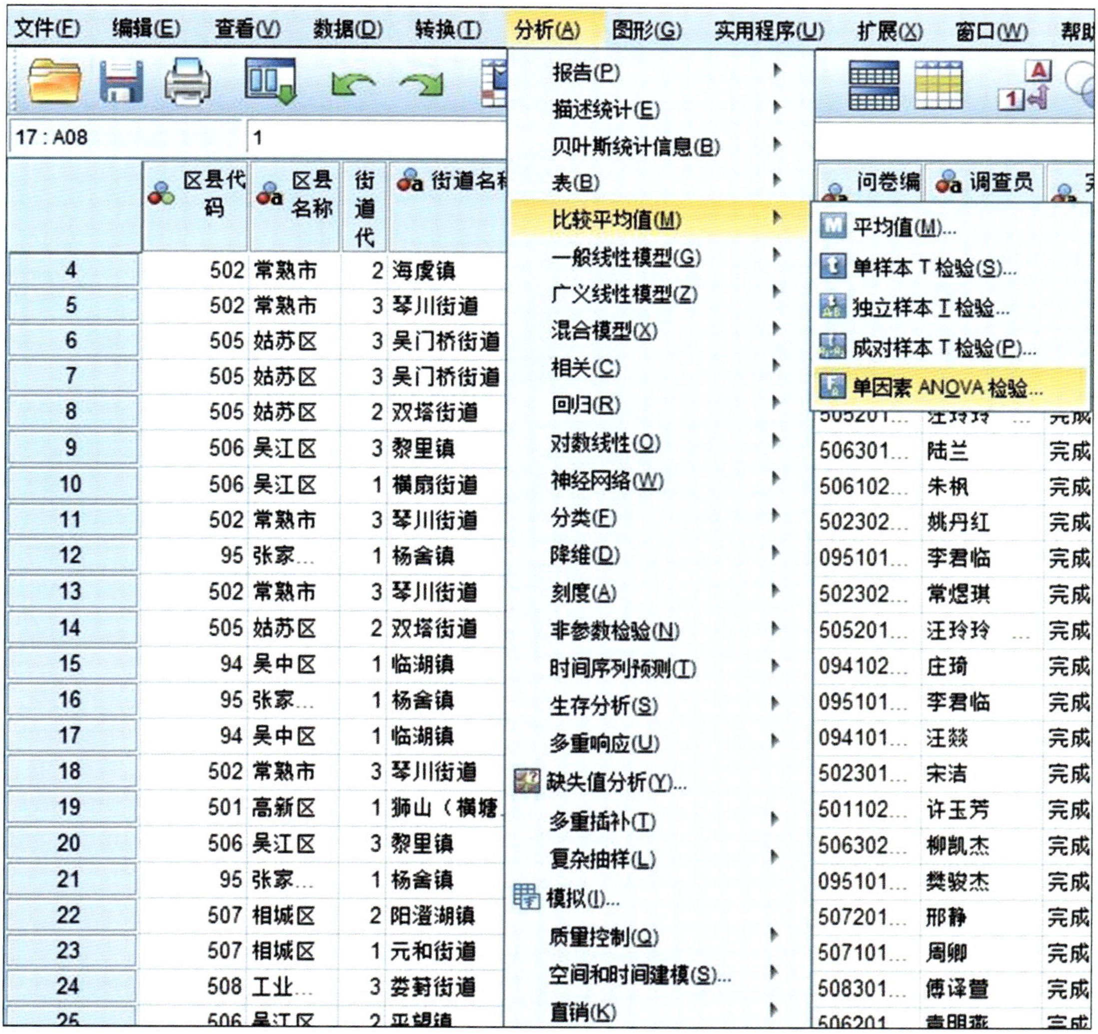

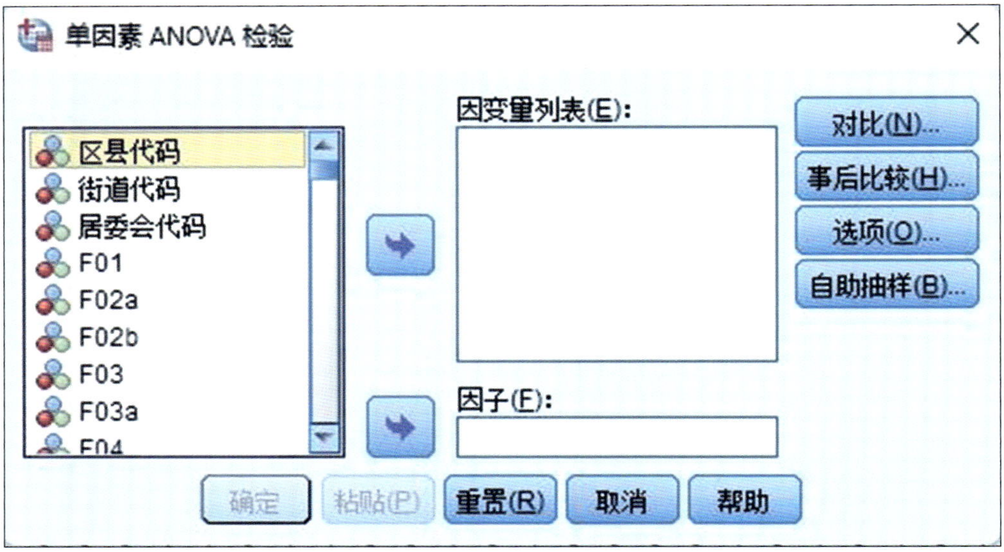

将“素养得分”选入因变量列表框，“职业”选入因子框，点击“选项”。

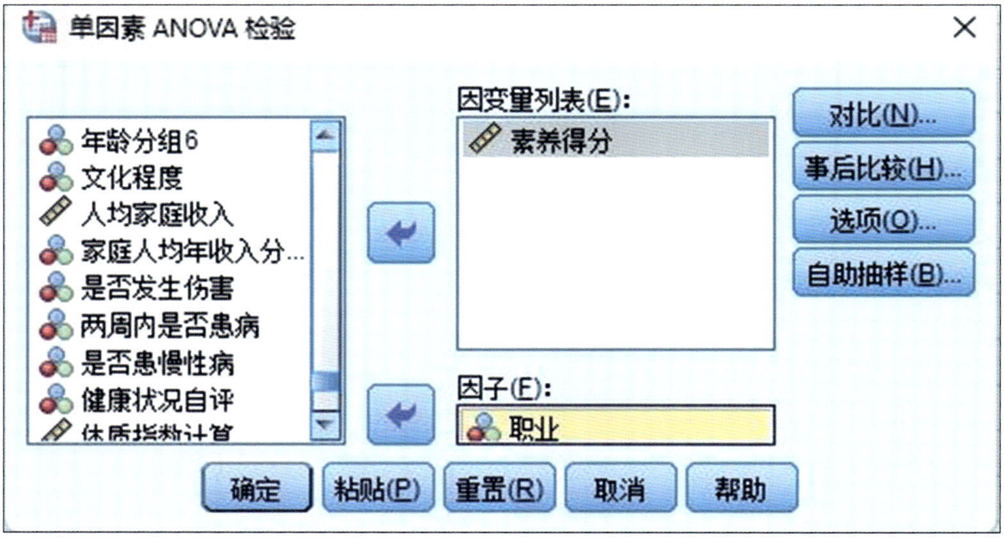

选择如下打钩的选项，点击“继续”。

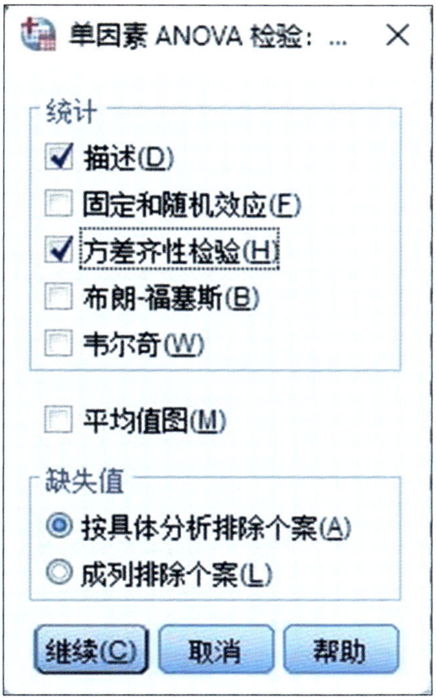

点击“事后比较”。

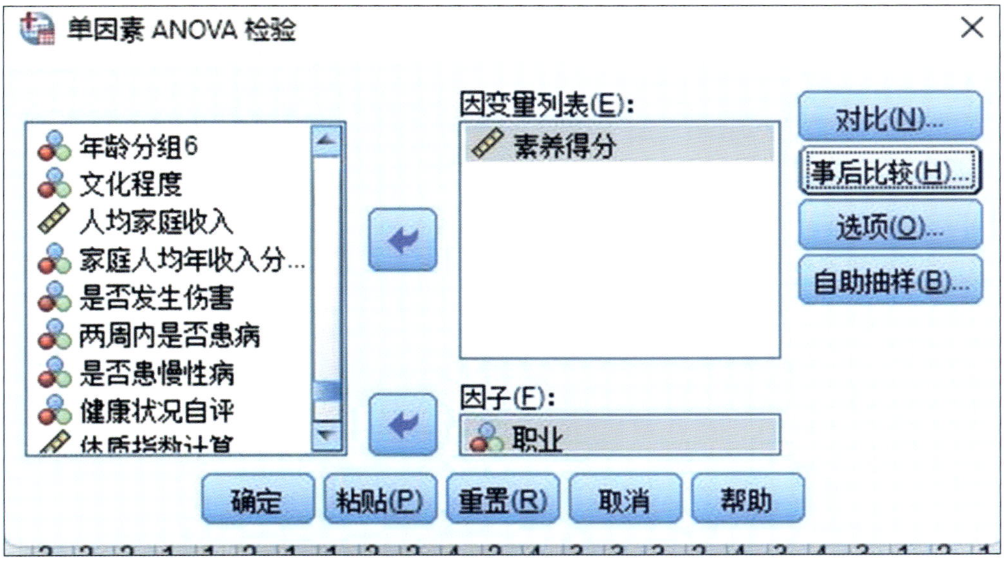

在如下选项前面打钩选定，点击“继续”。

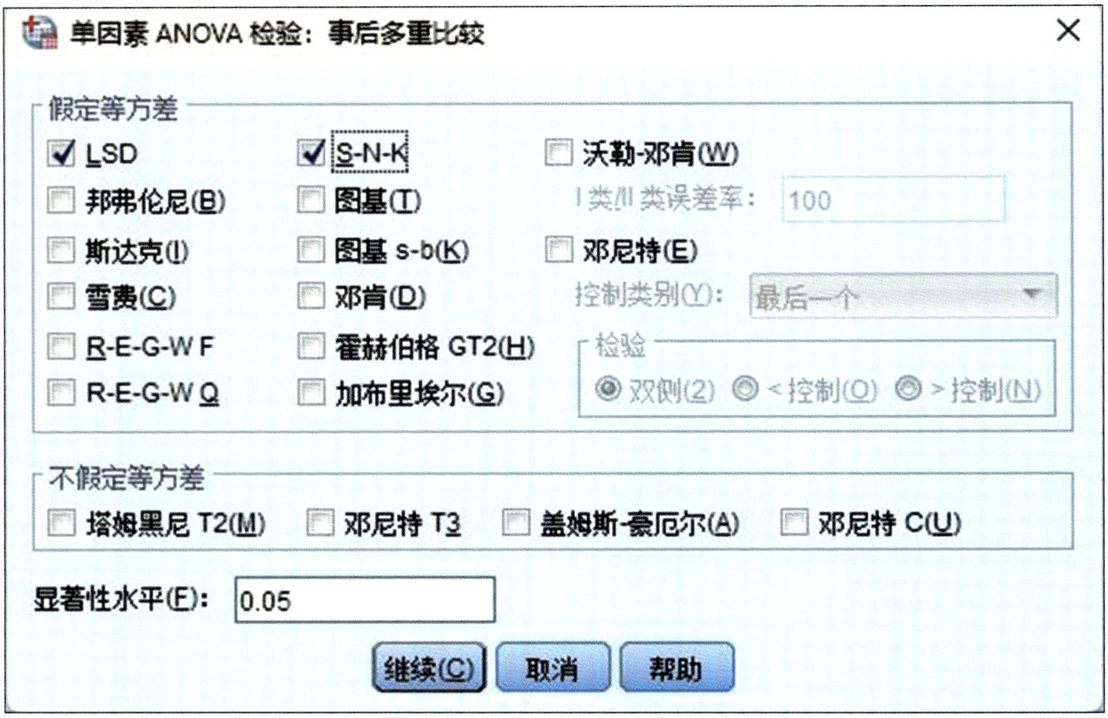

确定后，运行结果如下。

描述

素养得分

	个案数	平均值	标准 偏差	标准 错误	平均值的 95% 置信区间 下限	上限	最小值	最大值
公务员	12	55.00	5.815	1.679	51.31	58.69	42	62
教师	30	56.00	8.582	1.567	52.80	59.20	31	67
医务人员	24	57.75	8.050	1.643	54.35	61.15	32	67
其他事业单位人员	100	53.09	8.123	.812	51.48	54.70	24	68
学生	27	51.48	6.835	1.315	48.78	54.19	36	63
农民	120	40.29	10.442	.953	38.40	42.18	9	62
工人	314	47.67	11.361	.641	46.41	48.93	7	69
其他企业人员	510	51.99	9.784	.433	51.14	52.84	10	67
其他	167	46.71	11.984	.927	44.88	48.54	14	67
总计	1304	49.50	11.013	.305	48.90	50.10	7	69

不同职业组健康素养得分的三个核心基本统计量，医务人员最高为57.75分，农民最低为40.29分。

方差齐性检验

		莱文统计	自由度1	自由度2	显著性
素养得分	基于平均值	6.221	8	1295	.000
	基于中位数	5.075	8	1295	.000
	基于中位数并具有调整后自由度	5.075	8	1249.823	.000
	基于剪除后平均值	6.075	8	1295	.000

检验多组方差是否相同，$P<0.001$，提示不同职业分组的方差不齐，而不能继续进行后面的方差分析。在此，如果想要继续进行方差分析，可以将上述分组中分数相近、样本量相对较少的组进行合并后，再检验方差是否齐，是否可以进行后续的方差分析。

ANOVA

素养得分

	平方和	自由度	均方	F	显著性
组间	20352.044	8	2544.006	23.928	.000
组内	137685.949	1295	106.321		
总计	158037.993	1303			

严格来讲，由于各组之间方差不齐，此处的结果就不能再继续使用，但是仅仅对于结果的解释，可以以此结果为例，可以看到$F=23.928$，$P<0.001$，可以认为不同职业之间的素养得分是有差异的。但是对于具体是哪些组之间有差异，还需要看后面的多重比较结果。

多重比较

因变量：分值69

	(I) 职业	(J) 职业	平均值差值 (I-J)	标准 错误	显著性	95% 置信区间 下限	95% 置信区间 上限
LSD	公务员	教师	-1.000	3.522	.777	-7.91	5.91
		医务人员	-2.750	3.646	.451	-9.90	4.40
		其他事业单位人员	1.910	3.150	.544	-4.27	8.09
		学生	3.519	3.577	.326	-3.50	10.54
		农民	14.708*	3.122	.000	8.58	20.83
		工人	7.331*	3.033	.016	1.38	13.28
		其他企业人员	3.008	3.011	.318	-2.90	8.92
		其他	8.287*	3.082	.007	2.24	14.33
	教师	公务员	1.000	3.522	.777	-5.91	7.91
		医务人员	-1.750	2.824	.536	-7.29	3.79
		其他事业单位人员	2.910	2.146	.175	-1.30	7.12
		学生	4.519	2.735	.099	-.85	9.88
		农民	15.708*	2.105	.000	11.58	19.84
		工人	8.331*	1.970	.000	4.47	12.20
		其他企业人员	4.008*	1.937	.039	.21	7.81
		其他	9.287*	2.045	.000	5.28	13.30

多重比较结果的解读是通过看显著性指标来确定的，如果 P 值≤0.05，则认为两组之间的差别具有统计学意义。这里列出了公务员与各组人员之间的比较，其与农民、工人、其他三组之间的差异具有统计学意义。

素养得分

	职业	个案数	Alpha 的子集 = 0.05 1	2	3	4
S-N-K[a,b]	农民	120	40.29			
	其他	167		46.71		
	工人	314		47.67	47.67	
	学生	27		51.48	51.48	51.48
	其他企业人员	510		51.99	51.99	51.99
	其他事业单位人员	100			53.09	53.09
	公务员	12				55.00
	教师	30				56.00
	医务人员	24				57.75
	显著性		1.000	.101	.087	.072

将显示齐性子集中各个组的平均值。

a. 使用调和平均值样本大小 = 40.029。

b. 组大小不相等。使用了组大小的调和平均值。无法保证 I 类误差级别。

SNK 法两两比较的结果，可以给我们进行不同组间的合并提供一些思路，按照上图提示，农民可以自成为第 1 组，第 2、3、4 组有重合的部分，具体合并的时候可以根据不同组的得分情况，自行调整。

12.3 多因素统计分析方法与统计软件实现

前面讲述了健康素养水平和健康素养得分与单个影响因素的分析方法。现实中，我们的健康素养水平是和多个因素相关的。健康素养水平和多个因素之间关系的分析方法，根据我们采用的是数值变量(健康素养得分)还是分类变量(是否具备健康素养)，也可以分为两大类，分别是线性回归和 Logistic 回归分析。

12.3.1 多重线性回归分析方法简介

回归是研究变量与变量之间关系的一种常用手段，通过回归方程来表达变量之间的数量依存关系。最简单的就是直线回归，研究的是一个因变量与一个自变量之间的回归。但在健康素养调查中，健康素养得分可能会与多个变量有关，如年龄、文化程度、健康状况等。因此当影响因变量的自变量超过 2 个时，就需要用线性方程来表达一个因变量与多个自变量之间的数量关系，这就是多重线性回归。多重线性回归是简单线性回归的扩展。

12.3.2 多重线性回归分析的统计软件实现

以连续型变量“素养得分”为因变量，职业、性别、锻炼强度、文化程度等为自变量，进行多重线性回归分析。其实现过程如下。

打开“健康素养调查数据库”。点击“分析”→“回归”→“线性”。

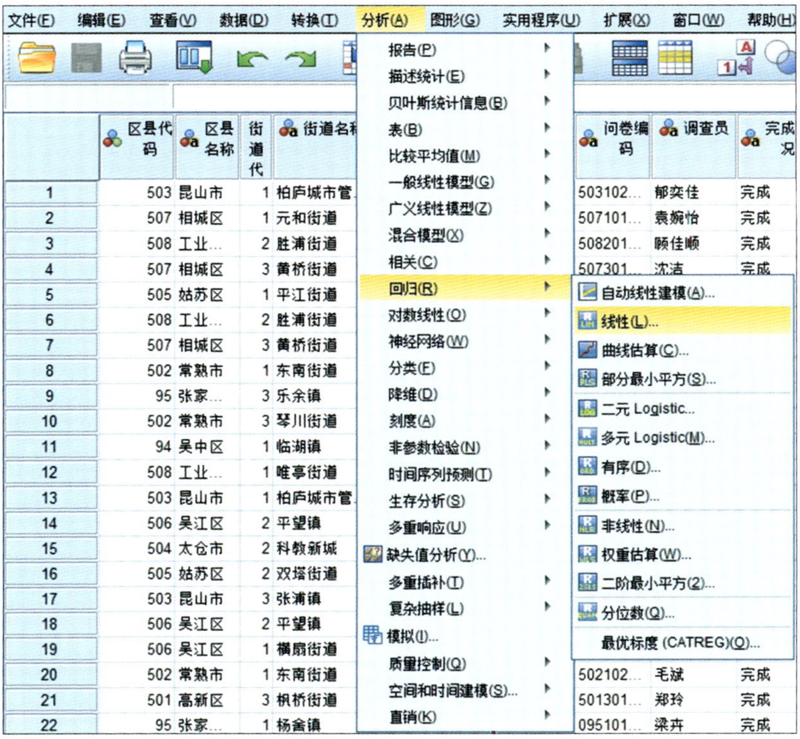

将“素养得分”选入因变量框，将睡眠时间、年龄、城乡、性别、职业、锻炼强度、人均家庭收入、是否患慢性病、心理健康状况、BMI、文化程度等选入自变量框。

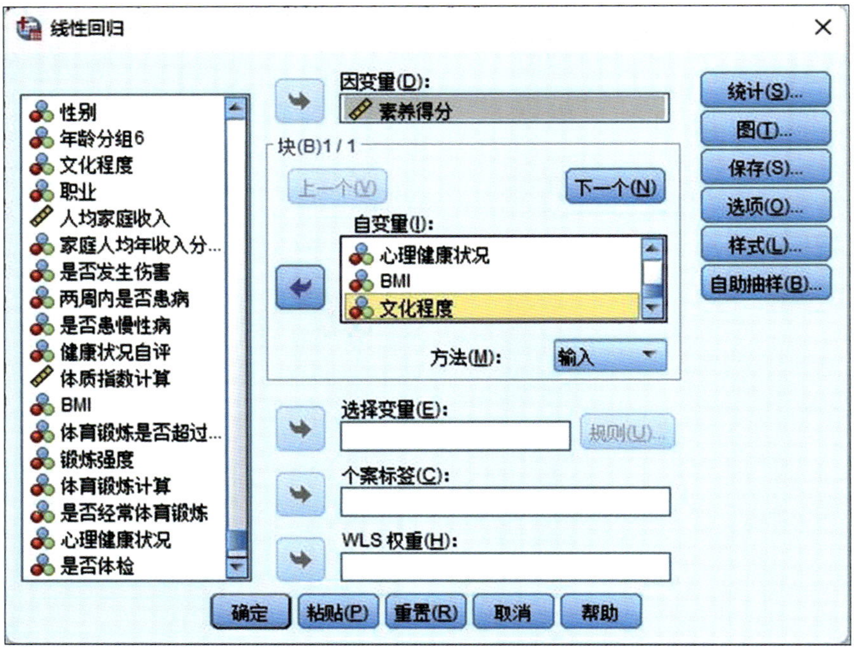

统计窗口选项见下图。

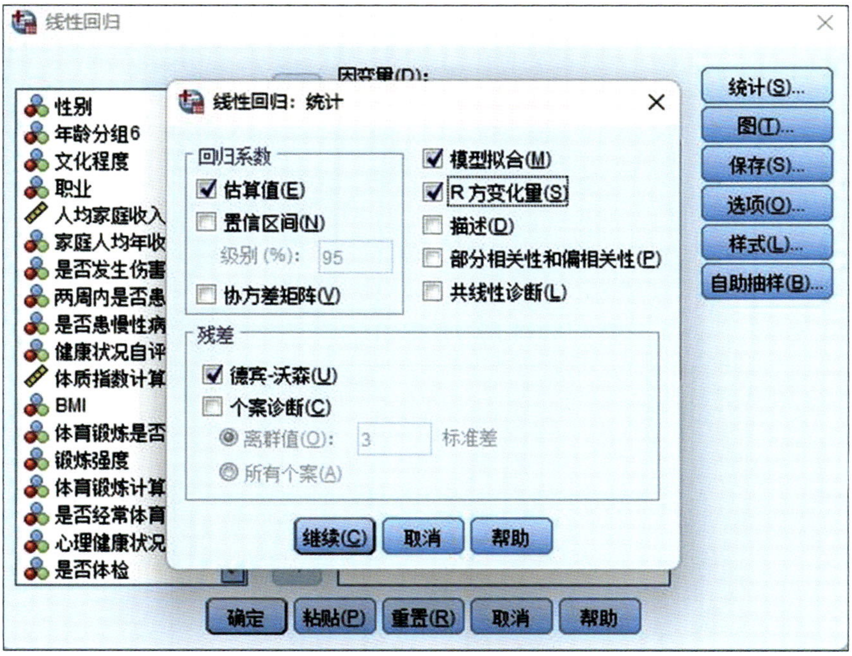

图窗口选取见下图。

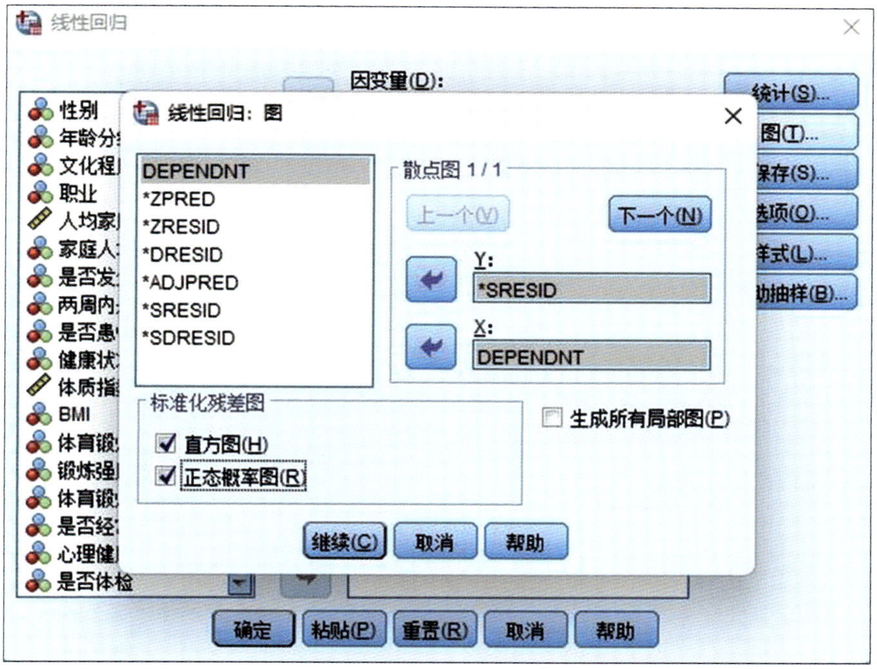

点击“确定”，结果见下图。

输入/除去的变量[a]

模型	输入的变量	除去的变量	方法
1	文化程度，性别，心理健康状况，职业，睡眠时间，锻炼强度，城乡，人均家庭收入，BMI，是否患慢性病，年龄[b]	.	输入

a. 因变量：素养得分

b. 已输入所请求的所有变量。

这里显示模型中选取进入的变量。

模型摘要[b]

模型	R	R 方	调整后 R 方	标准估算的错误	更改统计 R 方变化量	F 变化量	自由度 1	自由度 2	显著性 F 变化量	德宾-沃森
1	.537[a]	.288	.282	9.332	.288	47.527	11	1292	.000	1.963

a. 预测变量：(常量)，文化程度，性别，心理健康状况，职业，睡眠时间，锻炼强度，城乡，人均家庭收入，BMI，是否患慢性病，年龄

b. 因变量：素养得分

该表显示了拟合模型的相关指标，结果可见 $R^2=0.288$，调整后 $R^2=0.282$，该模型有意义，但对总体变异的解释程度较低。

ANOVA[a]

模型		平方和	自由度	均方	F	显著性
1	回归	45526.869	11	4138.806	47.527	.000[b]
	残差	112511.124	1292	87.083		
	总计	158037.993	1303			

a. 因变量：素养得分

b. 预测变量：(常量), 文化程度, 性别, 心理健康状况, 职业, 睡眠时间, 锻炼强度, 城乡, 人均家庭收入, BMI, 是否患慢性病, 年龄

该表是对拟合的模型的方差分析检验结果，可以看到 $P<0.001$，拟合的模型具有统计学意义。但是模型具有统计学意义不等于模型内所有的变量都具有统计学意义，还需进一步对各自变量进行检验。

系数[a]

模型		未标准化系数		标准化系数		
		B	标准错误	Beta	t	显著性
1	(常量)	39.763	4.073		9.762	.000
	睡眠时间	-.278	.216	-.031	-1.286	.199
	年龄	-.076	.026	-.095	-2.916	.004
	城乡	.406	.536	.018	.757	.449
	性别	-.248	.536	-.011	-.463	.643
	职业	-.172	.153	-.027	-1.122	.262
	锻炼强度	2.416	.569	.103	4.249	.000
	人均家庭收入	3.351E-6	.000	.019	.787	.431
	是否患慢性病	-.140	.717	-.005	-.195	.845
	心理健康状况	-.052	.339	-.004	-.153	.879
	BMI	.226	.385	.015	.587	.557
	文化程度	3.537	.253	.442	14.009	.000

a. 因变量：素养得分

对各个自变量的系数进行检验发现，只有常量、年龄、文化程度、锻炼强度具有统计学意义。其结果可以用如下方程来表示：

素养得分＝39.763－0.076 年龄＋3.537 文化程度＋2.416 锻炼强度

12.3.3 Logistic 回归分析方法简介

线性回归的因变量必须为数值变量，所以将健康素养得分作为因变量来进行回归分析的时候，可以采用多重线性回归分析的方法。但是当我们将是否具备健康素养这个二分类变量作为因变量来进行分析的时候，线性回归的方法就不再适用，这个时候，我们需要采用二元 Logistic 回归的方法来进行分析。

二元 Logistic 回归的因变量为二分类变量，自变量可以是任何形式的资料。

在进行回归分析的时候，要先做单因素分析，选取有意义的自变量再进行多因素分析，同时为了防止一些有意义的自变量被单因素分析时剔除，单因素分析时将检验水准设为 $P<0.1$，只要小于 0.1 即认为有意义，然后进行多因素分析。

另外，哑变量的设置也需要注意，如在职业分类中，1、2、3、4……只是职业的代码，是平等的，构建模型时不能用 1、2、3、4 代入模型，应该设置哑变量。哑变量的个数=类别数−1。

12.3.4 二元 Logistic 回归分析的统计软件实现

打开“健康素养调查数据库”。点击“分析”→“回归”→“二元 Logistic”。

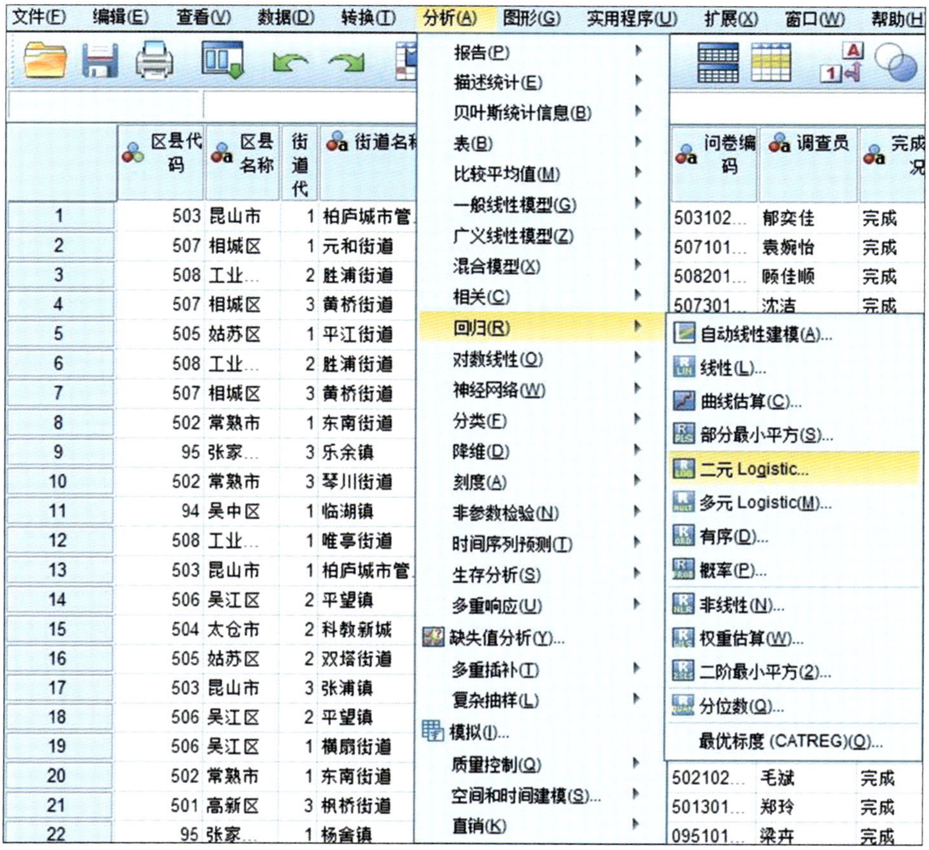

将“素养”选入因变量框，“年龄”选入协变量框，点击“确定”。

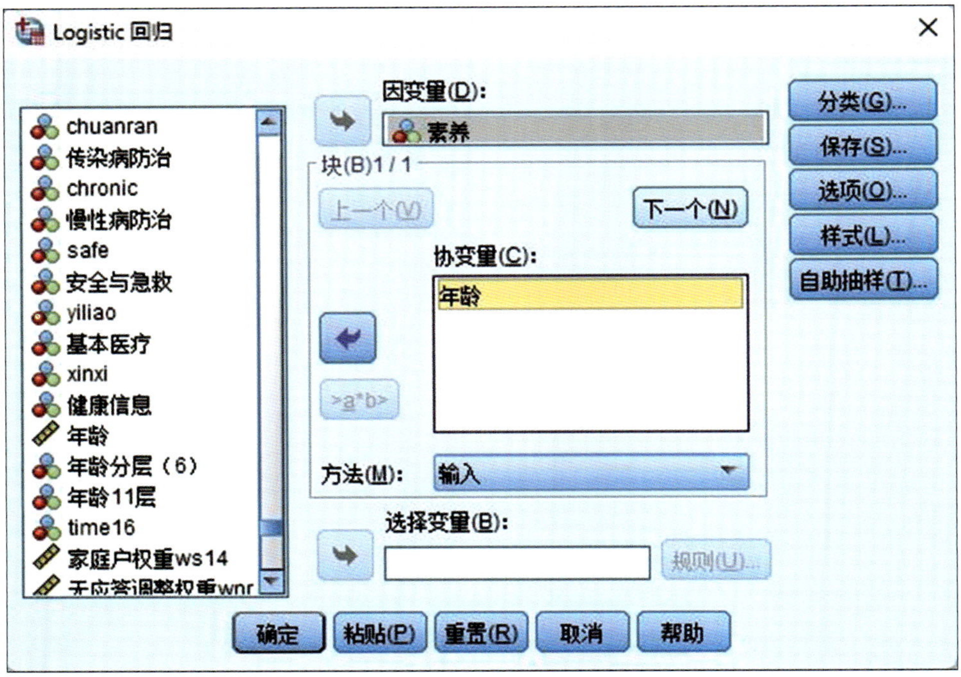

结果解释：结果较多，因为这里只是为了用来筛选变量，所以先只看最后的结果。可以看到 $P<0.001$，具有统计学意义。

方程中的变量

		B	标准误差	瓦尔德	自由度	显著性	Exp(B)
步骤 1[a]	年龄	-.046	.005	100.339	1	.000	.955
	常量	1.536	.210	53.675	1	.000	4.644

a. 在步骤 1 输入的变量：年龄。

看“职业”是否可以入选。由于职业为无序分类，情况不同，因此在上述的基础上，增加一步“分类”设置，如下图。

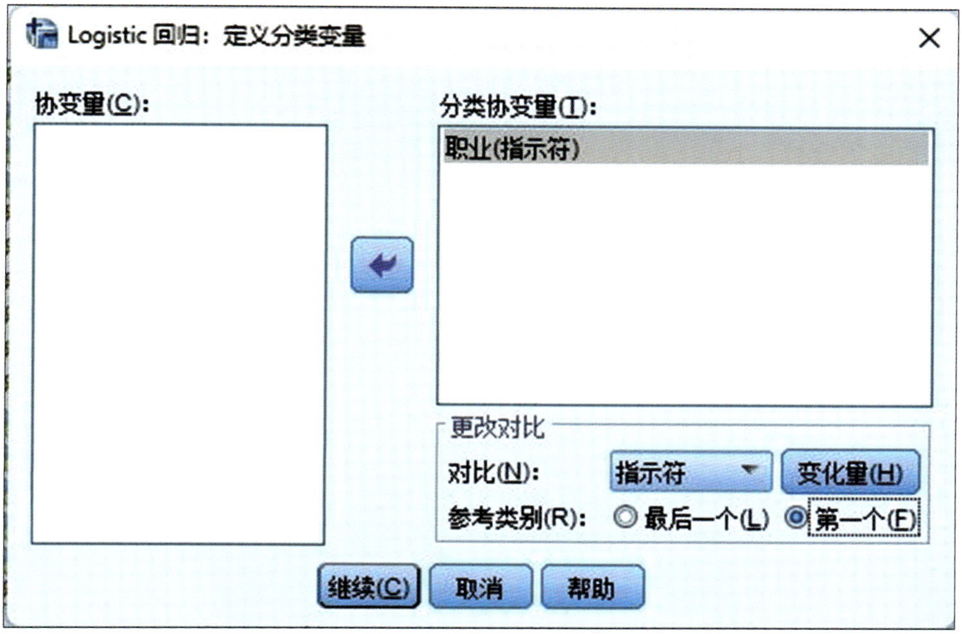

根据自身习惯选择最后一个或第一个为参照。点击“继续”→“确定”后，可以看到结果。

方程中的变量

		B	标准误差	瓦尔德	自由度	显著性	Exp(B)
步骤 1[a]	职业			102.792	8	.000	
	职业(1)	1.334	.611	4.766	1	.029	3.796
	职业(2)	1.691	.425	15.840	1	.000	5.422
	职业(3)	2.096	.503	17.389	1	.000	8.133
	职业(4)	.917	.265	11.939	1	.001	2.503
	职业(5)	.132	.456	.084	1	.772	1.142
	职业(6)	-1.642	.405	16.399	1	.000	.194
	职业(7)	.054	.215	.063	1	.801	1.056
	职业(8)	.903	.196	21.310	1	.000	2.467
	常量	-.997	.174	32.701	1	.000	.369

a. 在步骤 1 输入的变量：职业。

注意：在哑变量中，如果有任何一个具有统计学意义，则所有哑变量必须都进入模型，这叫做哑变量的同进同出原则。在这里因为有某些职业具有统计学意义，所以“职业”可以纳入分析。

然后对其他想要分析的变量，都进行一次筛选，结果如下：

城乡，纳入分析。

方程中的变量

		B	标准误差	瓦尔德	自由度	显著性	Exp(B)
步骤 1[a]	城乡	-.195	.115	2.884	1	.089	.823
	常量	-.230	.181	1.612	1	.204	.794

a. 在步骤 1 输入的变量：城乡。

性别，不纳入分析。

方程中的变量

		B	标准误差	瓦尔德	自由度	显著性	Exp(B)
步骤 1[a]	性别1	-.019	.115	.029	1	.866	.981
	常量	-.495	.182	7.412	1	.006	.610

a. 在步骤 1 输入的变量：性别1。

文化程度，纳入分析。

方程中的变量

		B	标准误差	瓦尔德	自由度	显著性	Exp(B)
步骤 1[a]	文化程度	.722	.051	198.180	1	<.001	2.059
	常量	-3.551	.231	236.268	1	<.001	.029

a. 在步骤 1 输入的变量：文化程度。

人均家庭收入，纳入分析。

方程中的变量

		B	标准误差	瓦尔德	自由度	显著性	Exp(B)
步骤 1[a]	人均家庭收入	.000	.000	13.729	1	<.001	1.000
	常量	-.742	.082	82.737	1	<.001	.476

a. 在步骤 1 输入的变量：人均家庭收入。

是否患慢性病，纳入分析。

方程中的变量

		B	标准误差	瓦尔德	自由度	显著性	Exp(B)
步骤 1[a]	是否患慢性病	.653	.149	19.284	1	<.001	1.921
	常量	-1.697	.276	37.787	1	<.001	.183

a. 在步骤 1 输入的变量：是否患慢性病。

锻炼强度，纳入分析。

方程中的变量

		B	标准误差	瓦尔德	自由度	显著性	Exp(B)
步骤 1[a]	锻炼强度	.670	.128	27.438	1	<.001	1.954
	常量	-.985	.108	83.369	1	<.001	.373

a. 在步骤 1 输入的变量：锻炼强度。

是否经常体育锻炼，纳入分析。

方程中的变量

		B	标准误差	瓦尔德	自由度	显著性	Exp(B)
步骤 1[a]	是否经常体育锻炼	-.486	.120	16.386	1	<.001	.615
	常量	.280	.205	1.855	1	.173	1.323

a. 在步骤 1 输入的变量：是否经常体育锻炼。

是否体检，纳入分析。

方程中的变量

		B	标准误差	瓦尔德	自由度	显著性	Exp(B)
步骤 1[a]	是否体检	-.408	.129	10.048	1	.002	.665
	常量	.002	.174	.000	1	.991	1.002

a. 在步骤 1 输入的变量：是否体检。

多因素分析：将前面可以纳入分析的单因素全部纳入分析模型，具体步骤如下。

职业在“分类”设置中放入哑变量设置框，根据自身习惯选择最后一个或第一个为参照。

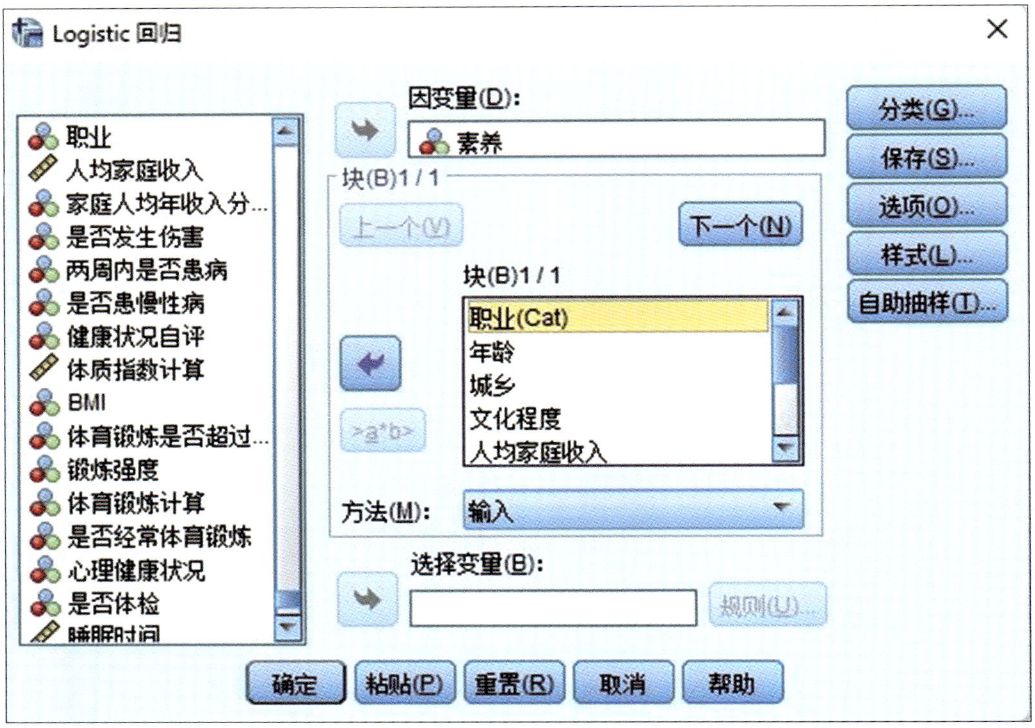
Logistic 回归
因变量(D):
素养
块(B)1 / 1
上一个(V)
下一个(N)
块(B)1 / 1
职业(Cat)
年龄
城乡
文化程度
人均家庭收入
>a*b>
方法(M):
输入
选择变量(B):
规则(U)...
职业
人均家庭收入
家庭人均年收入分...
是否发生伤害
两周内是否患病
是否患慢性病
健康状况自评
体质指数计算
BMI
体育锻炼是否超过...
锻炼强度
体育锻炼计算
是否经常体育锻炼
心理健康状况
是否体检
睡眠时间
分类(G)...
保存(S)...
选项(O)...
样式(L)...
自助抽样(T)...
确定
粘贴(P)
重置(R)
取消
帮助

保存设置，如下图。

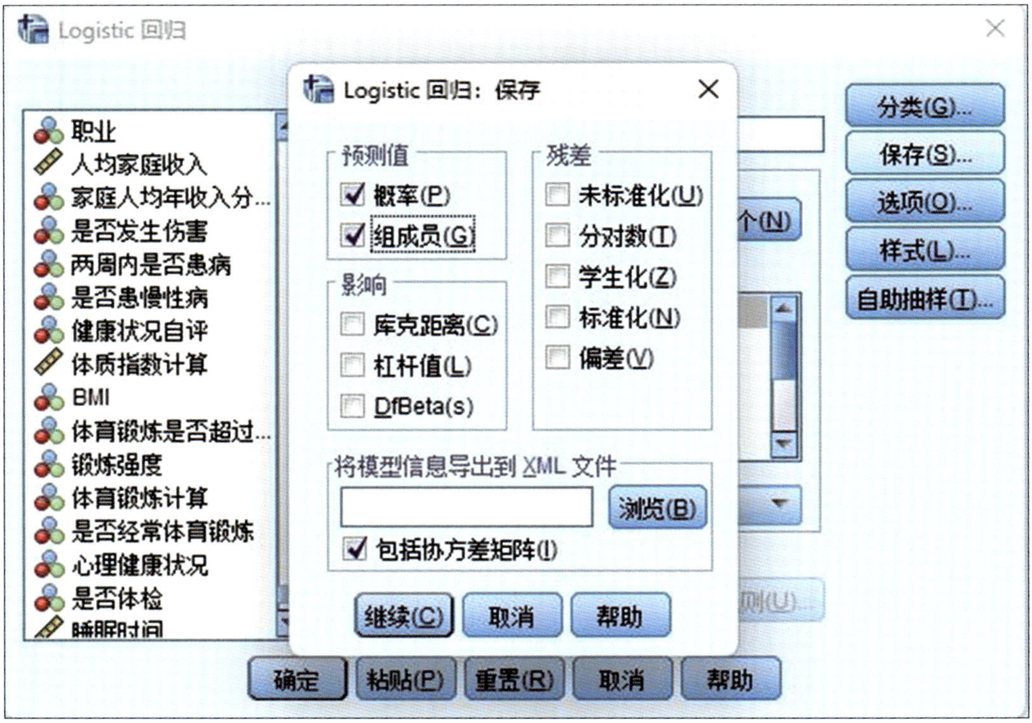
Logistic 回归
Logistic 回归：保存
预测值
概率(P)
组成员(G)
影响
库克距离(C)
杠杆值(L)
DfBeta(s)
残差
未标准化(U)
分对数(T)
学生化(Z)
标准化(N)
偏差(V)
将模型信息导出到 XML 文件
浏览(B)
包括协方差矩阵(I)
继续(C)
取消
帮助
职业
人均家庭收入
家庭人均年收入分...
是否发生伤害
两周内是否患病
是否患慢性病
健康状况自评
体质指数计算
BMI
体育锻炼是否超过...
锻炼强度
体育锻炼计算
是否经常体育锻炼
心理健康状况
是否体检
睡眠时间
分类(G)...
保存(S)...
选项(O)...
样式(L)...
自助抽样(T)...
确定
粘贴(P)
重置(R)
取消
帮助

选项设置，如下图。

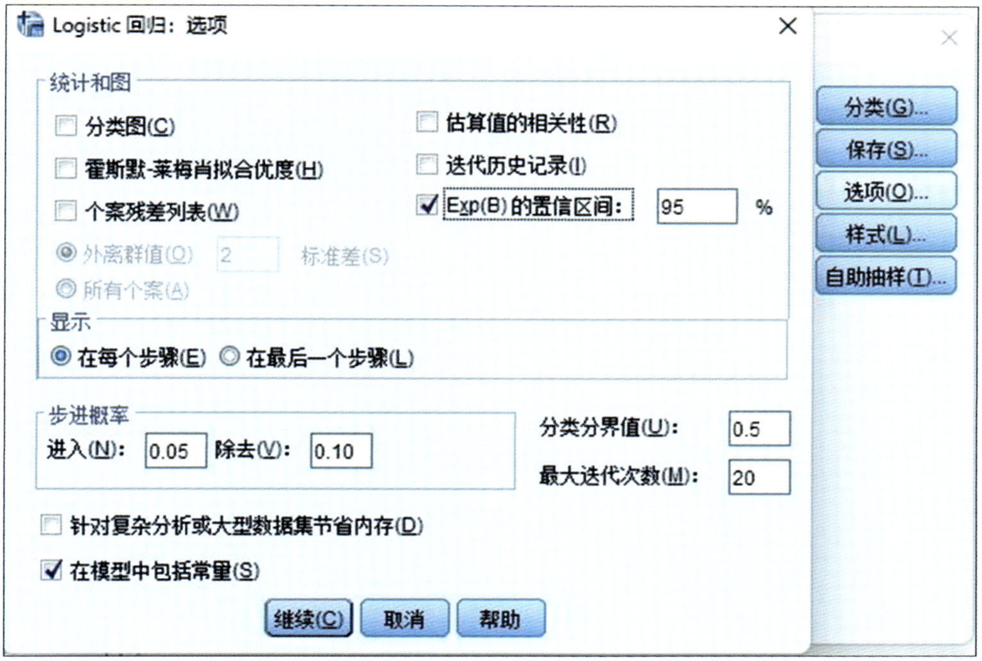

点击“继续”→“确定”，运行结果见下图。

分类变量编码

			参数编码							
		频率	(1)	(2)	(3)	(4)	(5)	(6)	(7)	(8)
职业	公务员	12	1.000	.000	.000	.000	.000	.000	.000	.000
	教师	30	.000	1.000	.000	.000	.000	.000	.000	.000
	医务人员	24	.000	.000	1.000	.000	.000	.000	.000	.000
	其他事业单位人员	100	.000	.000	.000	1.000	.000	.000	.000	.000
	学生	27	.000	.000	.000	.000	1.000	.000	.000	.000
	农民	120	.000	.000	.000	.000	.000	1.000	.000	.000
	工人	314	.000	.000	.000	.000	.000	.000	1.000	.000
	其他企业人员	510	.000	.000	.000	.000	.000	.000	.000	1.000
	其他	167	.000	.000	.000	.000	.000	.000	.000	.000

分类变量编码表告诉我们哑变量的设置，我们设置以第一个来比较，因此选择“公务员”作为参照。

模型系数的 Omnibus 检验

		卡方	自由度	显著性
步骤 1	步骤	285.520	16	<.001
	块	285.520	16	<.001
	模型	285.520	16	<.001

Omnibus 检验结果显示，$P<0.001$，说明模型有意义。

模型摘要

步骤	-2 对数似然	考克斯-斯奈尔 R 方	内戈尔科 R 方
1	1435.698[a]	.197	.268

a. 由于参数估算值的变化不足 .001，因此估算在第 5 次迭代时终止。

模型摘要反映模型的效果，−2 对数似然越接近 0，效果越好；后面两个为伪 R^2，越大越好，最大为 1。这里说明我们的模型效果一般。

分类表[a]

			预测		
			素养		
	实测		0	1	正确百分比
步骤 1	素养	0	667	152	81.4
		1	225	260	53.6
	总体百分比				71.1

a. 分界值为 .500

分类表反映预测准确性，此模型准确预测率为 71.1%。

方程中的变量

		B	标准误差	瓦尔德	自由度	显著性	Exp(B)	EXP(B) 的 95% 置信区间 下限	上限
步骤 1[a]	职业			21.314	8	.006			
	职业(1)	.378	.646	.342	1	.559	1.459	.411	5.180
	职业(2)	.665	.462	2.068	1	.150	1.944	.786	4.808
	职业(3)	1.249	.540	5.353	1	.021	3.488	1.210	10.050
	职业(4)	.255	.291	.768	1	.381	1.290	.730	2.281
	职业(5)	-.800	.498	2.586	1	.108	.449	.169	1.191
	职业(6)	-.910	.424	4.612	1	.032	.402	.175	.924
	职业(7)	.314	.233	1.805	1	.179	1.368	.866	2.162
	职业(8)	.342	.218	2.462	1	.117	1.408	.918	2.158
	年龄	-.017	.007	6.140	1	.013	.983	.969	.996
	城乡	.275	.134	4.220	1	.040	1.317	1.013	1.713
	文化程度	.564	.070	64.059	1	.000	1.757	1.531	2.018
	人均家庭收入	.000	.000	.341	1	.559	1.000	1.000	1.000
	是否患慢性病	-.161	.189	.726	1	.394	.852	.588	1.232
	锻炼强度	.176	.167	1.117	1	.291	1.193	.860	1.654
	是否经常体育锻炼	-.313	.157	4.008	1	.045	.731	.538	.993
	是否体检	-.175	.147	1.418	1	.234	.839	.629	1.120
	常量	-1.803	.878	4.220	1	.040	.165		

a. 在步骤 1 输入的变量：职业，年龄，城乡，文化程度，人均家庭收入，是否患慢性病，锻炼强度，是否经常体育锻炼，是否体检。

通过上图，我们发现可以纳入方程的变量有年龄、职业、城乡、文化程度、是否经常体育锻炼 5 个变量。在这里主要是看后面的 EXP(B)及其 95%可信区间，说明了自变量对因变量的作用大小。如 OR(城乡)＝1.317，95%可信区间为 1.013～1.713，意即城市居民的健康素养水平是农村居民的 1.317 倍，95%可信区间为 1.013～1.713 倍。

12.4 统计分析方法拓展

本部分对健康素养监测数据可能用到的其他统计学方法做简要介绍，以拓展思路，有兴趣者可参考专业统计学书籍进行学习。

12.4.1 可靠性分析和因子分析

健康素养并不是外显的，对健康素养的测量需要通过问卷进行，因此问卷的信度和效度决定了对健康素养水平测量的准确性。统计方法上对问卷信度进行评价主要采用可靠性分析，对问卷结构效度进行评价可采用探索性因子分析和验证性因子分析。SPSS 软件的标度-可靠性分析模块可以计算五种信度系数，降维-因子分析模块可以做探索性因子分析。因子分析除了用于问卷结构效度检验外，还主要用于探索分析不同指标之间的相关性，找到不可观测的潜变量。验证性因子分析可以使用 AMOS 软件或者其他结构方程模型分析软件。

1. 可靠性分析的统计软件实现

打开“健康素养调查数据库”，点击“分析”→“标度”→“可靠性分析”，弹出“可靠性分析”主对话框。模型选择“Alpha”，可计算克朗巴赫 α 系数（Cronbach's alpha），作为常用的内部一致性信度评价指标，用于评价问卷问题之间的平均相关性。

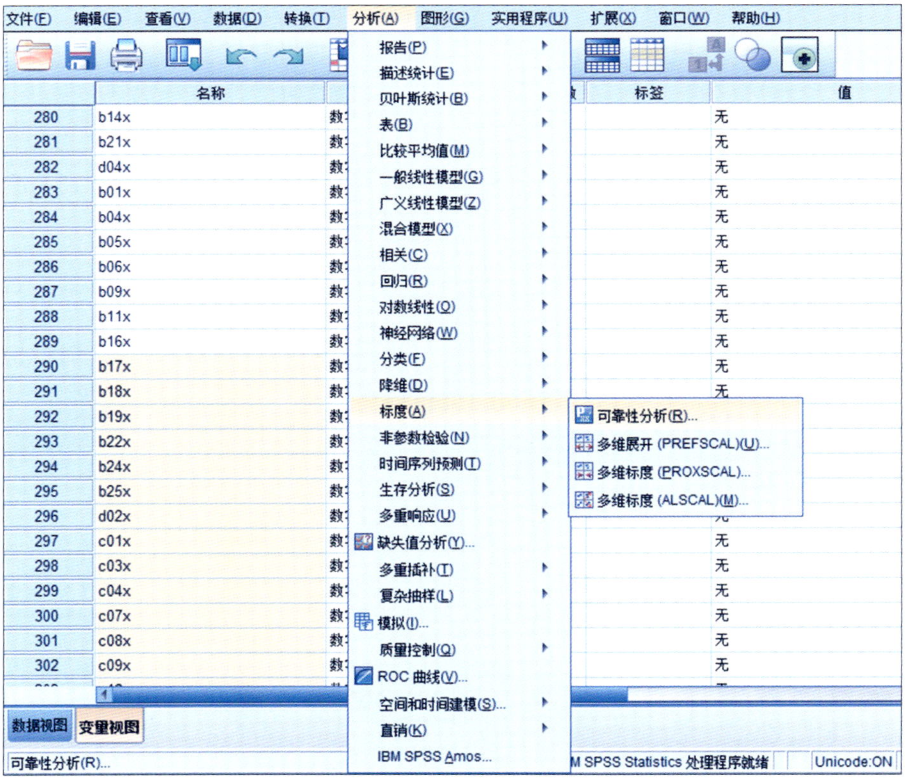

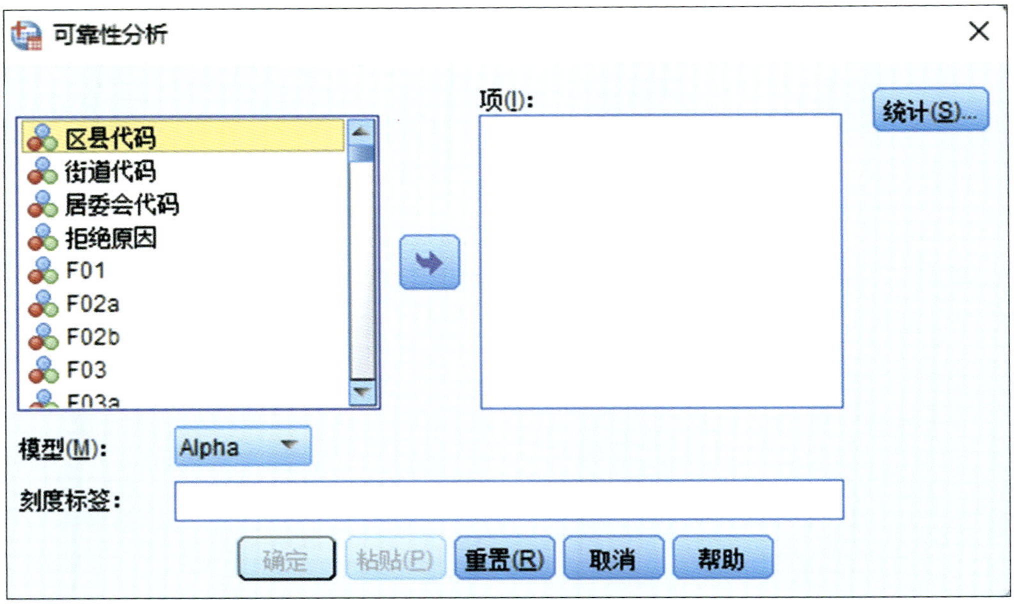

将待分析题目选入。假如准备分析的是判断题 1～10 题和单选题 1～26 题，则将对应变量 a01x～a10x 和 b01x～b26x(36 道题目的得分变量)选入右侧“项”框内。

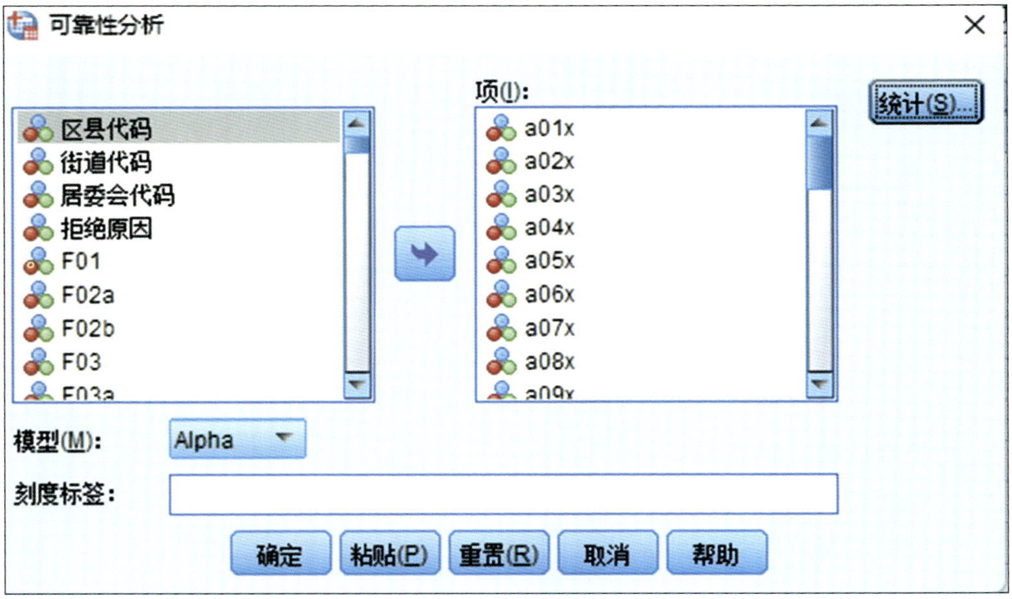

点击“统计”，弹出“统计”子对话框，“描述”页签勾选“标度”“删除项后的标度”，其他选择“默认”。点击“继续”，回到“可靠性分析”主对话框，点击“确定”。

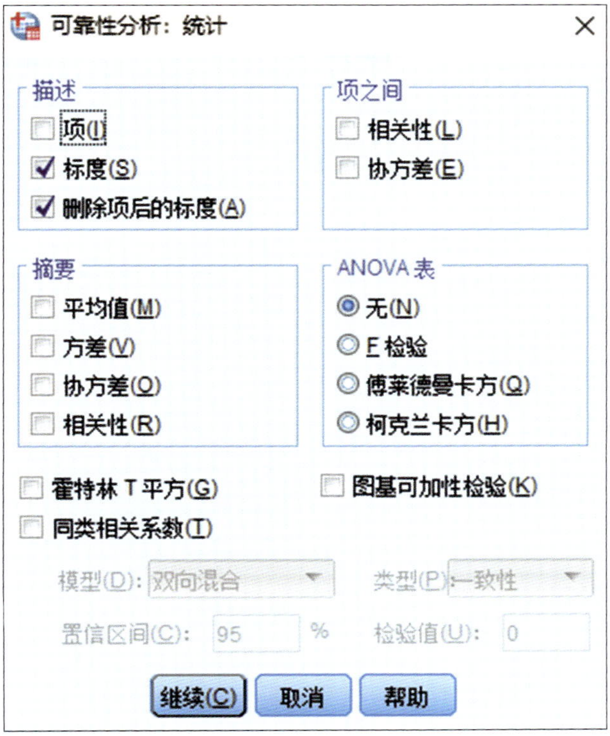

主要输出结果及解释：标度统计结果显示的是 36 道题目总得分的平均值、方差和标准差。可靠性统计结果显示的是对 36 道题目进行内部一致性信度检验，得到的评价指标克朗巴赫 α 系数为 0.846。一般来说内部一致性信度克朗巴赫 α 系数应达到 0.7 以上。

标度统计

平均值	方差	标准 偏差	项数
28.16	30.199	5.495	36

可靠性统计

克隆巴赫 Alpha	项数
.846	36

2. 因子分析的统计软件实现

打开“健康素养调查数据库”，点击“分析”→“降维”→“因子”，弹出“因子分析”主对话框。

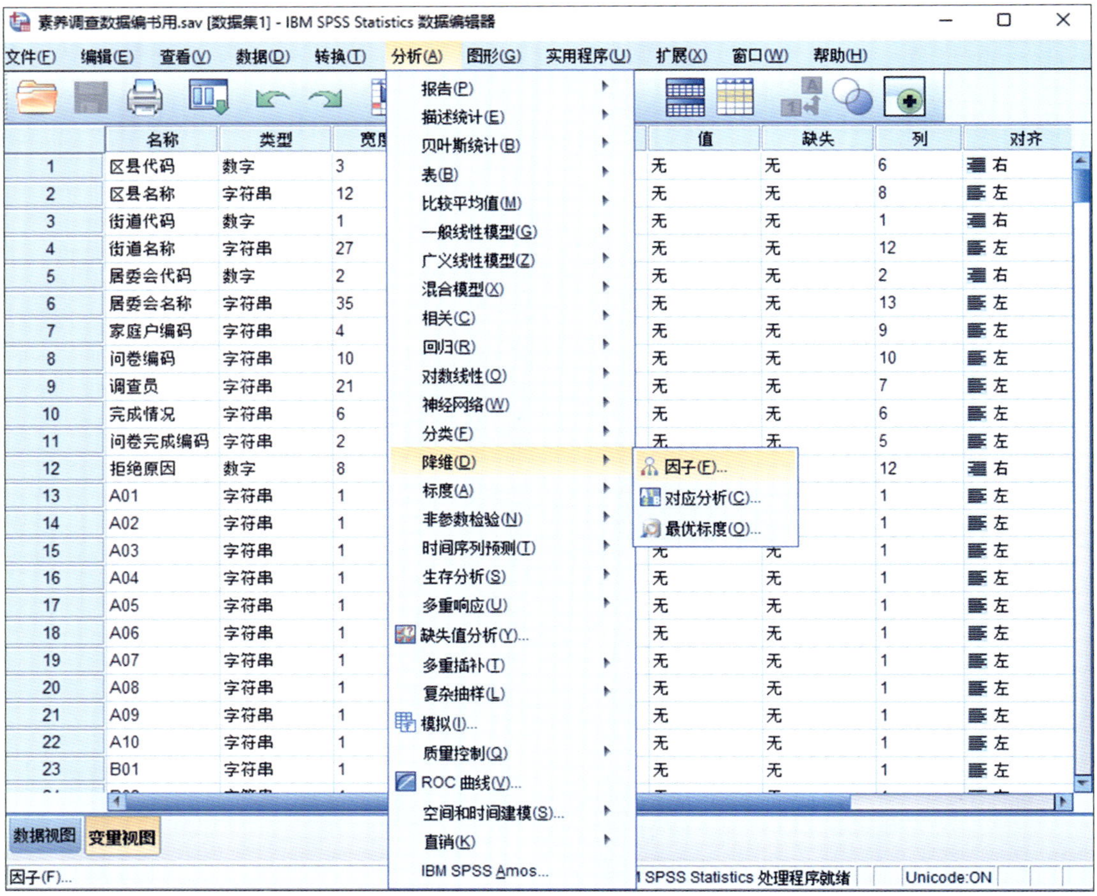
素养调查数据编书用.sav [数据集1] - IBM SPSS Statistics 数据编辑器
文件(F) 编辑(E) 查看(V) 数据(D) 转换(T) 分析(A) 图形(G) 实用程序(U) 扩展(X) 窗口(W) 帮助(H)
报告(P)
描述统计(E)
贝叶斯统计(B)
表(B)
比较平均值(M)
一般线性模型(G)
广义线性模型(Z)
混合模型(X)
相关(C)
回归(R)
对数线性(O)
神经网络(W)
分类(F)
降维(D)
标度(A)
非参数检验(N)
时间序列预测(T)
生存分析(S)
多重响应(U)
缺失值分析(Y)...
多重插补(T)
复杂抽样(L)
模拟(I)...
质量控制(Q)
ROC 曲线(V)...
空间和时间建模(S)...
直销(K)
IBM SPSS Amos...
因子(F)...
对应分析(C)...
最优标度(O)...
名称 类型 值 缺失 列 对齐
数据视图 变量视图
因子(F)...
SPSS Statistics 处理程序就绪
Unicode:ON

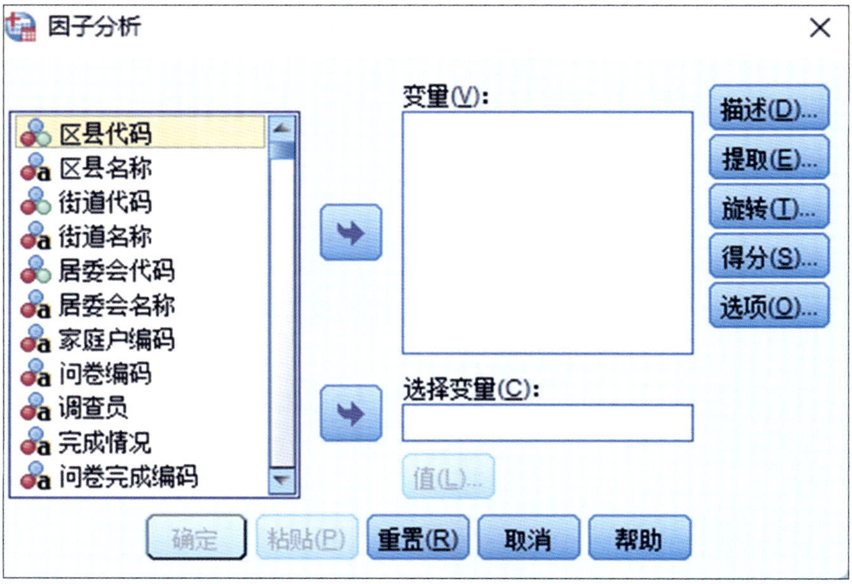
因子分析
区县代码
区县名称
街道代码
街道名称
居委会代码
居委会名称
家庭户编码
问卷编码
调查员
完成情况
问卷完成编码
变量(V):
选择变量(C):
值(L)...
描述(D)...
提取(E)...
旋转(T)...
得分(S)...
选项(O)...
确定 粘贴(P) 重置(R) 取消 帮助

将待分析题目选入。假如准备分析的是判断题 1～10 题和单选题 1～26 题，则将对应变量 a01x～a10x 和 b01x～b26x(36 道题目的得分变量)选入右侧“变量”框内。

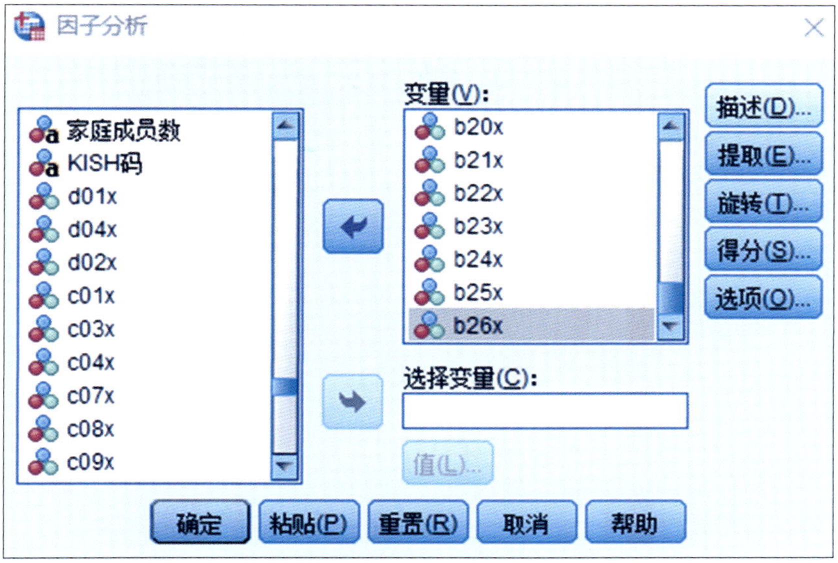

点击“描述”，弹出“因子分析：描述”子对话框。“统计”页签勾选“初始解”，“相关性矩阵”页签勾选“KMO 和巴特利特球形度检验”，点击“继续”。

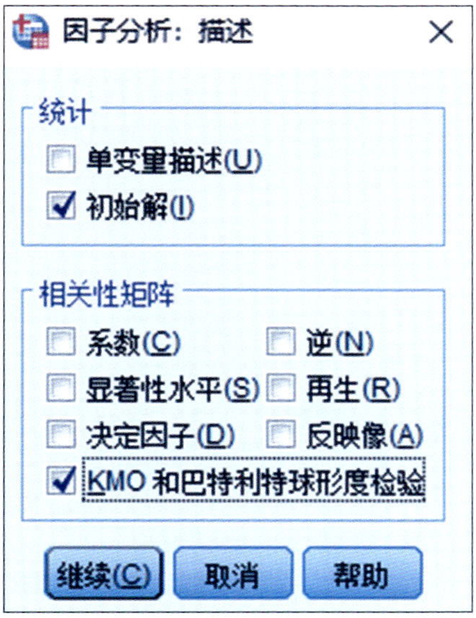

点击“提取”，弹出“因子分析：提取”子对话框。“方法”选择“主成分”，“输出”页签选择“未旋转因子解”，其他页签保留默认选项，点击“继续”。

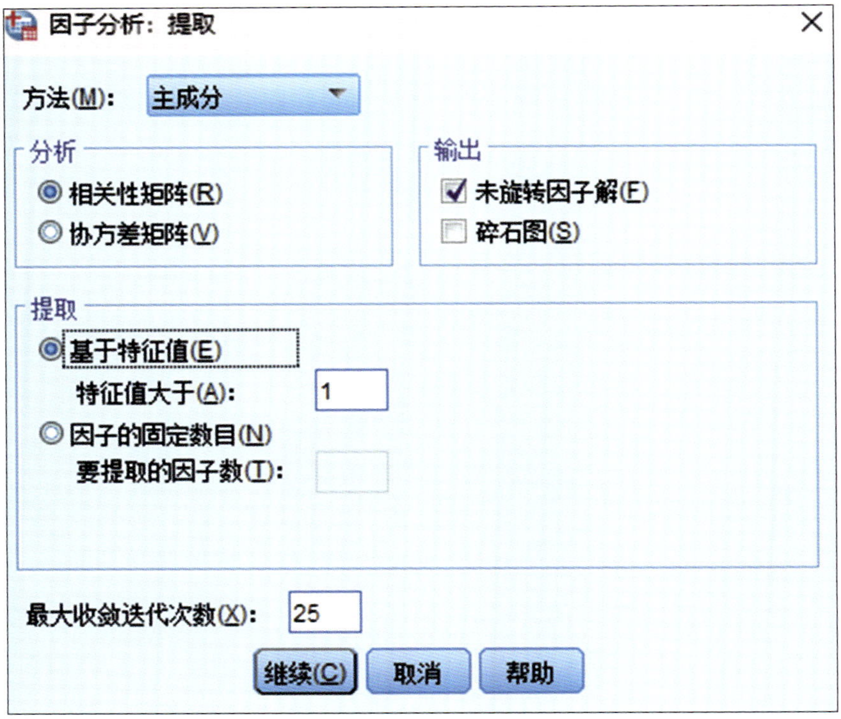

点击“旋转”，弹出“因子分析：旋转”子对话框。“方法”页签勾选“最大方差法”，“输出”页签勾选“旋转后的解”，其他页签保留默认选项，点击“继续”。在“因子分析”主对话框，点击“确定”。

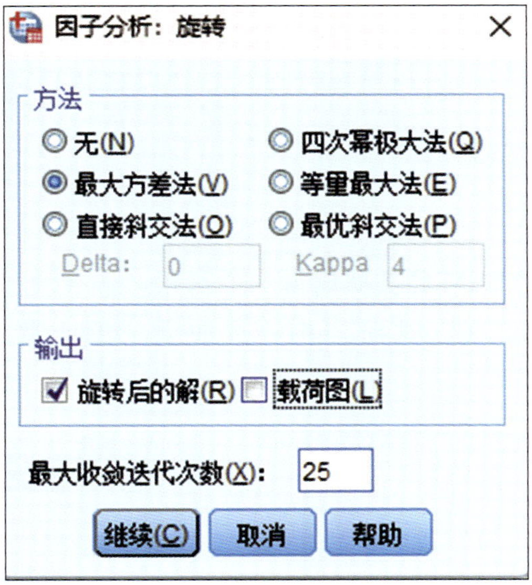

主要输出结果及解释：本例中 KMO 检验统计量值为 0.897(>0.8)，认为题目之间的相关性较强，问卷结构效度较好。巴特利特球形度检验结果显示，$P<0.05$，拒绝球形假设，认为变量间存在相关性，因子分析有效。

KMO 和巴特利特检验

KMO 取样适切性量数。		.897
巴特利特球形度检验	近似卡方	6795.022
	自由度	630
	显著性	.000

12.4.2 结构方程模型

前面所述数值变量、分类变量等，是根据变量本身统计学特征进行分类的。医学研究中常见的是可测量指标，如身高、体重、血压、血糖、白细胞计数等，测量方法是用仪器设备。而健康素养这个变量，本质上属于不可直接测量指标，我们对健康素养的测量所采用的是通过一定数量的题目组合成一份问卷，根据题目作答情况来间接反映健康素养水平，而且与健康素养有相关关系的变量之间本身可能存在直接或间接的联系。经典线性回归模型的统计学前提是要求因变量分布服从正态分布、方差齐、与自变量呈线性关系、自变量互相独立不存在共线性等，当数据不满足以上条件时，经典统计分析方法就具有了局限性。

那么如何科学评价这些不可直接测量的指标呢？20 世纪 70 年代，瑞典统计学家、心理测量学家 Karl G Jöreskog 等在传统的因子分析即探索性因子分析的基础上发展出验证性因子分析，再将因子分析方法与路径分析相结合，从而发展出一种新的多元统计分析方法，即结构方程模型(Structural Equation Modeling，SEM)。20 世纪 80 年代以来，SEM 迅速发展，成为多元数据分析的重要工具。近年来，随着 SEM 理论及统计软件的不断发展，SEM 已发展成为一个家族，其学科应用范围也在不断扩大，被称为“第二代统计学”。在应用 SEM 时需要注意，SEM 属于一种验证性的统计分析方法，参数估计使用完全信息最大似然法(Full Information Maximum Likelihood，FIML)，需要考量变量与变量之间的所有关系，因此 SEM 需要研究者事先根据严谨的理论或者研究结果来设定模型，之后才可进行评估与检验。初学者可以使用 AMOS 作为 SEM 入门的软件。

12.4.3 多水平模型

健康素养调查采用的抽样方法是多阶段分层抽样方法，因此健康素养数据具有层次结构，不同层次称为水平(level)。对于一个地区而言，地区是5水平，街道/乡镇是4水平，居委会/村是3水平，家庭是2水平，家庭成员是1水平。这种资料的观察值之间是相关的，适合使用多水平模型来进行统计分析。

多水平模型是英国统计学家 Harvey Goldstein 于1986年提出的，专门处理具有多层次结构的资料。多水平模型的基本思想来源于经典统计分析方法——方差分析。方差分析中随机方差和混合方差模型是处理2水平模型的最基本方法。当需要估计潜在的随机误差效应且涉及协变量模型时，经典算法无法实现。多水平模型的参数估计采用迭代广义最小二乘法(Iterative Generalized Least Squares，IGLS)，通过分解估计各水平上的方差，并考虑解释变量对残差的影响，充分利用各水平内的聚集信息，从而获得回归系数的有效估计。多水平模型专用软件 MLwiN 可以处理任意水平的资料，是目前拟合多水平模型的首选软件。

13

监测报告撰写与结果发布

HEALTH
LITERACY

监测报告是健康素养监测工作的重要组成部分，它反映了监测过程中采集到的数据、分析结果以及对健康素养情况的评估和建议。本章将介绍监测报告的撰写流程、内容框架以及结果发布的方式，旨在将科学准确的监测结果向公众公布、广泛传播和应用。

13.1 报告撰写

健康素养监测报告的撰写通常由健康素养监测项目的主要负责人、健康教育与健康促进专家、数据分析与统计人员、质量控制人员等共同完成。撰写过程中，需要以上人员的密切协作和合作。工作团队应该具备相关领域的专业知识和技能，同时具备良好的学术素养和团队合作精神，确保报告的准确性、权威性和可信度，提高报告的学术价值和社会影响力。

健康素养监测报告至少包括以下几个部分：

1. 第一部分　封面页

封面页是健康素养监测报告的第一页，需要清晰地标明报告的名称和发布相关信息，如报告发布的组织或机构的名称和标识，以及报告发布的日期。为了提高报告的专业性和吸引读者的注意力，有条件的话可以进行页面的整体设计，使其更具美观性和可读性。

2. 第二部分　目录

目录罗列报告中各个章节和内容的标题，可以帮助读者快速定位信息。在目录中，各章节的标题应简洁明了，能够准确反映章节内容，便于读者快速了解报告的结构和内容。目录的编排应与报告的实际内容一致，按照顺序罗列各章节及其页码。

3. 第三部分　项目背景

本部分是报告的开篇，用于介绍健康素养监测工作的背景和意义。在撰写背景部分时，需简要介绍健康素养的定义、国内外相关政策及研究进展，从而引出监测的必要性，介绍健康素养监测对个人、社会及政策制定的重要意义，为后续内容做铺垫。在撰写背景部分时，要注意言简意赅，不要过于冗长，以确保能够快速了解健康素养监测工作的背景和意义。

4. 第四部分　调查方法和内容

本部分应详细描述本次健康素养监测的人群、抽样方法、监测时间范围、问卷来源及内容、监测指标及评价方法、数据处理与分析方法和质量控制方法。

5. 第五部分　主要结果

结果部分是整个报告的核心内容，主要呈现本次健康素养监测的问卷应答率、有效问卷比例及人口社会学特征，不同人口社会学特征人群对应的健康素养水平、三个维度和六类健康问题的健康素养水平，以及不同人群中各个知识点的回答正确率(建议将近年来正确率低于60%的知识点标红)。如有既往数据，还可以展示历年城乡、性别、年龄、文化程度等方面的健康素养水平变化情况及相关趋势。可以使用文字、图表、表格等形式清晰地展示各个维度和各个指标的数据情况，可以使用折线图、柱状图、饼图等形式使数据更易于理解和比较。

在撰写结果部分时，要注意言简意赅，避免使用过于复杂的专业术语和数据，以确保读者能够理解和接受。同时，结果部分的内容应该严格基于实际监测数据进行分析，确保结果的可靠性和科学性。在撰写过程中，可以结合图表和实际案例，使结果更加生动有趣，增加报告的可读性。

6. 第六部分　结论与分析

本部分应以本次监测结果为依据，总结归纳本次健康素养监测中的重要发现和核心结论，分析本地区综合健康素养、三个维度健康素养和六类健康问题素养水平的分布情况及变化趋势，将本次监测结果与之前的监测数据进行对比，分析变化趋势和成效。对监测数据进行深入分析，挖掘数据背后的信息，解释数据的涵义。也可以与其他相关研究或调查结果进行比较，进一步验证数据的可靠性和准确性，分析本地区与其他国家或地区健康素养水平的差距。

7. 第七部分　工作建议

本部分是监测结果的实际应用，基于健康素养监测的实际结果和分析，针对监测发现的问题和挑战，为决策者和相关机构提供具体的行动方案和改进措施，促成“数据—行动”。

在本部分中，通常可以从以下角度提出建议：一是强调健康素养水平对促进全民健康、实现健康与经济社会的可持续发展的重要作用；二是体现政府、部门、机构、个人的多方参与，只有各方共同努力形成合力，才能推动健康素养水平的提升和全民健康的实现；三是倡导“每个人是自己健康第一责任人”的理念，引起公众对自身健康素养的重视；四是加强对基层健康教育专业机构的建设，建立专业高效的健康素养提升工作队伍；五是科学完善各级健康素养监测体系，开展相关科学研究，建立健康素养水平发布机制等。

8. 第八部分　参考文献

本部分列出报告中引用的参考文献、资料和数据来源，确保报告的学术可信度，参考文献格式参考中国期刊论文参考文献格式。

9. 第九部分　附件

可将本次健康素养监测的方案、调查问卷等作为附件。

13.2 报告发布机制

健康素养监测报告的发布机制是确保监测结果及时、准确地向政府及社会公开和传播的体系。一个有效的发布机制应该确保监测数据的广泛传播，使得相关信息能够被政府决策者、专业机构、学术界、媒体和公众充分了解和应用，引起各方的关注和重视，为健康素养提升和健康素养促进工作提供科学依据和指导。

监测报告的发布机制应包含以下元素：

1. 内部审核和批准

在监测报告正式发布之前，需要进行内部审核和批准。这涉及报告的内容和结论的核实、数据的准确性、分析的科学性等，确保报告的可信度和准确性。未经当地卫生行政部门审核和批准的数据，不得直接对外发布和泄露给其他部门或个人。

2. 报告定期发布

监测报告可以尝试设立定期发布的时间节点，这样可以使得相关信息持续地向社会传递，形成监测工作的持续关注。

3. 报告的简化版和宣传资料

监测报告还可以制作相应的简化版、可视化数据图表或宣传资料，以便向公众传递监测结果和相关建议时更加易读易懂。

4. 报告的公开途径

监测报告可以通过多种途径进行公开，包括政府官方网站、健康教育机构网站、学术期刊、官方微博/公众号等。同时，还可以通过新闻发布会、学术研讨会等形式进行发布。

5. 社会参与

监测报告的发布应该吸引社会各界的参与和关注，特别是与健康素养提升相关的专业机构、社会组织、学术界等，通过合作共建，促进监测结果的应用和推广。

13.3 结果发布方式

监测结果的发布方式可以根据不同的受众群体和数据发布目的来选择。下面将详细介绍几种常见的监测结果发布方式。

1. 学术期刊和研究报告

将监测结果发表在相关学术期刊上，或编写成详细的研究报告。这样做可以确保监测结果的学术可信度和权威性，可以使监测成果更好地被同行学者知晓、关注和引用。学术期刊和研究报告通常包含详细的数据分析和研究方法，适合专业研究人员和决策者参考引用。

2. 官方网站和政府工作报告

监测结果可以发布在相关政府部门的官方网站/微博号/公众号上，或整理成政府工作报告。这样做可以保证监测结果的透明性和公开性，方便公众和媒体及时了解监测情况。政府工作报告通常会包含对监测结果的简要解释和政策建议，适合政府和决策者参考。

3. 新闻发布会

新闻发布会是一种重要的监测结果发布方式，它可以通过集中的形式向媒体、公众和决策者传递监测结果和相关信息，提高监测结果的知名度和影响力。在新闻发布会上，可以展示监测结果的原始数据和分析过程，增加监测结果的透明度和可信度；同时，着重强调健康素养监测的主要发现和重要结论，突出监测结果的核心内容，确保信息传递的清晰和准确；最后，通过新闻发布会的宣传和报道，可营造健康素养的舆论氛围，促使公众关注健康素养。

4. 新闻媒体报道

将监测结果通过新闻媒体进行报道和宣传，可以将监测结果传播到更广泛的受众群体中。通过电视、报纸、网络等媒体渠道，以图文、视频等形式呈现监测结果，具有直观、生动的特点。通过视觉化表现，可以使监测结果更易于理解和接受；通过专业人员的策划，可以将监测结果与公众的日常生活联系起来，提高公众对健康问题的关注度，促进公众对健康问题的认知和理解。

5. 社交媒体和网络平台

利用微博、公众号、抖音等大众广泛使用的社交媒体平台，能够覆盖不同年龄、地域和职业等各类受众，使监测报告的信息得到更广泛的传播。同时，利用社交网络平台技术优势，将监测结果以简洁、易懂的形式发布，可以快速地吸引更多的关注和分享，并为受众提供互动交流的机会，使得读者可以立即评论、点赞、分享，增加与受众的互动和沟通。这种方式适合传播监测结果的重要亮点和主要结论，以吸引更多人了解和参与相关话题讨论。

6. 学术会议和研讨会

学术会议和研讨会是专业领域内的重要平台，能够将监测报告的内容传播给专业人士、学者和研究人员，确保报告在专业领域内得到广泛传播和认可。参加学术会议和研讨会，将监测结果进行报告和宣讲，可以与专业人士进行交流和互动。这样可以获得反馈和建议，进一步完善监测报告，推动健康素养监测工作在学术界的深入发展和应用，扩大监测结果的影响力。

HEALTH LITERACY

14

健康素养研究进展

各级健康教育机构工作人员在完成健康素养监测工作之余，对健康素养相关的科学研究也产生了浓厚的兴趣。本章将以国内外健康素养的研究进展为主题，帮助读者拓宽视野，扩展健康素养相关的科研视角。

14.1 健康素养研究视角

1990 年第一篇关于健康素养的文章在美国发表。自此，随着学界对健康素养内涵认识的不断深入，健康素养的研究视角从临床医学拓展至公共卫生领域，研究内容逐渐丰富。Nutbeam 健康素养分层模型将健康素养分为功能性健康素养、互动性健康素养和批判性健康素养 3 个层次，概括了从具备基本文化和卫生技能到主动寻求并应用健康信息，以及能够批判分析健康信息的更高级层次，为研究者提供了理论基础，被广泛应用于健康素养各类研究中。当前，健康素养方面的研究主要涉及健康素养水平评估及信效度评价、居民健康素养现状及其影响因素、健康素养与疾病负担以及健康素养提升的实践探索等内容。

14.1.1 以临床医学为导向的研究视角

以临床医学为导向的研究视角主要是指在医疗环境中，围绕医生与患者双方开展健康素养相关研究。该视角下的健康素养研究早期主要关注患者在医患沟通、文字印刷类材料阅读以及日常生活任务完成等方面的能力，到如今更多研究的是健康素养与健康结局的关系。多项研究已证实低健康素养与不良健康结局、高医疗费用之间的关联，在临床实践中医务人员可以利用科学的健康素养测评工具快速甄别低健康素养患者，把握其在临床环境下的需求，使其能有效地在诊疗过程中发挥积极作用，从而实现更好的健康结局。例如，Randall 等应用简明健康素养筛查(The Brief Health Literacy Screening，BHLS)测评头颈癌患者的健康素养，并发现理疗依从性低与健康素养不足有关。

临床医学视角的健康素养研究以美国为主要代表。为了在医疗环境中识别出低健康素养患者，美国开发了成人医学素养快速评估(Rapid Estimate of Adult Literacy in Medicine，REALM)和成人功能性健康素养测试量表(Test of Functional Health Literacy in Adults，TOFHLA)等测量工具。而关于如何应对低健康素养患者的问题，有研究者提出了一系列医患沟通策略以及合理应用健康教育材料。国内有关临床视角的健康素养研究较少。近年来，有学者着眼于健康素养与疾病转归、治疗依从性等关系的研究。

14.1.2 以公共卫生为导向的研究视角

公共卫生视角下的研究将健康素养置于整个公共空间和健康保健的背景中，强调识别不同来源的健康信息并将之运用到实际生活中的能力，健康素养内涵扩大至更高层次。相比临床医学视角，公共卫生视角面向的是整个人群，而不只是患者个体；关注的是健康的全过程，而不只是诊疗阶段；期望的是人群健康水平和生活质量的改善，而不只是没有疾病。

澳大利亚、英国等国家多从公共卫生视角开展健康素养研究。该视角下的健康素养评价涉及领域更广，如卫生保健、疾病预防和健康促进等领域；研究人群不断细分，如老年人、妇女和青少年等特殊人群。我国普遍以公共卫生视角开展健康素养研究，并且建立了全国性的健康素养监测体系。

14.2 国外健康素养研究进展

14.2.1 健康素养的评价

1. 美国全国成人素养调查

1992年，美国率先开展了首次全国成人素养调查(National Adult Literacy Survey，NALS或National Assessment of Adult Literacy，NAAL)，重点考察成年人利用文字印刷材料完成日常生活任务的能力。

该调查所使用的文字材料来自六种日常生活情景，包括家庭、健康与安全、社区与公民、消费经济、工作、休闲娱乐。问卷包括三个部分，即对普通健康信息的阅读理解能力、对公文类文字材料的阅读理解能力、基础数学运算能力，如确定打九折销售的食品价格、确定儿童用药的准确剂量、填写银行存单、阅读说明书、讲解图标、填写报名表等，满分为500分。

2003年，美国开展了第三次全国成人素养调查。共调查19 000多人，年龄在16岁以上。调查结果表明，调查对象的平均得分为273分，14%的调查对象处于“基本以下”水平，22%的调查对象处于“基本”水平，53%的调查对象处于“中等”水平，11%的调查对象处于“优秀”水平。研究人员认为，只有在275分以上才能满足工业化国家的要求。

2. 国际成人素养调查

2009—2012年奥地利、保加利亚、德国、希腊、爱尔兰、荷兰、波兰和西班牙8个欧洲国家联合开展了国际成人素养调查(International Adult Literacy Survey，IALS)。

欧洲国际成人健康素养调查问卷包含47个问题，综合评价调查对象在卫生保健、疾病预防和健康促进服务中获取、理解、评价和应用健康相关信息的能力。例如理解医嘱，评价大众媒体有关疾病信息的可靠性，查找有关解决精神问题的相关信息（如焦虑或者抑郁），理解食品包装相关信息，参与社区促进健康的活动等。

调查结果表明，12.4%的调查对象健康素养不足，35.2%的调查对象健康素养存在问题，36.0%的调查对象健康素养良好，16.5%的调查对象健康素养优秀。不同国家的健康素养水平分布差异很大，最好的是荷兰，最差的是保加利亚。荷兰健康素养不足的比例为1.8%（保加利亚26.9%）、存在问题的比例是26.9%（保加利亚35.2%）、良好的比例是46.3%（保加利亚26.6%）和优秀的比例是25.1%（保加利亚11.3%）。

3. 电子健康素养评价量表

电子健康素养（eHealth Literacy Scale，eHEALS）由加拿大学者Norman与Skinner于2006年提出，指个人从电子资源中搜索、查找、理解、评价健康信息，并将所获取的信息加以处理、运用，从而解决健康问题的能力。电子健康素养包括6种主要素养：基本素养、健康素养、信息素养、科学素养、媒介素养以及计算机素养。

电子健康素养评价量表包括8个主条目和2个辅助条目，内容包括网络健康信息与服务的应用能力测试（1、2、3、4、5）、信息评判能力测试（6、7）和决策能力测试（8）。2个辅助条目：（1）个体感知互联网对于帮助自身做出健康决策的有效性；（2）个体感知在互联网上获得卫生资源的重要性。所有问题均采用Likert五级法赋分。目前eHEALS尚无明确的界定标准判断个体是否具备电子健康素养。

4. 成人医学素养快速评估量表

成人医学素养快速评估（Rapid Estimate of Adult Literacy in Medicine，REALM）由Davis等人于1991年开发。最初的量表包括125个单词。1993年，Davis等人将量表简化为66个单词（REALM-S）。2003年，Bass等人进一步将其简化为8个单词的版本（REALM-R）。通过测试参与者是否能正确识别这些单词来判断其医学素养水平。

REALM-S包含了66项常见医学术语和表达身体部位或疾病的名词。测评时，让受试者朗读难度逐渐增大的单词表，根据其发音的正确性判断其医学素养水平。REALM-S只是简单测量了认知能力，没有测定理解能力及技能。例如，某受试者能够正确读出“肝脏”这个单词，但对肝脏在人体中的位置、生理功能则有可能一无所知。

5. 健康素养管理量表

健康素养管理量表（Health Literacy Management Scale，HeLMS）由Jordan等人在2013年开发。该量表是针对成年患者开发的，包括8个领域29个条目。8个领域分别是理解健康信息的能力，获取普通医生医疗服务的能力，与卫生专业人员交流的能力，发挥主观能动性的能力，使用健康信息的能力，对待健康的态度，社会支持以及社会经济因素。量表中的每个领域都由若干个条目构成，每个条目都采用5分制，分数越低表示健康素养水平越低。在某个领域中，平均分小于4意味着测试对象在该领域查询、理解和利用健康信息存在一些困难，需要获得帮助。

6. 健康活动素养量表

健康活动素养量表(Health Activity Literacy Scale，HALS)由哈佛大学公共卫生学院的Rima Rudd等人在2003—2004年开发。该量表包含191个条目，将健康活动分为5类，即健康促进、健康防护、疾病预防、卫生保健和养生、健康指导。量表采用500分制，低于275分表示健康素养不足。

7. 成人功能性健康素养测试量表

成人功能性健康素养测试量表(Test of Functional Health Literacy，TOFHLA)是一项衡量患者功能性健康素养的测试，由Parker等人于1995年开发完成，这套工具主要测量阅读理解和计算能力。一位识字专家回顾了30多个常用医院文本示例，这些示例被认为是广泛使用的且有不同的理解困难程度。TOFHLA包括50个条目的阅读理解和17个条目的计算能力测试，将医院的教育材料、诊断报告、处方标签等阅读材料作为测试内容。阅读理解部分的一段话中有5到7个单词被省略，读者在4个选项中进行选择，其中1个选项是正确的，另外3个选项是相似的但在语法或上下文上存在错误；计算部分使用医院表格和带标签的药剂瓶，并需要受试者口头解释其中的数字。完成测试需要花费大约22分钟，简化版本的量表(S-TOFHLA)则不超过10分钟即可达到相同的目的。

8. 最新关键指标测量量表

最新关键指标测量量表(Newest Vital Sign，NVS)是由Weiss等人于2005年开发的功能性健康素养简短测量工具。受试者被给予一个关于“冰激凌上的营养成分标签”的应用场景和对应的6个问题，其中前4个为计算类题目，后2个为阅读类题目，以此来测试阅读、理解和计算能力，目前已广泛应用于美国、英国、日本等国家以直接测评儿童青少年健康素养。NVS通常是医护人员在检测病人生命体征的同时对患者进行测试，并将NVS的测试结果记录在患者病历上。测试平均耗时2.9分钟。如果患者在前2题就花费3分钟或更长时间，则会提示患者可能文化水平不足，测试结束。由于该测量工具简单快捷，问题由口头提出，即使在识字能力有限的患者中仍表现出良好的适用性。在临床环境中，该测试可帮助医疗服务提供者根据患者的健康素养水平适当调整他们的沟通方式。

此外，还有医学术语阅读测试成绩量表（Medical Terminology Achievement Reading Test，MART）、基于问题筛查的健康素养测评量表（Health Literacy Screening Question Methodologies，HLSQMs）、西班牙语人群健康素养快速测评表（Short Assessment of Health Literacy for Spanish Adults，SAHLSA）等。

14.2.2 不同人群的健康素养研究

不同人群之间存在着健康相关行为差异，而健康素养研究的视角经历了从关注公众转向特定低健康素养人群，并随着研究的深入对研究对象进一步细分。从性别差异来看，两性健康差异与生理基础、个体的行为模式等多种因素相关，有些健康素养研究会针对一种性别群体。从年龄差异来看，研究不仅局限于成年人，还包括老年人、青少年和儿童。从不同疾病患者来划分有慢性病患者、传染病患者，其中肿瘤（如乳腺癌、肺癌等）、糖尿病、艾滋病、心血管疾病（如心脏疾病和高血压等）、哮喘病等疾病患者有较多健康素养相关研究。从收入来划分有高收入人群和低收入人群。此外，国外研究还包含不同种族、不同语种人群、性少数群体的健康相关行为和健康素养研究等。

2014 年 Kobayashi 等人开展了一项对 3 087 名英国老年人的研究，评估受试老年人健康素养的工具来自国际成人素养调查（the International Adult Literacy Survey，IALS）中的虚构药品标签，使用四项理解测试评估其健康素养。该研究得出较高的健康素养水平与较高的大肠癌筛查率相关。2014 年 Kaup 等人对 2 458 名年龄在 71～82 岁的黑人和白人进行健康素养评估，使用的评估工具为 REALM，并进行了 8 年的随访。结果显示，23%的参与者健康素养有限，与拥有足够健康素养的参与者相比，有限的健康素养与更高的痴呆发生率相关。

2014 年 Duggan 等人对爱尔兰一所区域性妇产中心医院的 404 位孕妇进行访谈，采用 REALM 评估其健康素养。研究得出在控制年龄和教育水平的情况下，健康素养较低的女性对药物有更多的负面看法。2014 年 Lupattelli 等人通过在孕妇经常使用的网站上发布广告，共邀请 4 999 名来自澳大利亚、加拿大、英国等多个国家的受试者参加一项基于网页的调查，健康素养评估工具选用简明健康素养监测（Brief Health Literacy Screening，BHLS）。研究得出健康素养不足的妇女往往在怀孕期间吸烟，且对药物有更高的风险认知和负面信念，以及不同健康素养组对处方药的依从性不同。

2017 年 Hoffman 等人对危地马拉 210 名 10～16 岁的学生采用 NVS 评估其功能性健康素养，得出高功能性健康素养与低酒精使用相关但与烟草使用无关的结论；此项研究同时考虑到危地马拉卫生和教育系统面临的挑战，将环境影响纳入对青少年健康素养、健康行为的考量中。

2020 年 Paschen-Wolff 等人对 22 名性少数女性进行了性与生殖相关健康素养的定性访谈研究，结果展现了对该群体健康素养水平的深入认识，其中许多人对常规护理的重要性以及宫颈癌和性传播疾病的风险因素非常了解，这与之前的研究相矛盾。然而，在某些情况下，卫生服务提供者的错误信息混淆了患者自己对寻求护理的理解和需求，这表明需要制定计划来加强对服务于性少数群体的卫生服务提供者的教育。

14.2.3 健康素养与医疗服务利用、疾病负担

许多疾病的预防和治愈可以通过早期健康筛查、疫苗接种等预防性医疗保健服务和对医疗人员、医疗技术的信任与使用来实现。部分国外研究表明，健康素养较低的人获取和理解预防医疗保健信息的水平较低，且较少地利用医疗保健服务。2017 年 MacLeod 等人对 7 334 名美国老年人通过一项经过验证的单项筛查来识别健康素养是否不足，该筛查问题为“你对自己填写医疗表格有多自信?”调查发现健康素养水平较低的老年人具有较低的常见慢性病项目检查率和流感疫苗接种率。2015 年 Komenaka 等人对美国 1 664 名 40 岁及以上的女性乳腺科门诊就诊患者采用 NVS 进行健康素养评估，研究发现健康素养不足的参与者比健康素养充足的参与者更不可能接受乳房 X 光扫描。Busch 等人使用简短成人功能性健康素养测试量表(S-TOFHLA)对 347 名大肠癌患者的健康素养进行了评估，结果显示具有足够的健康素养增加了 3/4 期受试者接受化疗的可能性，与健康知识水平较高的参与者相比，健康知识水平较低的患者接受化疗的可能性较小。由于患者的健康素养水平的差异，与关键医疗保健决策相关的明确沟通可能会减少。

疾病护理中的自我管理是指一个人在疾病诊断或治疗后，与医疗团队进行合作以决策，解决问题，利用资源，建立伙伴关系，以及采取行动的过程。它是患者在受慢性疾病困扰过程中为了预防或降低健康风险、优化健康和生活质量的自我管理活动和行为，而这些活动与患者的经济水平和受教育程度存在关联。健康素养和自我管理行为之间的关联也很重要。2016 年 Scarpato 等人对 368 名接受过根治性膀胱切除术的膀胱癌患者进行调查，由于此项手术的复杂性，患者在术后需要了解基本解剖结构、拥有包括用品管理和遵循详细的口头和书面自我管理指示的能力。研究者选用简明健康素养监测(BHLS)作为健康素养评估工具，发现较高的健康素养分数与发生轻微并发症的概率降低有关。研究者认为需要考虑将健康素养作为改善术后结果、提高患者自我管理的潜在指标。

近年来，除了患者自我管理外，对患者照护者的关注度不断提高，研究不断深入。研究发现以家庭为中心的照护模式占重要地位，家庭照护者是否拥有成熟的认知和对健康信息的理解，即他们的健康素养可直接影响患者的治疗效果和健康结局。家庭照护者需要具备较高水平的健康素养，促进医患间的互动沟通，激发患者在寻求自身健康时的主观能动性。2019 年 Hentea 等人对美国 24 名新诊断的青少年癌症患者的家庭实施了干预，主要是由受培训的专科护士对其家庭主要照护者进行儿科肿瘤居家照护教育，再通过一项六条目癌症健康素养评估(6-item Cancer Health Literacy Instrument)测评照护者的健康素养水平。这项评估描述了患者出现发烧、流鼻血、贫血和恶心等情况的应对方式，调查显示 83%的照护者已掌握了足够的健康相关知识。

14.2.4 健康素养相关干预研究

提高特定人群健康素养的干预措施研究的关键仍集中于通过教育方式提高健康素养水平，干预类措施以电话、培训、讲座最常见，其余还包括多学科教育课程、专业人员的教育和结合移动 App 进行网络干预等。随着网络信息技术的发展及普及，探索通过网络干预提高健康素养等新兴有效方式成为研究者关注的热点，研究个人利用信息技术改善卫生保健的能力，即个人的电子健康素养、媒体健康素养也是近年来国外的健康素养传播路径、干预手段的研究热点。此外，对健康素养干预效果进行检验也是研究的重点内容。2020 年 Meherali 等人研究评审人员系统分析了 23 项已发表的研究数据，其中包括 20 项定量、1 项定性和 2 项混合方法研究，这些研究涉及改善中低收入国家健康结果的健康素养干预措施。评审人员针对不同人群的各种健康素养干预措施，确定了四个种类，即传统健康素养干预、基于艺术的健康素养干预、互动学习策略和基于技术的健康素养干预。随着时间的推移，全球的健康指标有所改善，如死亡率下降和预期寿命增加，但许多低收入国家的医疗保健质量方面仍然存在重大挑战。评审人员发现，所有健康素养干预措施都是有效的，并显著提高了人群的健康素养水平和保健意识，然而只有数量有限的健康素养干预措施是通过创新和技术学习策略提供的。此外，干预措施的可持续性和可扩展性尚不清楚，未来仍需研究在中低收入国家中进行有效健康干预的可持续性措施。2020 年 Zeidi 等人基于计划行为理论进行了一项为期 18 个月的随机对照实验研究，将伊朗一所医疗服务中心的 166 名 2 型糖尿病患者分为两组，为干预组提供有针对性的小册子和移动健康策略以及 5 个 45 分钟的小组培训课程，通过伊朗成年人健康素养量表(Health Literacy for Iranian Adults，HELIA)评估受试者健康素养，结果显示基于计划行为理论的教育干预能够有效维持和提升 2 型糖尿病患者的健康素养水平。此外，这项干预可以促进自我护理行为，如血糖自我监测、健康饮食和足部护理的保持改善。2018 年 Shinde 等人对 13 035 名印度 9 年级学生进行了为期 8 个月的整群随机对照试验，试验分为由项目团队提供 SEHER 干预组、由教师提供 SEHER 干预组和对照组。此项多元素整体学校 SEHER 健康促进干预措施确定了四个优先行动领域：促进青少年的社交技能；让学生社群参与学校一级的决策过程；向学生社群提供有关健康和风险行为的事实知识；提高青少年解决问题的技能。干预策略分为三个层面：整个学校、小组和个人层面。具体内容包括：组建学校健康委员会、组织提高认识的趣味活动、设立信箱、设计墙报、开展比赛(辩论、海报制作、测验等)、制定健康政策、建立同伴小组、开展讲座和个人咨询。除了传授传统的健康知识以提升学生的健康素养水平外，当健康素养被理解为一组可观察的技能时，干预工作应侧重于提高个人的技能和能力，而此项研究将提供给青少年共同决策的机会以及将更多的实践支持性环境作为干预的一部分。研究结果显示与对照组相比，由项目团队提供 SEHER 干预的参与者干预学校氛围的得分明显高于由教师提供 SEHER 干预组和对照组，在抑郁症方面有较大改善，欺凌、暴力伤害、生殖和性健康知识等情况也优于对照组。

14.3　国内健康素养研究进展

14.3.1　健康素养的评价

我国健康素养评价研究相比国外起步较晚，自健康素养进入中国学者视野，相关成果开始产出，近年来进展加快。2008 年原国家卫生部发布了《中国公民健康素养——基本知识与技能(试行)》，从基本知识和理念、健康生活方式与行为、基本技能 3 个方面正式界定了中国公民健康素养。同年组织专家编写了《中国居民健康素养调查问卷》并在全国开展调查。2012 年在健康素养三级评价指标体系基础上研制出标准化调查问卷《全国居民健康素养监测调查问卷》，供全国居民健康素养监测使用。这是当前国内主流的健康素养测评工具，可以系统地评价居民的健康素养水平，为研究者进行后续研究提供基础资料。此外，国内学者也开展了特定人群和特定疾病健康素养评价相关研究。

儿童、青少年、老年人和妇女等特殊人群因处于不同身心状态，有其独特的健康需求，需要有专用工具来评价这些群体的健康素养。对于儿童、青少年人群，迄今为止仍未形成通用的定义及内涵，国内主要从学段、健康内容和健康素养 3 个维度构建评价指标体系。现有研究主要面向中学生，如中国青少年互动性健康素养评定问卷(The Chinese Adolescent Interactive Health Literacy Questionnaire，CAIHLQ)、汉化版 NVS(10～18

岁)；小学生的研究较少，如复旦大学傅华团队的小学段健康素养评价问卷；学龄前儿童的健康素养一般由监护人的健康素养来代替。对于老年人群，目前使用最多的还是《全国居民健康素养监测调查问卷》。其他量表如台湾学者 Min-Huey Chung 等人编制的健康素养自我感知量表、顾珈铭等人构建的老年人健康素养评估体系、Yilin Wang 等人开发的全国居民健康素养问卷简化版，若要推广使用可能还需在人群中进一步验证。对于妇女人群，国内研究的关注点主要集中于育龄妇女的健康素养，也有少量面向更年期妇女的。特异性素养方面多为生育生殖相关健康素养，精神健康素养略有提及。用于测评的工具多是以《全国居民健康素养监测调查问卷》为基础编制的，2018 年朱芳等人基于 Delphi 法构建了一个育龄期妇女生殖健康素养评价指标体系，目前已有相关应用。

慢性病作为我国乃至全球主要的疾病负担，其防治和管理是我国卫生事业的重大挑战。良好的健康素养是成功管理和预防慢性病的基础，因此科学有效的健康素养测评工具十分必要。最初国内没有针对慢性病患者的健康素养量表，常通过汉化得到相对更符合中国国情的工具。如澳大利亚学者 Jordan 通过定性访谈的方法，从病人的角度确定了健康素养的内涵，涉及个体、社会和医院 3 个层面，涵盖了 Nutbeam 健康素养中的功能性素养和互动性素养，并据此编制了健康素养管理量表(HeLMS)。2012 年我国学者孙浩林等人对 HeLMS 进行汉化和修改，保留了原量表 29 个条目中的 28 条，形成了慢性病患者健康素养量表(Health Literacy Scale for Chronic Patients，HLSCP)。该量表主要从健康信息能力、健康信息辅助能力、健康医院以及经济支持 4 个维度准确有效地评估了互动性健康素养，基于慢性病人群的问卷调查结果显示其信效度良好。近年来，HLSCP 已被广泛应用在糖尿病、肿瘤、高血压、脑卒中、稳定性冠心病等慢性病群体中。此外，在大肠癌初筛阳性人群中的适用性也有相关验证。关于慢性病领域的特异性健康素养测评，虽然近年来逐渐有学者着手研究相关健康素养测评量表，如高血压、糖尿病、脑卒中、冠心病等，但当前国内仍欠缺权威的测评工具、未形成统一的测评标准，使得健康素养相关研究间可比性不足。2012 年美国学者 Miyong Kim 通过 Delphi 法和小组访谈等方法编制了高血压健康素养量表(Health Literacy Intervention for Korean Americans with HBP，HBP-HLS)，涵盖了功能性健康素养和书面素养两方面内容，共计 43 个条目。2016 年 Qinghua Zhang 等人对其汉化形成了中文版高血压健康素养量表(C-HBP-HLS)，其 15 个条目对应书面素养、用药标签、理解能力、最新生命体征以及避免食物过敏 5 个维度。目前我国多项研究选择了以上量表来开展高血压患者的健康素养测评。另外，Di Shi 等人于 2017 年应用 Delphi 法编制了中国高血压健康素养量表(Chinese Health Literacy Scale for Hypertension，CHLSH)，有记忆、理解、应用和分析 4 个维度，可相应反映 Nutbeam 健康素养各层面。虽然研究者开展了一项回顾性研究以评价该量表，但是调查对象来自在当地社区卫生服务中心连续进行健康检查的高血压患者，可能存在选择偏倚，另外样本量也比较小导致外推受限。传染病健康素养是个人管理传染病致病因素和防治传染病的能力，提高传染病健康素养是预防传染病发生和流行的重要措施之一。普适性测评工具方面，2016 年田向阳等编制了中国居民传染病健康素养量表(Infectious Disease-Specific Health Literacy Scale，IDSHL)，包含传染病的基本知识和理念、传染病的预防、传染病管理与治疗以及对病原体和传染源的辨认 4 个维度共 22 个条目，基于大样本人群的横断面研究结果显示该工具信效度良好。当前国内已有部分研究应用了 IDSHL，主要涉及居民素养现状及影响因素分析，也有健康传播对健康素养的干预效果、COVID-19 预防与健康素养等内容。有研究者针对特定地域居民建立了相应的指标体系。例如，2012 年吴双胜等构建了北京市居民传染病健康素养指标体系，以期更好地关注北京市居民中普遍存在的传染病健康相关问题。而考虑到我国少数民族在传染病和健康素养方面的特殊性，Peng Yang 等人于 2018 年开发了中国西藏传染病健康素养量表(IDSHL in Tibet，China)。特异性测评工具方面，2011 年胡俊峰等人编制了重点人群重点传染病预防素养调查问卷，是国内首个传染病预防素养问卷。该套问卷面向的是城市流动人口、中小学生、牧区居民、洪涝灾害易发地居民和西部贫困地区 5 类人群，对不同人群设计了符合其实际的问卷内容，但验证人群样本都较小。2013 年 Xinying Sun 等人开发了一项呼吸道传染病健康素养测评工具，侧重于功能性健康素养，且测评了互联网检索能力相关内容，但这可能会削弱该问卷的可实践性。2019 年 Yan Li 等人基于临床医学视角编制了首个中国结核病健康素养量表(Chinese Health Literacy Scale for Tuberculosis Patients，CHLS-TB)，从记忆、理解、应用和分析 4 个维度共 29 个条目来评估结核病患者在治疗和自我管理过程中所需的健康素养，主要侧重于功能性健康素养。冉艳等人设计了一项艾滋病健康素养问卷，包括艾滋病健康意识、信息知识、信息能力和信息道德 4 个维度。

14.3.2 居民健康素养现状及其影响因素

得益于全国性的健康素养监测体系的建立，国内大部分省市都有本地区的居民健康素养监测数据资料，由此产出了大量的居民健康素养现状及其影响因素分析的研究，且这类研究基于相同的测评工具，所得到的各项研究结果具有较好的可比性。多年监测结果提示，不同地区居民的健康素养水平存在差异，东部沿海地区水平较高、中部次之、西部地区较低。人口学特征方面，有多项证据显示城乡、年龄、性别、文化程度、经济收入是居民健康素养水平的影响因素。农村、中西部地区、45 岁以上、初中文化程度以下者，是健康素养薄弱人群，也是需要重点关注和重点干预的人群。

目前国内的健康素养相关研究仍以基于全国居民健康素养监测的现状研究为主，其他健康素养应用研究略显不足。

14.3.3 健康素养与健康相关行为、疾病负担

行为与生活方式是影响健康的四类因素之一，因而许多研究者尝试探索健康素养与健康相关行为之间的关系，包括日常健康行为、吸烟、饮酒、饮食、睡眠和身体活动等内容，多项研究结果表明具备健康素养对健康相关行为有积极影响。其中健康素养与吸烟行为之间的关联，是国内研究者非常感兴趣的主题，已经开展过多项横断面研究，结果均提示健康素养促进在控烟干预工作中十分重要。Lanlan Wang 等人通过分析中国 15～69 岁男性有关资料，认为健康素养是一个独立的、可改变的保护因素，可以减少男性的吸烟行为或提高戒烟意愿。近年来我国青少年吸烟人数增加且吸烟年龄呈现低龄化趋势，不断有研究从健康素养的角度出发探讨青少年控烟。虽然现有各研究使用的健康素养评价工具还不统一，但也显示出了较为一致的结果。如 2019 年杨蓉等人应用 CAIHLQ 测评了中国 6 个城市中学生的健康素养，发现低水平健康素养者曾经吸烟、最近吸烟和被动吸烟的风险均较高，而尝试戒烟的可能性相对较低。黄和明等人于 2023 年在全国 5 个省的初中生群体中用自制问卷开展了调查，结果表明健康素养水平较低的人群其尝试吸烟率更高。另外，也有研究者应用结构方程模型尝试探究健康素养在其他因素如社会环境、人口学特征等背景下如何影响人们的健康相关行为。例如，Hui Wang 等人在 2020 年 COVID-19 大流行期间，基于澳门赌场全体职工的大样本，应用 IDSHL 子量表以及自制的 COVID-19 预防行为问卷和预测因素问卷，探究了远端因素、近端因素对传染病健康素养和预防行为的影响。研究结果显示人口学特征如性别、婚姻状况、文化程度等是通过传染病健康素养的中介作用间接地影响预防行为，进而影响 COVID-19 的社区传播。Huiqiao Zhang 等人探讨了在压力感知不同的人群中健康素养对 COVID-19 疫苗犹豫的影响。结果表明，当感知的压力在中等或低水平时，健康素养与疫苗犹豫呈负相关；但当感知的压力水平更高时，两者的关联并不显著。对于老年人，Yongbing Li 等人在新疆 60～99 岁成年人中开展了健康素养、健康相关行为和健康状况的关联研究，结果表明：有吸烟、经常饮酒以及缺乏体力活动等健康危险行为的老年人其健康素养得分更低，而得分高还意味着有更好的自评健康状况和健康信息获取能力。对于儿童，闫春晓等认为提高家长传染病健康素养水平能够帮助改善当前儿童第二类疫苗接种率相对较低的情况。

在疾病负担方面，有部分研究基于横断面资料分析了健康素养对人群患病的影响。具

备健康素养是慢性病患病的保护因素，其中较高的基本知识和理念、健康生活方式与行为、基本技能水平也分别与较低的慢性病患病风险有关。曾金艳等人从三级预防的角度研究了脑卒中偏瘫患者的健康素养与其肢体康复程度的相关性。脑卒中偏瘫患者的慢性病健康素养是通过 HeLMS 来评价的，结果显示患者的健康素养和健康行为水平越高，肢体恢复功能越好。此外，治疗依从性也是研究者常选择的指标，尤其是在高血压、糖尿病人群的相关研究中。通常有更高健康素养的患者会有更好的治疗依从性，这在糖尿病并发肺结核患者、维持性血液透析患者中也得到了验证。

14.3.4 健康素养相关干预研究

在具备了科学的健康素养测评工具、明确了相关的影响因素之后，研究者开始尝试开展健康素养干预并评价其效果。慢性病方面，高血压健康素养主要的影响因素有文化程度、年龄、职业、收入和干预手段。有学者应用健康教育传统干预手段、家庭医生式服务团队个体化健康管理来提升高血压患者的健康素养水平，取得了积极效果。魏海斌等人用 HLSCP 评价高血压患者的健康素养水平，然后根据评价结果对其进行微信精准健康科普干预，结果显示：从第 4 周开始，干预组的服药依从性明显好于自我健康管理的对照组。也有研究尝试应用新型健康教育方法进行干预。例如回授法，是让受教育者用自己的语言表达对教育信息的理解，教育者再次强调受教育者理解错误或是未理解的信息，直至受教育者完全掌握。结果显示，回授法相比同伴教育法能够有效提升高血压健康素养。张庆华等人对牧区哈萨克族高血压患者实施了为期 12 个月的分段动态干预，包括集中强化培训、电话随访和短信提醒、阶段性干预、家庭成员支持。高血压健康素养是用 C-HBP-HLS 来评价的，结果显示：干预组患者的高血压健康素养显著高于常规健康管理的对照组。传染病方面，2018 年晋菲斐等人选择城市社区、城市中学、农村社区、农村中学、工地以及宾馆 6 类场所居民作为研究对象，开展了综合健康传播干预，具体包括人际传播、大众传播和新媒体传播三类措施，6 个月后 IDSHL 评价结果表明相比对照组，干预组有更高的传染病健康素养。

HEALTH LITERACY

15 健康素养促进实践

健康素养监测工作是获取真实健康素养水平的过程，其本身并不能提高健康素养水平，更不是最终工作目标。无论是健康素养监测还是健康素养相关的研究，都是在为提升健康素养做基础工作，提升公众健康素养才是根本目的。本章将简要介绍国内外健康素养促进实践，供读者拓展阅读。

健康素养受经济、政治、教育、社会文化、卫生政策、社会卫生服务的提供与利用等诸多因素影响。经济是社会发展的基础，与经济不发达地区相比，经济发达地区的健康素养水平也相对较高。受教育水平是影响个体健康素养水平的首要影响因素，受教育水平高的人，健康素养较高，健康状况、健康寿命和健康结局也更好。一个地区的教育水平的高低，直接影响到该地区居民的健康素养水平，教育水平高的地区，健康素养水平也较高。卫生政策对医疗卫生的投入、卫生资源的公平性和可及性、卫生服务方向的调整和走向、卫生资源的可持续发展等起决定性的影响，对于群体和个体的健康素养水平都有很大影响。由此可见，提升公众健康素养需要全社会共同努力。

15.1 提升公众健康素养的意义

2013 年 6 月，第 8 届全球健康促进大会在芬兰召开。会议期间，世界卫生组织(WHO)欧洲区办事处推出了他们对健康素养的最新研究专辑——*Health literacy—the solid facts*。在这本书中，WHO 欧洲区办事处认真梳理了近 20 年来欧美国家对健康素养研究的有关文献，形成以下共识：健康素养是健康的主要决定因素，与收入、就业状况、教育水平、种族相比，健康素养对个人健康水平影响更为突出；健康素养是群体健康状况的一项较强的预测指标；提升公众健康素养是公共卫生领域的当务之急，可有效减少健康不公平，显著降低社会成本，政府应将提高健康素养水平作为卫生和教育政策的一项明确目标。

从经济社会发展的视角来看，健康素养是健康的重要决定因素，健康素养与健康结局、平均预期寿命高度相关。健康素养通过影响人群健康状况，进而影响社会生产力水平和整个经济社会发展。

从群体来看，健康素养高的群体，有更好的健康状况，有更高的学习效率和工作效率，能够创造更多的社会价值。

从个体视角来看，提升个人健康素养有利于强化个人的健康责任意识，激发个体维护和促进自身健康的内在潜力，是最主动、最积极、最有效、最具成本效益的卫生保健、疾病预防和健康促进的策略和措施。提升个人健康素养，其本质是给个人“赋能”的过程，是对个人进行能力建设的过程，让每个人具备基本健康知识、行为和技能，有能力做自己健康的第一责任人。

从生命周期视角来看，从婚检、优生优育开始一直到老年，不同生命阶段，面临的主要健康问题不同，每一个生命阶段，都有需要关注的重点健康问题，都有需要重点掌握的健康知识和技能。每一个处在不同生命阶段的人，都应关注自己可能遇到的健康问题，积极应对，掌握必要的健康知识和技能，健康地度过每一个生命阶段，提升健康状况和生命质量。

由此可见，健康素养促进工作覆盖全人群、全生命周期，通过提升每个人的健康状况和生命质量，最终提升全社会的健康、文明和福祉水平。

15.2 提升公众健康素养的迫切性

提升公众健康素养，对于我国来说更为迫切，有着更为重要的意义。

第一，我国仍处于社会主义初级阶段，而且这种状况还将会持续较长时间，经济发展水平直接制约了卫生资源的发展水平和供给，在卫生资源有限的情况下，提升公众的健康素养是从根本上提升全社会健康水平的最有效策略和措施。

第二，我国慢性非传染性疾病(以下简称慢性病)患病率居高不下，在全部死因构成中占比近90%。慢性病不仅给个人和社会造成了沉重的经济负担，而且已经成为影响预期寿命和人民群众生活质量持续提升的重要制约因素，而慢性病的主要防治措施就是改变不健康的生活方式与行为，养成健康的生活方式与行为，增强患者疾病自我管理能力，这些都依赖于个体健康素养的提高。

第三，有些地区卫生条件较差，居民健康意识不足，不良卫生习惯较为普遍，很多呼吸道传染病、消化道传染病和接触性传染病等仍然是这些地区的常见病、多发病，而只要树立卫生意识，养成良好的卫生习惯，就可以有效避免这些疾病的发生。

第四，我国城乡居民疾病早期发现率普遍较低，是导致预后差、致死致残率高的主要原因，而疾病的早发现、早治疗与公众的健康意识、健康知识水平密切相关。提高公众的健康素养，提高健康风险意识，掌握疾病早期症状识别知识，定期健康体检，可有效提高疾病的早期发现率，有效降低致死致残率。

第五，在国民教育体系中，生命知识、健康知识、疾病预防、安全急救、性与生殖健康、死亡教育等普遍缺失，导致公众基本的健康理念、知识和技能严重不足。

第六，连续10年的监测结果表明，我国公众健康素养处于较低水平，有较大提升空间。

15.3 国外健康素养促进实践

15.3.1 美国健康素养促进行动

2010年，美国政府推出《国家健康素养促进行动计划》(*National Action Plan to Improve Health Literacy*)，提出了提升美国公民健康素养的三大愿景和七大行动。三大愿景是：让每个人都能够获得准确、可行的健康相关信息；传播以人为本的健康相关信息和提供以人为本的卫生服务；支持终身学习和培训相关技能以提高个人健康水平。七大行动是：(1) 制定和传播准确的、通俗易懂的、具有可操作性的健康和安全相关信息；(2) 改进卫生保健系统的服务水平，改善健康相关信息、信息传播、知情决策以及提高卫生服务的可及性；(3) 开发准确的、标准化的、适宜的健康和科学信息课程，纳入幼儿教育到大学教育的课程中；(4) 支持和鼓励地方提供成人教育、英语指导以及在社区提供与文化水平和语种相适应的健康信息服务；(5) 建立合作伙伴关系，开发活动指南，改善政策；(6) 加强提升健康素养的基础研究，以及对提升健康素养的干预措施和实践的开发、实施和评价；(7) 加强对已被证实有效的提升健康素养的实践和干预措施的传播和使用。

在《健康国民2010》《健康国民2020》和《健康国民2030》中，都将健康素养作为明确的工作内容。

在《健康国民2030》(Healthy People 2030)中，首次将"消除健康差距，实现健康公平，提高健康素养，以改善所有人的健康和福祉"作为重要的国家目标之一。更新了健康素养定义，将健康素养分为个人健康素养(Personal health literacy)和组织健康素养(Organizational health literacy)两个层面。新定义强调人们"使用"健康信息的能力，而不仅仅是"理解"健康信息；注重做出"明智"决策的能力，而不是"适当"决策；承认组织在解决健康素养问题中负有责任；纳入公共卫生视角(而不仅仅是医疗视角)。

在《健康国民2030》中，健康传播和健康信息技术(Health Communication and Health Information Technology，HC/HIT)工作组提出了6个与健康素养相关的目标：(1) 提高接受医疗服务人员确认理解医嘱的成年人比例；(2) 降低与医疗服务人员沟通不良的成年人比例；(3) 提高与医疗服务人员共同参与决策的成年人比例；(4) 提高易于理解其在线医疗记录的人群比例；(5) 提高英语水平有限的成年人明确表示他们的医疗服务人员解释清晰的比例；(6) 提高全人群健康素养。

15.3.2 德国健康素养促进行动

2016年德国的一项全国调查显示，54.3%的人在处理与健康有关的信息方面存在很大困难。为了提高德国公众的健康素养，2017 年德国联邦卫生部制定了《德国健康素养国家行动计划》，提出了四大行动领域十五项具体建议。

四大行动领域包括：扩大健康素养研究范围，处理好健康素养和慢性病的关系，在日常生活中培养健康素养，以及使卫生系统更加方便用户参与。

十五项建议包括：将健康素养纳入生命早期教育、职业生活和工作场所、消费和营养提供过程、健康信息的获取和利用、改善居民生活环境、各级医疗卫生照护、疾病自我管理等环节，加强健康素养研究。

15.3.3 英国健康素养促进行动

2015 年 9 月，英国公共卫生部(Public Health England，PHE)发布了《减少健康不平等的地方行动：提高健康素养》。该报告从地方层面提出了提高弱势群体健康素养的经验和做法，即通过在人群的出生、成长、生活、工作和各个年龄阶段加以广泛干预的策略来减少健康不平等(见图 15 - 1)。具体措施包括：改善人们的出生、成长、生活、工作和各个年龄段的环境；对健康素养采取早期干预，推动将健康素养融入早期课程和学校课程；推动将健康素养纳入地方政策，如提高人群的识字率、语言能力、计算能力、信息通信技术和技能；健康信息和健康服务要清晰易懂；通过培训提高健康和社会保健专业人员的认识和能力；推广提升健康素养的优秀实践等。

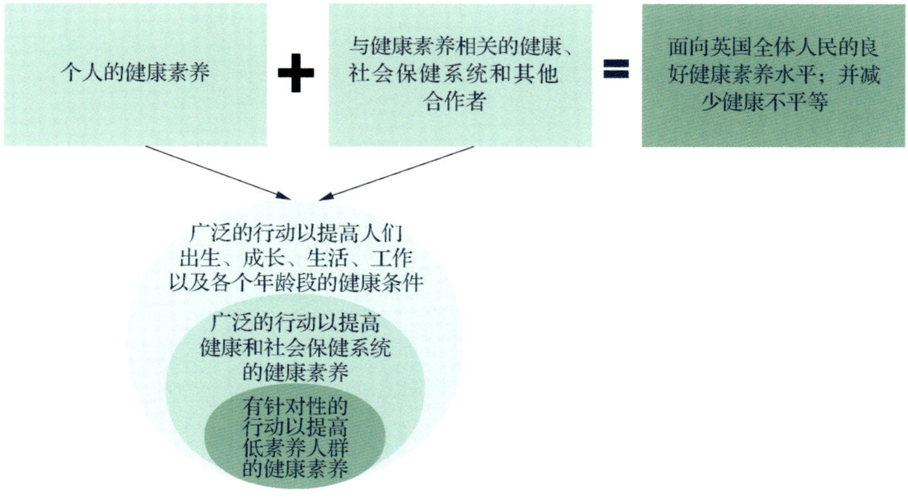

图 15 - 1 提高健康素养和减少健康不平等地方行动框架

15.3.4 加拿大多部门协作提高健康素养行动计划

2012 年，加拿大政府提出《提高加拿大国民健康素养的多部门协作方案》(*An Intersectoral Approach for Improving Health Literacy for Canadians*，2012)。在该方案中明

确提出：提高健康素养是多部门共同承担的责任，而不仅仅是卫生部门的责任，鼓励和支持非卫生部门积极参与到健康素养行动中去。

该方案提出了提升国民健康素养的 3 条途径：一是开发一个完善的知识库，提供目前最新健康信息及提升健康素养有效方法的证据；二是增强全体加拿大人的意识和能力，提高全社会的健康素养水平；三是构建基础设施和确立必要的合作伙伴，以协作的方法来推进健康素养项目的开展。

15.3.5 澳大利亚健康素养促进行动

2014 年，澳大利亚卫生保健安全和质量委员会提出《澳大利亚健康素养声明——采取行动提升安全和质量》(National Statement on Health Literacy—Taking Action to Improve Safety and Quality)。该声明指出，应该用一种整体化、系统化的方式来促进健康素养的可持续发展，政府组织、卫生保健提供者以及卫生保健相关组织应加强合作和协调，主动分享健康信息，有效推动健康素养的提升，并提出了三方面建议：(1) 将健康素养纳入社会系统，在组织和社会层面上推动有利于健康素养行动的支持政策；(2) 保证有效的沟通和交流，包括为消费者提供印刷宣传材料、信息化交流和其他形式的沟通，以及与消费者之间形成良好的合作、沟通和人际关系；(3) 将健康素养纳入教育与培训，包括对健康保健人员和消费者两方面的教育。

15.3.6 欧洲健康素养促进行动

与美国和加拿大等国家的健康素养概念发展形式相比，欧洲健康素养的发展相对缓慢。2010 年 10 月成立了欧洲健康素养组织，致力于通过国家、地区以及国与国间的交流合作，促进欧洲健康素养的普及。该组织呼吁应特别关注：(1) 提高人口的健康知识水平，使人们更容易管理自己的健康；(2) 降低系统的复杂性，使人们更容易管理自己的健康。

欧洲健康素养行动提出一系列的行动倡议，包括：(1) 在全球、国际、国家和地方各级层面，促进健康素养理论、政策和实践的发展和交流；(2) 明确健康素养作为健康的社会决定因素，推动将健康素养纳入健康促进、促进健康公平、促进可持续发展和非传染性疾病的相关议题；(3) 加强健康素养在国家、区域以及国与国间的政策、实践和教育中的地位；(4) 加强健康素养的循证研究，提高健康素养研究、政策制定和实践能力；(5) 将健康素养知识应用于公民的计划制定、评估和教育，如将健康素养纳入学校课程；(6) 推广健康素养促进最佳实践等。

15.3.7 历届全球健康促进大会关于健康素养的认识

1986 年，第一届全球健康促进大会在渥太华召开，发布了《渥太华健康促进宪章》，但未提及健康素养。随后的 3 届全球健康促进大会发布的文件中都没有提及健康素养一词。

2000 年，第五届全球健康促进大会在墨西哥召开，第一次提到健康素养，将健康素养的提升作为健康促进成效的评价指标。

2005 年，第六届全球健康促进大会在曼谷召开，在《曼谷宪章》中提到健康素养，强调所有的部门和机构都应该加强健康素养相关政策的能力建设。

2009 年，第七届全球健康促进大会在肯尼亚内罗毕召开，发布的“内罗毕 2009 消除政策执行差距行动宣言”中有 8 处提及健康素养，这是迄今为止健康素养被提到最多的一次，把提高健康素养和健康行为作为消除健康不平等和贫困、提升健康和生活质量的五项关键性战略之一。

2013 年，第八届全球健康促进大会在芬兰赫尔辛基召开，大会的主题是“将健康融入所有政策”，呼吁所有的国家在对“将健康融入所有政策”行动的实施和监测中，将健康素养纳入其中；呼吁要让公众参与到健康促进行动中来，强调公众不仅仅是被动地接受健康信息，而是能够利用自身的健康素养为自己的健康做决策。

2016 年，第九届全球健康促进大会在中国上海召开，会议的主题是“可持续发展中的健康促进”。会议发布了《上海宣言——2030 可持续发展中的健康促进》，将“良好健康治理、健康素养、健康场所”作为 2030 健康促进优先三大工作领域。

大会呼吁：政府制定促进健康素养的政策和计划，包括持续的资金供应，系统性的干预和监测，争取双赢的跨部门工作，以及履行义务，为人们提供准确的最新信息；民间社会团体应积极参与，根据自身不同的专长、经验和能力开展以社区为基础的健康传播和其他提高健康素养的工作，从而能对身处不同生命阶段以及各种场所和环境的人们产生影响。

媒体(包括社交媒体)作为健康素养信息的重要平台，应积极引导青少年的理想和热情，并遵守道德标准以保证信息的准确性，从而支持而不是践踏人们的健康权。

联合国系统下的各组织应制定健康素养的干预与测量的规范和工具，支持各国政府把促进健康素养纳入各个部门。社区领导者应加强信息交流，及时通报有关健康风险信息。

研究和学术机构应制定和改进测量健康素养的方法，收集、整理和传播健康素养干预的最佳案例，并提供证据说明哪些措施有效，在什么情况下有效，以及为什么有效。

2021 年，第十届全球健康促进大会以网络会议形式召开，大会的主题是“福祉、公平和可持续发展”。会议将健康素养纳入实现全民健康覆盖的四个优先发展领域。这四个优先发展领域分别是：气候变化、健康与环境，与健康相关的社会决定因素，健康促进，营养和食品卫生。

15.4 我国健康素养促进实践

党和政府高度重视人民健康。特别是党的十八大以来，党中央提出实施健康中国战略和积极应对老龄化国家战略，要求各地各级树立大卫生大健康的理念，推动“将健康融入所有政策”，大力开展多部门合作，在健康素养促进方面做了大量工作。2016 年 8 月，在全国卫生与健康大会上，习近平总书记明确指出，提升居民健康素养是提升全民健康水平的最根本、最经济、最有效的措施之一。

目前，居民健康素养水平已被纳入多种考核体系，成为各级政府、卫生健康行政部门制定政策的重要循证来源。2012 年，纳入《国家基本公共服务体系建设“十二五”规划》；2014 年，纳入《全民健康素养行动规划(2014—2020 年)》；2016 年，成为《“健康中国 2030”规划纲要》的主要发展指标；2018 年，成为健康城市评价、健康促进区县的评价指标；2019 年，成为《健康中国行动(2019—2030 年)》结果性指标；2022 年，成为《“十四五”国民健康规划》的发展指标。

15.4.1 国家基本公共卫生服务项目

2009 年启动的国家基本公共卫生服务项目，是针对当前城乡居民主要健康问题，面向全体居民免费提供公共卫生服务。目前，每年的投入已经超过 1 000 亿元，是单项投入最大的一个项目，服务内容已从最初的九大类扩展到十二大类，健康教育服务是其中一项独立的服务内容，具体包括 5 种服务形式，主要任务就是普及健康素养 66 条内容。其他服务中也有很大一部分工作内容是健康教育，健康教育工作开展得好与不好，直接影响到国家基本公共卫生服务项目的实施成效，处于基础和核心地位。

15.4.2 中央补助地方健康素养促进行动项目

2012 年，国家启动了“中央补助地方健康素养促进行动项目”，这是我国政府首次对健康素养促进行动的专项经费投入，覆盖 31 个省(自治区、直辖市)和新疆生产建设兵团。2012 年财政投入费用为 2.38 亿元，2013 年为 2.44 亿元，2014 年为 2.59 亿元，此后一直维持在 2 个多亿元的投入。

“中央补助地方健康素养促进行动项目”旨在进一步整合资源，加强统筹协调，充分发挥健康教育专业机构的作用，确保有效落实深化“医改”健康教育和健康促进工作任务。主要内容包括：(1) 公益广告；(2) 健康科普；(3) 健康促进县(区)建设；(4) 健康促进医院建设；(5) 健康素养和烟草流行监测；(6) 重点疾病、重点领域和重点人群健康教育。

15.4.3 全民健康素养促进行动规划(2014—2020年)

为科学、规范、有效地开展健康促进工作，建立政府主导、部门合作、全社会参与的全民健康素养促进长效机制和工作体系，全面提高我国城乡居民健康素养水平，原国家卫生计生委于2014年制定了《全民健康素养促进行动规划(2014—2020年)》(以下简称《规划》)。主要工作内容包括：(1)树立科学健康观；(2)提高基本医疗素养；(3)提高慢性病防治素养；(4)提高传染病防治素养；(5)妇幼健康素养；(6)中医养生保健素养。主要活动包括：(1)开展健康素养宣传推广；(2)启动健康促进县(区)、健康促进场所和健康家庭建设活动；(3)全面推进控烟履约工作；(4)健全健康素养监测系统。

《规划》提出了明确的目标："到2015年，全国居民健康素养水平提高到10%；东、中、西部地区居民健康素养水平分别提高到12%、10%和8%。到2020年，全国居民健康素养水平提高到20%；东、中、西部地区居民健康素养水平分别提高到24%、20%和16%；在全国建设健康促进县(区)600个，健康促进医院、健康促进学校、健康促进机关、健康促进企业、健康社区各1 400个，健康家庭60 000个。"

15.4.4 健康中国建设

2015年11月，中共中央十八届五中全会做出"推进健康中国建设"的决定。2016年8月，党中央、国务院召开了全国卫生与健康大会，习近平总书记要求把人民健康放在优先发展的战略地位，推进健康中国建设。2016年10月，中共中央国务院印发了《"健康中国2030"规划纲要》，这是我国第一个关于国民健康发展的中长期战略规划，对于全面提升公众健康素质、实现人民健康与经济社会协调发展、积极参与全球健康治理、履行2030年可持续发展议程国际承诺意义重大。

健康中国建设重点任务包括普及健康生活、优化健康服务、完善健康保障、建设健康环境和发展健康产业。

1. 普及健康生活

从健康促进的源头入手，强调个人健康责任，通过加强健康教育，提高全民健康素养，广泛开展全民健身运动，塑造自主自律的健康行为，引导群众形成合理膳食、适量运动、戒烟限酒、心理平衡的健康生活方式。

2. 优化健康服务

以妇女儿童、老年人、贫困人口、残疾人等人群为重点服务对象，从疾病的预防和治疗两个层面采取措施，强化覆盖全民的公共卫生服务，加大慢性病和重大传染病防控力度，实施健康扶贫工程，创新医疗卫生服务供给模式，发挥中医治未病的独特优势，为群众提供更优质的健康服务。

3. 完善健康保障

通过健全全民医疗保障体系，深化公立医院、药品、医疗器械流通体制改革，降低虚高价格，加强各类医保制度整合衔接，切实减轻群众看病负担，改善就医感受。

4. 建设健康环境

开展大气、水、土壤等污染防治，加强食品药品安全监管，强化安全生产和职业病防治，促进道路交通安全，深入开展爱国卫生运动，建设健康城市和健康村镇，提高突发事件应急能力，最大限度地减少外界环境因素对健康的影响。

5. 发展健康产业

优化多元办医格局，推动非公立医疗机构向高水平、规模化方向发展，支持发展健康医疗旅游等健康服务新业态，积极发展健身休闲运动产业，提升医药产业发展水平，不断满足群众日益增长的多层次、多样化健康需求。

15.4.5 健康中国行动

2019 年 6 月，国务院印发了《国务院关于实施健康中国行动的意见》。2019 年 7 月，健康中国行动推进委员会办公室印发了《健康中国行动(2019—2030 年)》(简称《健康中国行动》)。

《健康中国行动》主要任务包括全方位干预健康影响因素、维护全生命周期健康、防控重大疾病三大方面十五项具体行动。这十五项行动分别是：(1) 实施健康知识普及行动；(2) 实施合理膳食行动；(3) 实施全民健身行动；(4) 实施控烟行动；(5) 实施心理健康促进行动；(6) 实施健康环境促进行动；(7) 实施妇幼健康促进行动；(8) 实施中小学健康促进行动；(9) 实施职业健康保护行动；(10) 实施老年健康促进行动；(11) 实施心脑血管疾病防治行动；(12) 实施癌症防治行动；(13) 实施慢性呼吸系统疾病防治行动；(14) 实施糖尿病防治行动；(15) 实施传染病及地方病防控行动。

15.4.6 区域和场所健康促进

区域健康促进是以一定的行政区域为单位，将健康促进理论和成功经验在该区域层面实施和探索，提升该区域人群健康水平的过程。区域健康促进强调通过动员行政区域内的资源，改变对群众生活起重要影响的组织结构，发展、改善其经济、社会、文化、教育状况，改善辖区内群众的健康状况。近年来，我国开展了多种形式的区域健康促进工作，如卫生城市、健康城市、健康促进县(区)、健康乡镇等建设。

场所健康促进指功能单位持续不断地改善自然环境和社会环境，充分发掘和利用资源，人们相互支持，发展个人潜能，营造促进健康的学习、工作和生活环境。具体来讲，场所健康促进是指在医院、学校、企业、机关、社区等不同场所，通过行政或者组织手段，广泛动员和协调该场所的各成员、各部门以及社区、家庭、个人，使其各自履行对健康的责任，共同维护和促进健康的一种社会行为和社会战略。近年来，我国开展了健康促进医院、健康机关、健康学校、健康企业、健康社区、健康家庭等创建工作。

在区域和场所健康促进工作中，提升公众健康素养是重要的工作内容，“居民健康素养水平”是建设成效的评价指标之一。

15.4.7 开展健康传播活动

“普及健康生活”和“开展健康知识普及”是健康中国建设和健康中国行动的重要内容，“居民健康素养水平”是重要的成效评价指标。近年来，各地各级开展了大量的健康科普活动。在国家层面开展了大量的宣传倡导活动和健康科普工作，如全民健康生活方式行动、中国烟草控制大众传播活动、全国肿瘤防治宣传周活动、全民营养周活动等，各地各级围绕卫生健康主题日广泛开展健康知识普及活动，如全国高血压日、世界糖尿病日、世界防治结核病日、世界艾滋病日等。此外，报刊、电视、广播、网络媒体等，在健康传播中均发挥了重要作用。

参考文献

[1] Sørensen K, Van den Broucke S, Fullam J, et al. Health literacy and public health: A systematic review and integration of definitions and models[J]. BMC Public Health, 2012, 12: 80.

[2] US Departmentof Health & Human Services. Health Literacy in Healthy People 2030—Healthy People 2030[EB/OL]. https://health.gov.

[3] Centers for Disease Control and Prevention. CDC's Health Literacy Action Plan[EB/OL]. [2020-07-14]. https://www.cdc.gov/healthliteracy/planact/cdcplan.html. 109/215.

[4] Sørensen K, PelikanJ M, Röthlin F, et al. Health literacy in Europe: Comparative results of the European health literacy survey (HLS-EU)[J]. European Journal of Public Health, 2015, 25(6): 1053-1058.

[5] Schaeffer D, Hurrelmann K, Bauer U, et al. National Action Plan Health Literacy[C]. Promoting health literacy in Germany. Berlin: KomPart, 2018.

[6] Quaglio G, Sørensen K, Rübig P, et al. Accelerating the health literacy agenda in Europe[J]. Health Promotion International, 2017, 32(6): 1074-1080.

[7] Health Literacy Europe. Health Literacy Europe[EB/OL]. [2020-08-01]. http://www.healthliteracyeurope.net/.

[8] Public Health England. Local action on health inequalities: improving health literacy[EB/OL]. (2015-09-15) [2020-08-03]. https://www.gov.uk/government/publications/local-action-on-health-inequalities-impro ving-health-literacy.

[9] Marmot M, Allen J, Goldblatt P, et al. Fair society, healthy lives: Strategic review of health inequalities in England post-2010. London: Marmot Review Team, 2010.

[10] Australian Commission on Safety and Quality in Health Care. National Statement on Health Literacy—Taking action to improve safety and quality[EB/OL]. [2020-07-15]. https://www.safetyandquality.gov.au/publications-and-resources/resource-library/national-statement-health-literacy-taking-action-improve-safety-and-quality.

[11] 中华人民共和国卫生和计划生育委员会．中国公民健康素养：基本知识与技能释义(2015 年版)[M]. 北京：人民卫生出版社，2017.

[12] 中国健康教育中心．中国居民健康素养监测报告[M]. 北京：人民卫生出版社，2018.

[13] 李英华，李莉．健康教育服务实施与评价指南[M]．北京：北京大学医学出版社，2016.

[14] 中国健康教育中心．健康教育人员专业能力建设指南及解读[M]．北京：人民卫生出版社，2021.

[15] 李晓松．卫生统计学[M]．北京：人民卫生出版社，2017.

[16] 吕萍．住户调查中户内样本抽样方法的比较研究[J]．数理统计与管理，2016，35(1)：98－105.

[17] 张丽萍．应用 Kish 表入户抽样被访者年龄结构扭曲问题研究[J]．社会学研究，2009，24(4)：177－195，245.

[18] 武松．SPSS 实战与统计思维[M]．北京：清华大学出版社，2019.

[19] 孙振球．医学统计学[M]．3 版．北京：人民卫生出版社，2010.

[20] 张文彤，董伟．SPSS 统计分析高级教程[M]．3 版．北京：高等教育出版社，2018.

[21] 李灿，辛玲．调查问卷的信度与效度的评价方法研究[J]．中国卫生统计，2008，25(5)：541－544.

[22] 肖瓅，马昱，胡俊峰，等．中国公众健康素养综合评价指标体系研究[J]．中华预防医学杂志，2009，43(3)：227－231.

[23] 方积乾．生物医学研究的统计方法[M]．2 版．北京：高等教育出版社，2019.

[24] 吴明隆．结构方程模型：AMOS 的操作与应用[M]．重庆：重庆大学出版社，2017.

[25] 饶克勤．卫生统计方法与应用进展-第 2 卷[M]．北京：人民卫生出版社，2008.

[26] 张菊，尹勤，马嘉琪．基于知识图谱分析的健康素养研究[J]．经济研究导刊，2023(5)：136－138.

[27] Harley R J，Atchison K，Li J H，et al. Health literacy and adherence to clinical recommendations in head and neck cancer[J]. Health Literacy Research and Practice，2023，7(1)：e52－e60.

[28] Berkman N D，Sheridan S L，Donahue K E，et al. Low health literacy and health outcomes：An updated systematic review[J]. Annals of Internal Medicine，2011，155(2)：97－107.

[29] Doak C C，Doak L G，Friedell G H，et al. Improving comprehension for cancer patients with low literacy skills：Strategies for clinicians[J]. CA：A Cancer Journal for Clinicians，1998，48(3)：151－162.

[30] Eckman M H，Wise R，Leonard A C，et al. Impact of health literacy on outcomes and effectiveness of an educational intervention in patients with chronic diseases[J]. Patient Education and Counseling，2012，87(2)：143－151.

[31] 张培培，常春，王东旭．临床和公共卫生两种视角下的健康素养[J]．中华预防医学杂志，2011，45(10)：878－890.

[32] Smith C A，Chang E，Gallego G，et al. An education intervention to improve health literacy and decision making about supporting self-care among older Australians：A study protocol for a randomized controlled trial[J]. Trials，2017，18(1)：441.

[33] Tiedemann A，Sturnieks D L，Hill A M，et al. Does a fall prevention educational programme

improve knowledge and change exercise prescribing behaviour in health and exercise professionals? A study protocol for a randomized controlled trial[J]. BMJ Open, 2014, 4(11): e007032.

[34] Chinn D, McCarthy C. All Aspects of Health Literacy Scale (AAHLS): Developing a tool to measure functional, communicative and critical health literacy in primary healthcare settings[J]. Patient Education and Counseling, 2013, 90(2): 247 - 253.

[35] Sørensen K, Van den Broucke S, Pelikan J M, et al. Measuring health literacy in populations: Illuminating the design and development process of the European Health Literacy Survey Questionnaire (HLS-EU-Q)[J]. BMC Public Health, 2013, 13: 948.

[36] Pendl D, Maitz K M, Gasteiger-Klicpera B. Examining the relationship between health literacy and individual and sociodemographic factors in secondary school students[J]. Journal of Public Health, 2023: 1 - 12.

[37] Nawabi F, Krebs F, Vennedey V, et al. Health literacy in pregnant women: A systematic review [J]. International Journal of Environmental Research and Public Health, 2021, 18(7): 3847.

[38] 刘蕤，贺珊．国外健康素养测评工具系统综述[J]. 现代情报，2020，40(11)：154 - 166，177.

[39] Davis T C, Crouch M A, Long S W, et al. Rapid assessment of literacy levels of adult primary care patients[J]. Family Medicine, 1991, 23(6): 433 - 435.

[40] 张士靖，李信，刘海通．国际健康素养测评工具概述[J]. 中国健康教育，2014，30(10)：920 - 924.

[41] Davis T C, Long S W, Jackson R H, et al. Rapid estimate of adult literacy in medicine: A shortened screening instrument[J]. Family Medicine, 1993, 25(6): 391 - 395.

[42] Davis T C, Wolf M S, Arnold C L, et al. Development and validation of the Rapid Estimate of Adolescent Literacy in Medicine (REALM-Teen): A tool to screen adolescents for below-grade reading in health care settings[J]. Pediatrics, 2006, 118(6): e1707 - e1714.

[43] Arozullah A M, Yarnold P R, Bennett C L, et al. Development and validation of a short-form, rapid estimate of adult literacy in medicine[J]. Medical Care, 2007, 45(11): 1026 - 1033.

[44] 李英华，聂雪琼．2008 年与 2012 年全国健康素养调查方案对比分析[J]. 中国健康教育，2014，30(2)：176 - 177.

[45] Shen M X, Hu M, Liu S Y, et al. Assessment of the Chinese Resident Health Literacy Scale in a population-based sample in South China[J]. BMC Public Health, 2015, 15: 637.

[46] 贾碧波，汪培，朱桂因，等．儿童青少年健康素养研究现状与进展[J]. 中国学校卫生，2023，44(4)：622 - 626.

[47] 张诗晨，万宇辉，陶舒曼，等．中国青少年互动性健康素养问卷的信度和结构效度评价[J]. 中国学校卫生，2014，35(3)：332 - 336.

[48] 王焕倩，陈新月，昝子晴，等．汉化版最新关键指标量表(NVS)在青少年健康素养测量中的信

效度[J]. 中国健康教育，2022，38(1)：14－17.

[49] Chung M H，Chen L K，Peng L N，et al. Development and validation of the health literacy assessment tool for older people in Taiwan：Potential impacts of cultural differences[J]. Archives of Gerontology and Geriatrics，2015，61(2)：289－295.

[50] 顾珈铭，李贝，王治，等. 基于 Delphi 法的老年人健康素养评估体系构建研究[J]. 华南预防医学，2021，47(8)：1088－1091.

[51] 黄和明，刘志浩，吕书红，等. 中国五省中学生健康素养与尝试吸烟行为的关联[J]. 中国学校卫生，2023，44(1)：62－64，70.

[52] 朱芳，梁霁. 育龄期妇女生殖健康素养评价指标体系的构建[J]. 中国妇幼保健，2018，33(3)：481－485.

[53] 罗朝莲，刘伟信，贺晓春，等. 四川省育龄妇女生殖健康素养水平及其影响因素[J]. 中国妇幼卫生杂志，2022，13(3)：28－32.

[54] Jordan J E，Buchbinder R，Osborne R H. Conceptualizing health literacy from the patient perspective[J]. Patient Education and Counseling，2010，79(1)：36－42.

[55] Jordan J E，Buchbinder R，Briggs A M，et al. The Health Literacy Management Scale (HeLMS)：A measure of an individual's capacity to seek，understand and use health information within the healthcare setting[J]. Patient Education and Counseling，2013，91(2)：228－235.

[56] 孙浩林，彭慧，傅华. 慢性病患者健康素养量表信效度的研究[J]. 复旦学报(医学版)，2012，39(3)：268－272.

[57] 孔伟忠，刘晓娜，张小燕，等. 上海社区血糖控制不佳糖尿病患者的健康素养调查[J]. 复旦学报(医学版)，2017，44(2)：143－149.

[58] 黄丽，彭山玲. 癌症患者健康素养现状及其影响因素[J]. 解放军护理杂志，2016，33(2)：17－20，25.

[59] 谢葵芳，汪雨晴，臧小英. 健康素养对高血压患者自我管理行为的影响研究[J]. 中国全科医学，2020，23(3)：327－332.

[60] 李娟，Bei Wu，刘纪汝，等. 脑卒中住院患者健康素养与健康行为的相关性研究[J]. 护理学杂志，2019，34(11)：13－15.

[61] 贾冠华，桑文凤，申文佳，等. 稳定性冠心病患者健康素养对血循环重建决策冲突的影响[J]. 护理学杂志，2019，34(24)：4－7.

[62] 彭慧，黄芳，王巧燕，等. 健康素养管理量表(HeLMS)在大肠癌初筛阳性居民中的适用性评估[J]. 复旦学报(医学版)，2019，46(3)：338－343.

[63] 欧光忠，张山鹰，管纪惠. 应用德尔菲法构建糖尿病患者健康信息素养评价指标体系[J]. 中国健康教育，2014，30(2)：107－110.

[64] Zhu S，Liu F，Li J N，et al. Development and validation of a self-management scale of type 1 diabetes for Chinese adults[J]. The Journal of International Medical Research，2020，48(8)：300060520947588.

[65] 刘纪汝，李娟，田芳．脑卒中病人健康素养量表的编制及信效度检验[J]．护理研究，2020，34(18)：3220－3225.

[66] 刘柳，谢素丽，郭瑞，等．中老年住院患者冠心病健康素养与健康服务利用的关系研究[J]．护士进修杂志，2016，31(2)：116－120.

[67] Kim M T，Song H J，Han H R，et al. Development and validation of the high blood pressure-focused health literacy scale[J]. Patient Education and Counseling，2012，87(2)：165－170.

[68] Zhang Q H，Huang F F，Liu Z L，et al. Cross-cultural validation of the high blood pressure health literacy scale in a Chinese community[J]. PLoS One，2016，11(4)：e0152182.

[69] Wang Y J，Chen T，Gan W，et al. Association among high blood pressure health literacy，social support and health-related quality of life among a community population with hypertension：A community-based cross-sectional study in China[J]. BMJ Open，2022，12(6)：e057495.

[70] 张庆华，安群英，代亚丽，等．乌鲁木齐市社区高血压患者疾病相关健康素养现状及其影响因素分析[J]．护理管理杂志，2014，14(7)：462－464.

[71] Shi D，Li J B，Wang Y，et al. Association between health literacy and hypertension management in a Chinese community：A retrospective cohort study[J]. Internal and Emergency Medicine，2017，12(6)：765－776.

[72] Tian X Y，Di Z Q，Cheng Y L，et al. Study on the development of an infectious disease-specific health literacy scale in the Chinese population[J]. BMJ Open，2016，6(8)：e012039.

[73] 晋菲斐，陈继彬，田向阳．中国居民传染病健康素养综合健康传播干预效果评价[J]．中国公共卫生，2018，34(10)：1377－1379.

[74] Wang H，Cheong P L，Wu J W，et al. Health literacy regarding infectious disease predicts COVID-19 preventive behaviors：A pathway analysis[J]. Asia-Pacific Journal of Public Health，2021，33(5)：523－529.

[75] 吴双胜，杨鹏，李海月，等．北京市居民传染病健康素养指标体系研究[J]．中华流行病学杂志，2012，33(3)：301－304.

[76] Yang P，Dunzhu C R，Widdowson M A，et al. Infectious disease-specific health literacy in Tibet，China[J]. Health Promotion International，2018，33(1)：84－91.

[77] 胡俊峰，孔浩南，李雨波，等．我国重点人群重点传染病预防素养调查问卷信度效度评价[J]．中国健康教育，2011，27(4)：282－284.

[78] Sun X Y，Chen J，Shi Y H，et al. Measuring health literacy regarding infectious respiratory diseases：A new skills-based instrument[J]. PLoS One，2013，8(5)：e64153.

[79] Li Y，Zhang S R，Zhang T H，et al. Chinese health literacy scale for tuberculosis patients：A study on development and psychometric testing[J]. BMC Infectious Diseases，2019，19(1)：545.

[80] 冉艳，杜丹丹．大学生艾滋病健康信息素养的现状调查及影响因素分析[J]．中国艾滋病性病，2019，25(1)：70－73.

[81] 周荣军，蒙晓宇，资海荣．国内公共卫生视角下健康素养研究进展[J]. 中国卫生标准管理，2022，13(18)：189－193.

[82] Kobayashi L C，Wardle J，von Wagner C. Limited health literacy is a barrier to colorectal cancer screening in England：Evidence from the English Longitudinal Study of Ageing[J]. Preventive Medicine，2014，61：100－105.

[83] Kaup A R，Simonsick E M，Harris T B，et al. Older adults with limited literacy are at increased risk for likely dementia[J]. The Journals of Gerontology：Series A，2014，69(7)：900－906.

[84] Duggan L，McCarthy S，Curtis L M，et al. Associations between health literacy and beliefs about medicines in an Irish obstetric population[J]. Journal of Health Communication，2014，19(Suppl 2)：106－114.

[85] Lupattelli A，Picinardi M，Einarson A，et al. Health literacy and its association with perception of teratogenic risks and health behavior during pregnancy[J]. Patient Education and Counseling，2014，96(2)：171－178.

[86] Wallace L S，Rogers E S，Roskos S E，et al. Brief Report：Screening items to identify patients with limited health literacy skills[J]. Journal of General Internal Medicine，2006，21(8)：874－877.

[87] Hoffman S，Marsiglia F F，Nevarez L，et al. Health literacy among youth in Guatemala city [J]. Social Work in Public Health，2017，32(1)：30－37.

[88] Paschen-Wolff M M，Greene M Z，Hughes T L. Sexual minority women's sexual and reproductive health literacy：A qualitative descriptive study[J]. Health Education & Behavior：the Official Publication of the Society for Public Health Education，2020，47(5)：728－739.

[89] MacLeod S，Musich S，Gulyas S，et al. The impact of inadequate health literacy on patient satisfaction，healthcare utilization，and expenditures among older adults[J]. Geriatric Nursing，2017，38(4)：334－341.

[90] Komenaka I K，Nodora J N，Hsu C H，et al. Association of health literacy with adherence to screening mammography guidelines[J]. Obstetrics and Gynecology，2015，125(4)：852－859.

[91] Busch E L，Martin C，DeWalt D A，et al. Functional health literacy，chemotherapy decisions，and outcomes among a colorectal cancer cohort[J]. Cancer Control：Journal of the Moffitt Cancer Center，2015，22(1)：95－101.

[92] Billany R E，Thopte A，Adenwalla S F，et al. Associations of health literacy with self-management behaviours and health outcomes in chronic kidney disease：A systematic review[J]. Journal of Nephrology，2023，36(5)：1267－1281.

[93] Scarpato K R，Kappa S F，Goggins K M，et al. The impact of health literacy on surgical outcomes following radical cystectomy[J]. Journal of Health Communication，2016，21(sup2)：99－104.

[94] Hentea C，Downs S M，Tucker Edmonds B，et al. Impact of socioeconomic markers on parents' retention of pediatric oncology home care education：A pilot study[J]. Pediatric Blood & Cancer，2019，66

(5)：e27624.

[95] Cianfrocca C，Caponnetto V，Donati D，et al. The effects of a multidisciplinary education course on the burden，health literacy and needs of family caregivers[J]. Applied Nursing Research，2018，44：100 - 106.

[96] Don N. From health education to digital health literacy—building on the past to shape the future [J]. Global Health Promotion，2021，28(4)：51 - 55.

[97] 刘冰冰，高婧，周静，等．基于 CiteSpace 的照顾者健康素养研究现状和热点分析[J]. 职业与健康，2023，39(4)：543 - 547，551.

[98] Meherali S，Punjani N S，Mevawala A. Health literacy interventions to improve health outcomes in low- and middle-income countries[J]. Health Literacy Research and Practice，2020，4(4)：e251 - e266.

[99] Zeidi I M，Morshedi H，Alizadeh Otaghvar H. A theory of planned behavior-enhanced intervention to promote health literacy and self-care behaviors of type 2 diabetic patients[J]. Journal of Preventive Medicine and Hygiene，2020，61(4)：E601 - E613.

[100] Shinde S，Weiss H A，Varghese B，et al. Promoting school climate and health outcomes with the SEHER multi-component secondary school intervention in Bihar，India：A cluster-randomized controlled trial[J]. Lancet，2018，392(10163)：2465 - 2477.

[101] 孙杨，王维成，郎颖，等．中国居民健康素养现状及影响因素研究[J]. 健康教育与健康促进，2022，17(4)：379 - 382，391.

[102] 闫晓彤，徐越，姚丁铭，等．2021 年浙江省农村居民健康素养水平及其影响因素研究[J]. 中国健康教育，2022，38(9)：824 - 828.

[103] 齐力，石建辉，徐露婷，等．北京市居民健康素养水平影响因素多水平模型分析[J]. 中国慢性病预防与控制，2022，30(5)：332 - 335.

[104] 王萍，毛群安，陶茂萱，等．2008 年中国居民健康素养现状调查[J]. 中国健康教育，2010，26(4)：243 - 246.

[105] 杜维婧，李英华，聂雪琼，等．我国 60～69 岁老年人健康素养现状及其影响因素分析[J]. 中国健康教育，2015，31(2)：129 - 133.

[106] 石名菲，李英华，刘莹钰，等．我国老年人慢性病防治素养水平与慢性病患病状况相关性分析[J]. 中国健康教育，2020，36(5)：387 - 391，417.

[107] Lin Y L，Huang L J，Nie S F，et al. Knowledge，attitudes and practices (KAP) related to the pandemic (H1N1) 2009 among Chinese general population：A telephone survey [J]. BMC Infectious Diseases，2011，11：128.

[108] 黄学敏，李柱宁．佛山市高明区健康素养水平与慢性病相关性分析[J]. 中国初级卫生保健，2021，35(1)：58 - 61.

[109] 罗彦，马丽娜，卞晨阳，等．居民健康素养水平与心血管疾病患病的关系分析[J]. 首都公共卫生，2023，17(2)：75 - 79.

[110] 万群群，李春玉，郭海滨，等．老年高血压患者健康素养与药物治疗依从性的相关性分析[J]. 护士进修杂志，2016，31(5)：387－391.

[111] 鲁晓娟，周路坦．老年糖尿病患者健康素养与治疗依从性现状及相关性[J]. 中国老年学杂志，2017，37(9)：2299－2301.

[112] 王静，郭霞，王红阳．健康素养对社区糖尿病并发肺结核患者预后的影响[J]. 中国老年学杂志，2017，37(24)：6234－6236.

[113] 王雪，薛贵方．维持性血液透析患者健康素养与治疗依从性的相关性研究[J]. 中国血液净化，2020，19(2)：88－91.

[114] 闫春晓，冯文．家长传染病健康素养对儿童预防接种行为的影响研究[J]. 中国卫生产业，2020，17(6)：184－186.

[115] 陈燕华，房梦雅，耿劲松，等．中国大陆高血压健康素养研究的文献计量分析[J]. 医学信息，2020，33(9)：1－5，8.

[116] 吴秋兰，刘小红，李启芬，等．健康教育与干预对社区健康素养、高血压和糖尿病的影响[J]. 中国医药科学，2014，4(6)：172－174.

[117] 王伟民，彭碧婷，刘小霞，等．居民健康素养综合干预对糖尿病合并高血压的效果观察[J]. 中国基层医药，2015，22(8)：1190－1192，1193.

[118] 温秀芹，刘菊红，赵洁，等．团队式个体化健康管理对高血压患者健康素养及健康状况的影响[J]. 中华健康管理学杂志，2015，9(4)：285－290.

[119] 魏海斌，邓雅琦，胡园，等．微信精准健康科普对高血压病患者服药依从性的影响[J]. 中国卫生信息管理杂志，2018，15(6)：682－684，690.

[120] 李燕飞，刘永兵，陈艳莉，等．Teach-back 方法在养老机构老年人高血压健康素养教育中的应用[J]. 中国慢性病预防与控制，2015，23(10)：762－765.

[121] 张庆华，贾巍，张静平，等．健康素养-行为变化阶段综合干预对牧区哈萨克族高血压患者的影响[J]. 中华行为医学与脑科学杂志，2019，28(3)：260－265.

[122] 毛涛，曲晨，何楚，等．江苏省居民健康素养对日常健康行为的影响分析[J]. 中国健康教育，2020，36(1)：20－23.

[123] 王宇晴，余小鸣，黄思哲，等．初中生健康素养与不良饮食行为的关联性[J]. 中国学校卫生，2018，39(7)：984－986.

[124] 薛艳妮，李丹琳，黄雪雪，等．中国 6 省份中学生健康素养与饮酒行为的关联[J]. 中国学校卫生，2021，42(6)：853－857.

[125] 黄馨缘，吴佳昱，吴倩，等．上海市浦东新区常住居民健康素养与吸烟、饮酒、身体活动的关系[J]. 环境与职业医学，2019，36(9)：847－852.

[126] 马文娟，陈再芳，张雪峰，等．无锡市不同吸烟行为人群健康素养水平比较[J]. 中国公共卫生，2015，31(10)：1241－1243.

[127] Wang L L, Li Y H, Li L, et al. Association of health literacy with smoking behavior among Chinese men[J]. Health Promotion International, 2023, 38(5): daad113.

[128] 杨蓉，李丹琳，万宇辉，等．中国 6 个城市中学生健康素养与吸烟行为的关联分析[J]. 中华预防医学杂志，2019，53(12)：1265－1270.

[129] Zhang H Q, Li Y, Peng S H, et al. The effect of health literacy on COVID-19 vaccine hesitancy among community population in China: The moderating role of stress[J]. Vaccine, 2022, 40(32): 4473－4478.

[130] Liu Y B, Liu L, Li Y F, et al. Relationship between health literacy, health-related behaviors and health status: A survey of elderly Chinese[J]. International Journal of Environmental Research and Public Health, 2015, 12(8): 9714－9725.

[131] 玉洁．健康素养对慢性病患病的影响[J]. 中国慢性病预防与控制，2017，25(6)：442－444.

[132] 曾金艳，张亚，黄俏丽，等．脑卒中偏瘫患者健康素养、健康行为与其肢体康复程度的相关性分析[J]. 中华保健医学杂志，2023，25(1)：43－46.

附 录

2022 年全国居民健康素养监测调查问卷

表　　号：卫健统 115 表
制定机关：国家卫生健康委
批准机关：国家统计局
批准文号：国统制〔2022〕10 号
有效期至：2025 年 1 月

问卷编码

□□□　□　□□　□□□□
监测点　乡镇　村　家庭户

全国居民健康素养监测调查问卷

您好！国家卫生健康委正在开展全国居民健康素养调查，目的是了解我国居民健康知识和技能水平，您被选中参加本次调查。您的参与对我们非常重要，回答的内容将会被严格保密，不会对个人产生任何不利影响。调查结果是评价全国居民健康素养水平、制定健康相关政策的重要依据。

如果您愿意参加本次调查，请签名＿＿＿＿＿＿，日期＿＿＿＿＿＿。

感谢您的支持与配合！

调查员：＿＿＿＿＿＿　　调查日期：＿＿＿＿＿＿

质控员：＿＿＿＿＿＿　　核查日期：＿＿＿＿＿＿

调查员填写：

问卷完成情况：① 自填完成　② 因文化程度低，面对面调查

③ 因其他原因，面对面调查（具体请注明：＿＿＿＿＿＿＿＿＿＿）

＿＿＿＿省（区、市）＿＿＿＿市＿＿＿＿县（市、区）

＿＿＿＿＿＿＿＿街道（乡镇）＿＿＿＿＿＿＿＿居委会（村）

一、判断题（请在您认为正确的题目后的括号内划“√”，认为错误的划“×”）

□ A01. 预防流感最好的办法是服用抗生素（消炎药）。（　）

□ A02. 保健食品不是药品，也不能代替药品治病。（　）

□ A03. 输液（打吊针）疗效好、作用快，所以有病后要首先选择输液。（　）

□ A04. 水果和蔬菜的营养成分相近，可以用吃水果代替吃蔬菜。（　）

□ A05. 正常人的体温在一天内可以上下波动，但是波动范围一般不会超过 1 ℃。（　）

□ A06. 儿童、青少年也可能发生抑郁症。（　）

□ A07. 长期睡眠不足不仅会加快衰老，还会诱发多种健康问题。（　）

□ A08. 居民可以到社区卫生服务中心（站）和乡镇卫生院（村卫生室）免费获得健康知识。（　）

□ A09. “久病成良医”，慢性病患者可以根据自己的感受调整治疗方案。（　）

□ A10. 健康体检发现的问题和疾病，如没有症状，可暂时不采取措施。（　）

二、单选题（每题后面给出的 4 个选项中，只有 1 个正确答案，请在相应选项序号上打“√”。如果不知道，请选择④）

□ B01. 关于健康的概念，描述完整的是：

① 健康就是体格强壮，没有疾病

② 健康就是心理素质好，体格强壮

③ 健康不仅是没有疾病，而且是身体、心理和社会适应的完好状态

④ 不知道

□ B02. 通常情况下，献血者要到________进行无偿献血。

① 医院　② 血液中心（血站）或其献血车

③ 疾病预防控制中心　④ 不知道

□ B03. 乙肝可以通过以下哪些方式传染给他人？

① 与病人或感染者一起工作、吃饭、游泳

② 可以通过性行为、输血、母婴传播

③ 同病人或感染者说话、握手、拥抱

④ 不知道

□ B04. 关于自测血压的说法，错误的是：

① 自测血压对高血压诊断有参考价值

② 高血压患者定期自测血压，可为医生制订治疗方案和评价治疗效果提供依据

③ 高血压患者只要自测血压稳定，就可以不用定期到门诊进行随访治疗了

④ 不知道

□ B05. 关于吸烟危害的说法，哪个是错误的？

① 烟草依赖是一种慢性成瘾性疾病

② 吸烟可以导致多种慢性病

③ 低焦油卷烟危害比普通卷烟小

④ 不知道

□ B06. 下列哪项不是癌症早期危险信号？

① 身体出现异常肿块　② 不明原因便血

③ 体重增加　④ 不知道

□ B07. 发生煤气中毒后，救护者首先应该怎样处理煤气中毒的人？

① 给病人喝水　　② 将病人移到通风处

③ 拨打 120，送医院治疗　　④ 不知道

□ B08. 对肺结核病人的治疗，以下说法正确的是：

① 没有优惠政策　　② 国家免费提供抗结核药物

③ 住院免费　　④ 不知道

□ B09. 从事有毒有害作业时，工作人员应该：

① 穿工作服　　② 戴安全帽

③ 使用个人职业病防护用品　　④ 不知道

□ B10. 缺碘最主要的危害是：

① 患上“非典”　　② 影响智力和生长发育

③ 引起高血压　　④ 不知道

□ B11. 剧烈活动时，会因大量出汗而丢失体内水分。在这种情况下，最好补充：

① 白开水　　② 含糖饮料　　③ 淡盐水　　④ 不知道

□ B12. 关于国家基本公共卫生服务的理解，错误的是：

① 在大医院开展

② 城市在社区卫生服务中心(站)开展，农村在乡镇卫生院、村卫生室开展

③ 老百姓可免费享受

④ 不知道

□ B13. 下列哪种情况下，应暂缓给儿童打疫苗：

① 哭闹时　　② 感冒发烧时　　③ 饭后半小时内　　④ 不知道

□ B14. 出现发热症状，正确做法是：

① 及时找医生看病　　② 根据以往经验，自行服用退烧药

③ 观察观察再说　　④ 不知道

□ B15. 当患者依照医生的治疗方案服药后出现了不良反应，正确的做法是：

① 自行停药　　② 找医生处理　　③ 继续服药　　④ 不知道

□ B16. 某地发生烈性传染病，以下做法正确的是：

① 这个病与我无关，不必理会　　② 如果我是当地人，就会关注疫情

③ 不管是否是当地人，都需关注疫情变化　　④ 不知道

□ B17. 警示图  表示：

① 该场所易发生火灾

② 该场所某区域存在易爆物，不允许靠近

③ 该物品具有毒性或该场所存在有毒物品

④ 不知道

□ B18. 全国统一的免费卫生热线电话号码是：

① 12315　　② 120　　③ 12320　　④ 不知道

□ B19. 以下关于就医的说法，错误的是：

① 尽可能详细地向医生讲述病情

② 如果有以往的病历、检查结果等，就医时最好携带

③ 为了让医生重视，可以把病情说得严重些

④ 不知道

□ B20. 某药品标签上印有“OTC”标识，则该药品为：

① 处方药，必须由医生开处方才能购买

② 非处方药，不用医生开处方，就可以购买

③ 保健品

④ 不知道

□ B21. 流感季节要勤开窗通风。关于开窗通风，以下说法错误的是：

① 冬天要少开窗或不开窗，避免感冒

② 开窗通风可以稀释室内空气中的细菌和病毒

③ 开窗通风可以使阳光进入室内，杀灭多种细菌和病毒

④ 不知道

□ B22. 用玻璃体温计测体温时，正确的读数方法是：

① 手持体温计水银端水平读取　　② 手持体温计玻璃端竖直读取

③ 手持体温计玻璃端水平读取　　④ 不知道

□ B23. 刘大妈在小区散步时，被狗咬伤。皮肤有破损，但不严重。以下做法正确的是：

① 自行包扎处理　　② 清洗伤口，尽快打狂犬病疫苗

③ 伤口不大，不予理睬　　④ 不知道

□ B24. 关于超过保质期的食品，以下说法正确的是：

① 只要看起来没坏，就可以吃　　② 只要煮熟煮透后，就可以吃

③ 不能吃　　④ 不知道

□ B25. 皮肤轻度烫伤出现水泡，以下做法正确的是：

① 挑破水泡，这样恢复得快

② 水泡小不用挑破，水泡大就要挑破

③ 不要挑破水泡，以免感染

④ 不知道

□ B26. 发生火灾时，以下应对方法正确的是：

① 用双手抱住头或用衣服包住头，冲出火场

② 不能乘坐电梯逃生

③ 边用衣服扑打火焰，边向火场外撤离

④ 不知道

三、多选题（每题有 2 个或 2 个以上正确选项，请在相应选项序号上打“√”。如果不知道，请选择⑤）

□ C01. 关于促进心理健康的方法，以下说法正确的是：

① 生活态度要乐观

② 把目标定格在自己能力所及的范围内

③ 建立良好的人际关系，积极参加社会活动

④ 通过吸烟、喝酒排解忧愁

⑤ 不知道

□ C02. 以下关于就医的说法，正确的是：

① 不是所有的病都能够治愈

② 治疗疾病是医生的事，与病人无关

③ 医院就是治病的地方，治不好病就是医院的责任

④ 生老病死是客观规律，需要理性看待诊疗结果

⑤ 不知道

□ C03. 关于肝脏描述，以下说法正确的是：

① 能分泌胆汁　② 有解毒功能

③ 是人体重要的消化器官　④ 肝脏有左右两个

⑤ 不知道

□ C04. 孩子出现发热、皮疹等症状，家长应该：

① 及时去医院就诊　② 应暂停去幼儿园

③ 及时通知孩子所在幼儿园的老师　④ 可以让孩子照常去幼儿园

⑤不知道

□ C05. 下面的说法，正确的有：

① 老年人治疗骨质疏松，为时已晚　② 骨质疏松是人衰老的正常生理现象

③ 中老年人饮奶可以减少骨质丢失　④ 多运动可以预防骨质疏松

⑤ 不知道

□ C06. 选购包装食品时，应注意包装袋上的哪些信息？

① 生产日期 ② 保质期 ③ 营养成分表

④ 生产厂家 ⑤ 不知道

□ C07. 发现病死禽畜，应做到：

① 不宰杀，不加工 ② 不出售，不运输 ③ 不食用

④ 煮熟煮透可以吃 ⑤ 不知道

□ C08. 遇到呼吸、心跳骤停的伤病员，应采取哪些措施？

① 人工呼吸 ② 胸外心脏按压 ③ 拨打急救电话

④ 给予高血压治疗药物 ⑤ 不知道

□ C09. 吃豆腐、豆浆等大豆制品的好处有：

① 对身体健康有好处 ② 对心血管病患者有好处

③ 增加优质蛋白质的摄入量 ④ 可以治疗疾病

⑤ 不知道

□ C10. 运动对健康的好处包括：

① 保持合适的体重 ② 预防慢性病 ③ 减轻心理压力

④ 改善睡眠 ⑤ 不知道

□ C11. 某报纸上说，任何糖尿病患者通过服用某降糖产品，都可以完全治愈。看到这条信息后，以下哪些描述是正确的？

① 这条消息不可信

② 这消息真好，赶紧去告诉糖尿病朋友

③ 向社区医生咨询、核实

④ 赶紧去购买

⑤ 不知道

□ C12. 咳嗽、打喷嚏时，正确的处理方法是：

① 用手直接捂住口鼻 ② 用手帕或纸巾捂住口鼻

③ 用胳膊肘弯处捂住口鼻 ④ 不用捂住口鼻

⑤ 不知道

□ C13. 以下关于就医的说法，正确的是：

① 一生病就应该去大医院

② 应尽量选择附近的社区医院诊疗，必要时再去大医院

③ 后期康复治疗时，应回到社区进行管理

④ 后期康复治疗时，应该去大医院

⑤ 不知道

□ C14. 母乳喂养对婴儿的好处：

① 母乳喂养可以使婴儿少生病

② 母乳是婴儿最好的天然食品

③ 婴儿配方奶粉比母乳营养更丰富

④ 母乳喂养可增进母婴感情，有利于婴儿心理发育

⑤ 不知道

□ C15. 保管农药时，应注意：

① 农药应保管在固定、安全的地方

② 农药不能与食品放在一起

③ 如果手上不小心沾染了农药，只要皮肤没有破损，就不用冲洗

④ 农药要放在小孩接触不到的地方

⑤ 不知道

□ C16. 在户外，出现雷电天气时，以下做法正确的是：

① 躲在大树下　　② 远离高压线　　③ 避免打电话

④ 站在高处　　⑤ 不知道

四、情景题（请您先阅读材料，然后回答相关问题。单选题只有1个正确答案，多选题有2个或2个以上正确答案，请在相应选项序号上打“√”。如果不知道，单选题请选择④，多选题请选择⑤）

BMI指身体质量指数，是目前国际上常用的衡量人体胖瘦程度以及是否健康的一个标准。具体计算方法是以体重（公斤，kg）除以身高（米，m）的平方，即BMI＝体重/身高^2（kg/m^2）。对于中国成年人，BMI＜18.5为体重过低，18.5≤BMI＜24为体重正常，24≤BMI＜28则为超重，BMI≥28为肥胖。

□ D01. 李先生，45岁，身高170厘米，体重160斤（80公斤），他的BMI该怎样计算？（单选题）

① $(80)^2/170 \approx 37.6$　　② $80/(1.7)^2 \approx 27.7$

③ $160/(1.7)^2 \approx 55.4$　　④ 不知道

□ D02. 参照中国成年人身体质量指数的标准，李先生属于：（单选题）

① 肥胖　　② 体重正常　　③ 超重　　④ 不知道

□ D03. 李先生要控制体重，可以采取以下哪些方式？（多选题）

① 不吃主食　　② 每天至少运动半小时

③ 减少油脂摄入　　④ 只吃蔬菜和水果　　⑤ 不知道

□ D04. 李先生容易患以下哪种疾病？（单选题）

① 高血压　　② 骨质疏松　　③ 胃溃疡　　④ 不知道

五、基本情况

□ F01. 性别：① 男　　② 女

□ F02. 出生年月：□□□□年□□月

□ F03. 您的民族：

① 汉族　② 回族　③ 苗族　④ 维吾尔族

⑤ 满族　⑥ 壮族　⑦ 其他________

□ F04. 您的婚姻情况：

① 未婚　② 在婚　③ 分居　④ 离异　⑤ 丧偶

□ F05. 您的文化程度：

① 不识字或识字很少　② 小学　③ 初中

④ 高中/职高/中专　⑤ 大专　⑥ 本科　⑦ 硕士及以上

□ F06. 您目前或退休前的职业是：

① 公务员　② 教师　③ 医务人员　④ 其他事业单位人员

⑤ 学生　⑥ 农民　⑦ 工人　⑧ 其他企业人员

⑨ 其他________

□ F07. 您的家庭人口数________人

□ F08. 过去一年，您的家庭年收入大约是________元

□ F09. 您是本地户籍吗？① 是　② 否

□ F10. 您现在吸烟吗？

① 每天吸，平均每天吸________支(把包/条数换算成支数)

② 吸，但不是每天吸。平均每周吸________支(把包/条数换算成支数)

③ 以前吸，但现在不吸　④ 从不吸

□ F11. 最近一年内，您是否发生过下列伤害事件？(可多选)

① 未发生过伤害→ 跳至 F13　② 机动车车祸　③ 非机动车车祸

④ 跌倒/坠落　⑤ 钝器伤　⑥ 火器伤　⑦ 刀/锐器伤　⑧ 烧烫伤

⑨ 窒息/悬吊　⑩ 溺水　⑪ 中毒　⑫ 动物伤　⑬ 性侵犯

⑭ 其他(请注明)________________________________

□ F12. 您是否因上述伤害导致休工、休学或休息？

① 是，请假或休息天数为________天

② 否　③ 记不清了

□ F13. 最近两周，您是否出现过以下症状？(可多选)

① 无　② 发热　③ 咳嗽/咳痰　④ 鼻塞/流涕

⑤ 咽痛　⑥ 头痛　⑦ 恶心/呕吐　⑧ 腹痛/腹泻
⑨ 皮疹　⑩ 紧张　⑪ 焦虑　⑫ 失眠
⑬ 情绪低落　⑭ 其他症状(请注明)________________________

□ F14. 您现在是否患有以下慢性病？(可多选)
① 没有患慢性病→跳至 F16
② 高血压　③ 心脏病　④ 脑血管疾病(如中风、脑梗死、脑血栓等)
⑤ 糖尿病　⑥ 恶性肿瘤　⑦ 其他________________________

□ F15. 您第一次被确诊患慢性病，到现在有________年。(不足 1 年，填“半年”)

□ F16. 在过去的一年内，您是否因病请假或休工、休学、休息(不包括 F12 题中因伤害请假的天数)？
① 是，请假或休息天数为________天
② 否　③ 记不清了

□ F17. 在过去的一年内，您自付的医疗费用大约为________元(包括自行购药费用和医保自付费用)。

□ F18. 在过去的一年里，您认为自己的健康状况：
① 好　② 比较好　③ 一般　④ 比较差　⑤ 差

调查到此结束。再一次感谢您的支持与合作！

调查员填写：

15～69 岁家庭成员登记表

姓名	性别 1＝男　2＝女	年龄	家庭成员编号

填写家庭成员登记表、抽取调查对象的方法：

1. 只填写 15～69 岁常住人口
2. 先填男性，按照年龄从大到小顺序
3. 再填女性，按照年龄从大到小顺序
4. 给表格中的家庭成员顺序编号
5. 对照分配的 KISH 表代码，找到 KISH 表指示的家庭成员序号，该家庭成员即为抽取的调查对象
6. 对抽取的调查对象进行问卷调查

□ G01. 15～69 岁家庭成员数：________人。（与上表的总人数相同）

□ G02. 分配给该家庭的 KISH 表代码是：

① A　② B1　③ B2　④ C

⑤ D　⑥ E1　⑦ E2　⑧ F